William B. Morrison
John A. Carrino
Adam E. Flanders

脊柱MRI
骨科医生指南

MRI of the Spine
A Guide for Orthopedic Surgeons

威廉·B. 莫里森

主 编 〔美〕约翰·A. 卡里诺

亚当·E. 弗兰德斯

主 译 张 燕 文天林 祝 斌

天 津 出 版 传 媒 集 团
天津科技翻译出版有限公司

著作权合同登记号：图字：02-2020-358

图书在版编目(CIP)数据

脊柱 MRI：骨科医生指南 /（美）威廉·B.莫里森
(William B. Morrison)，（美）约翰·A.卡里诺
(John A. Carrino)，（美）亚当·E.弗兰德斯
(Adam E. Flanders)主编；张燕，文天林，祝斌主译
. —天津：天津科技翻译出版有限公司，2023.1
　书名原文：MRI of the Spine: A Guide for
Orthopedic Surgeons
　ISBN 978-7-5433-4281-1

　Ⅰ.①脊…　Ⅱ.①威…　②约…　③亚…　④张…　⑤文
…　⑥祝…　Ⅲ.①脊柱-磁共振成像-诊断-指南　Ⅳ.
①R681.504-62

中国版本图书馆 CIP 数据核字(2022)第 166136 号

First published in English under the title
MRI of the Spine:A Guide for Orthopedic Surgeons
edited by William B. Morrison, John A. Carrino and Adam E. Flanders
Copyright © Springer Nature Switzerland AG, 2020
This edition has been translated and published under licence from
Springer Nature Switzerland AG.

授权单位：Springer Nature Switzerland AG.
出　　　版：天津科技翻译出版有限公司
出 版 人：刘子媛
地　　　址：天津市南开区白堤路 244 号
邮政编码：300192
电　　　话：022-87894896
传　　　真：022-87893237
网　　　址：www.tsttpc.com
印　　　刷：山东韵杰文化科技有限公司
发　　　行：全国新华书店
版本记录：787mm×1092mm　16 开本　16 印张　300 千字
　　　　　2023 年 1 月第 1 版　2023 年 1 月第 1 次印刷
　　　　　定价：178.00 元

（如发现印装问题，可与出版社调换）

主译简介

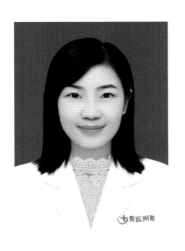

张　燕　贵州医科大学附属医院影像科,副主任医师,博士,博士后,硕士研究生导师,贵州医科大学青年骨干教师，贵阳市科技专家库专家,贵州省科技厅专家库专家。中华医学会第十六届放射学会心胸学组委员，国际心血管协会SCCT中国区青年委员会副主任委员，中国研究型医院协会放射专业委员会心血管影像转化委员,贵州省放射学会青年委员,贵州省医学影像专科联盟委员,中国研究型医院学会感染与炎症放射学专业委员会委员,人工智能专家委员会青年委员。具有全国住培放射科专业骨干师资资格,擅长MR系统影像诊断。具备CMR资质,主持影像诊断新技术2项。参与贵州医科大学国际班、卓越班、研究生、本科生循环系统影像教学工作及规培生、进修生等带教工作。主持及参与国家和省市级课题10余项;发表心血管基础及临床应用研究文章20余篇;参加国际放射年会、国内专家讲座及大会发言10余次。参译医学影像专著《心血管影像诊断学》(人民卫生出版社)。

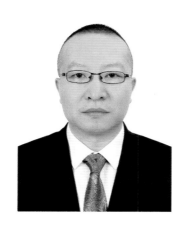

文天林 北京中医药大学东直门医院骨科六区主任，原解放军总医院第七医学中心微创脊柱外科主任，副主任医师，副教授，医学博士。加拿大不列颠哥伦比亚大学博士后，硕士研究生导师。北京航空航天大学生物医学工程学院兼职教授，硕士研究生导师。北京解剖学会骨科解剖分会主任委员，中国解剖学会神经解剖分会副主任委员，中国中西医结合学会骨科专业委员会副主任委员，中国中医药学会脊柱微创委员会常务委员，世界中医药联合会脊柱微创委员会常务委员，世界微创脊柱融合联盟副主席，全军骨科专业委员会微创学组委员，北京医学会骨科分会微创学组委员，中国医药教育学会骨科分会微创脊柱学组委员，中国老年学学会衰老与抗衰老科学委员会委员，中国研究型医院学会骨科导航和术中影像专业委员会委员，北京市医疗事故鉴定委员会鉴定专家，颈椎、腰椎病微创治疗专家。《微创脊柱外科手术技巧》《微创脊柱外科学》《后纵韧带骨化》主译，《高级骨科学精要》《实用骨科学精要》副主译，参编《实用骨科学》《院前创伤救治教程》等10余部骨科专著，发表SCI及核心期刊学术论文40余篇，主持国家自然科学基金、全军医学科研等多项科研项目并获奖，发明改进多种骨科手术器械，并获得国家专利。

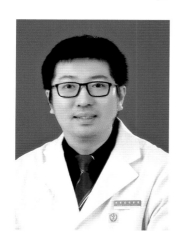

祝　斌 首都医科大学附属北京友谊医院骨科副主任，副主任医师，副教授，硕士研究生导师。北京医学会骨科分会微创学组副组长兼秘书长，中华医学会骨科分会微创外科学组青年委员会副主任委员。专注于脊柱内镜手术研究，单人完成脊柱内镜手术超过5000例。课题负责人承担国家自然科学基金面上项目1项，"十三五"国家重点研发计划课题1项，北京医院管理中心青苗人才计划1项，其他课题4项。发表学术论文30余篇，获批专利7项。曾获北京大学青年岗位能手(标兵)、北京大学医学部青年岗位能手称号。荣获2022年中国康复医学会科技进步二等奖(排名第二)。主编主译学术专著4部。

译者名单

主　译　张　燕　文天林　祝　斌

副主译　贾治伟　吕　晗　杨磊落　田瑞卿

译　者　(按姓氏汉语拼音排序)

陈　东　武汉科技大学附属普仁医院脊柱外科

丁　凡　武汉科技大学附属普仁医院脊柱外科

弓伊宁　北京大学第三医院骨科

黄　茜　贵州医科大学附属医院影像科

黄罌殊　贵州医科大学附属医院影像科

贾治伟　北京中医药大学东直门医院骨科

李　彦　北京大学第三医院骨科

李佳衡　武汉科技大学附属普仁医院脊柱外科

林　海　北京中医药大学东直门医院骨科

吕　晗　首都医科大学附属北京友谊医院放射科

宋玲玲　贵州医科大学附属医院影像科

田瑞卿　贵阳市第一人民医院肿瘤科

王　强　北京中医药大学东直门医院骨科

文天林　北京中医药大学东直门医院骨科

向晓睿　兰州大学第一医院影像科

徐　教　北京中医药大学东直门医院骨科

杨　浩　贵州医科大学附属医院急诊外科

杨　坤　贵州医科大学附属医院骨科

杨磊落　贵州医科大学附属医院急诊外科

殷　实　北京中医药大学东直门医院骨科

余双奇　武汉科技大学附属普仁医院脊柱外科

翟书珩　北京大学第三医院骨科

张　燕　贵州医科大学附属医院影像科

张贺星　武汉科技大学附属普仁医院脊柱外科

张陇豫　北京中医药大学东直门医院骨科

张艳翎　贵州医科大学附属医院影像科

张有余　北京大学第三医院骨科

祝　斌　首都医科大学附属北京友谊医院骨科

邹君鑫　贵州医科大学附属医院影像科

编者名单

Kofi-Buaku Atsina, MD Department of Radiology, Thomas Jefferson University Hospital, Philadelphia, PA, USA

Laura W. Bancroft, MD, FACR University of Central Florida School of Medicine, Orlando, FL, USA

Florida State University School of Medicine, AdventHealth, Orlando, FL, USA

Richard D. Beegle, MD Department of Diagnostic Radiology, AdventHealth, Orlando, FL, USA

Andrew T. Cibulas, MD AdventHealth GME Radiology, Orlando, FL, USA

Mougnyan Cox, MD Hospital of the University of Pennsylvania, Philadelphia, PA, USA

Melissa Davis, MD, MBA Department of Radiology & Biomedical Imaging, Yale School of Medicine, New Haven, CT, USA

John V. Dennison, MD AdventHealth GME Radiology, Orlando, FL, USA

Vishal Desai, MD Thomas Jefferson University, Philadelphia, PA, USA

Sachin Dheer, MD Department of Radiology, Thomas Jefferson University Hospital, Jefferson Health, Philadelphia, PA, USA

Sean C. Dodson, MD Department of Diagnostic Radiology, AdventHealth, Orlando, FL, USA

Phan Q. Duy, BS Department of Radiology & Biomedical Imaging, Yale School of Medicine, New Haven, CT, USA

Jehan Ghany, MD Thomas Jefferson University, Philadelphia, PA, USA

Felix M. Gonzalez, MD Department of Radiology and Imaging Sciences, Emory University Hospital, Atlanta, GA, USA

Emory University Orthopaedics & Spine Center, Atlanta, GA, USA

Ricardo Hernandez, MS-III Philadelphia College of Osteopathic Medicine, Suwanee, GA, USA

Corey K. Ho, MD University of Colorado Anschutz Campus, Aurora, CO, USA

Ichiro Ikuta, MD Department of Radiology & Biomedical Imaging, Yale School of Medicine, New Haven, CT, USA

M. K. Jesse, MD University of Colorado Anschutz Campus, Aurora, CO, USA

Michele H. Johnson, MD Department of Radiology & Biomedical Imaging, Yale School of Medicine, New Haven, CT, USA

Ajit Karambelkar, MBBS, MD Thomas Jefferson University Hospital Philadelphia, Philadelphia, PA, USA

Karthik Krishnan, MS Weill Medical College of Cornell University, New York, NY, USA

Department of Radiology and Imaging, Hospital for Special Surgery, New York, NY, USA

Alexander Leyva, MD AdventHealth GME Radiology, Orlando, FL, USA

Prabath Kumar Mondel, MBBS, MD Philadelphia, PA, USA

Jack A. Porrino, MD Yale School of Medicine – New Haven Hospital, New Haven, CT, USA

Sophie C. Queler, BA Department of Radiology and Imaging, Hospital for Special Surgery, New York, NY, USA

Alessandra J. Sax, MD Department of Radiology, Thomas Jefferson University Hospital, Philadelphia, PA, USA

Kurt F. Scherer, MD University of Central Florida School of Medicine, Orlando, FL, USA

Florida State University School of Medicine, AdventHealth, Orlando, FL, USA

Darryl B. Sneag, MD Weill Medical College of Cornell University, New York, NY, USA

Department of Radiology and Imaging, Hospital for Special Surgery, New York, NY, USA

Monica Umpierrez, MD Department of Radiology and Imaging Sciences, Emory University Hospital, Atlanta, GA, USA

Philip K. Wong, MD Department of Radiology and Imaging Sciences, Emory University Hospital, Atlanta, GA, USA

Vahe M. Zohrabian, MD Department of Radiology & Biomedical Imaging, Yale School of Medicine, New Haven, CT, USA

中文版序言

脊柱磁共振(MRI)是技术,是艺术,是脊柱外科与影像科医生创新发展的动力源泉。随着 MRI 设备与技术的不断更新及脊柱外科手术的飞速发展,MRI 检查在脊柱疾病中发挥着越来越重要的作用。

MRI 作为诊疗的重要工具,可为脊柱外科医生的临床决策提供丰富、可靠的信息。由 William B. Morrison 等国际知名专家主编的《脊柱 MRI:骨科医生指南》,对脊柱 MRI 进行了科学、系统的阐述。该书涉及广泛、内容翔实,涵盖了脊柱 MRI 扫描方案、解剖、诊断等多个方面,涉及骨创伤、退行性变、感染、炎症、代谢性疾病及骨肿瘤等多方面内容,同时强调了 MRI 在脊柱外科手术评价和术后随访中的独特价值。本书图文并茂,通过众多高清 MRI 图像,向读者详细地展示了脊柱解剖及不同疾病的影像学特征性改变,是脊柱外科影像诊断领域难得的著作。

随着 MRI 在临床中大量使用,其应用合理性问题也日益凸显,影像学检查的临床适用性评价(EB-MICA)越来越被影像、临床、流行病多学科专家认可并持续推广。该书作为连接脊柱外科学与影像诊断学的桥梁,一方面有助于解答脊柱外科医生“是否需要影像检查”以及“如果需要,何种检查最合适”的影像应用必要性、合理性问题,推动 EB-MICA 在脊柱外科领域的普及;另一方面,有助于影像科医生了解脊柱外科医生在临床诊疗过程中的关注点,不断提高影像诊断质量。

本书经我国多位脊柱外科、影像科专家及中青年学者共同翻译而成。本书中文版的出版发行必将进一步拓宽脊柱外科及影像科医生的诊断视野,成为广大读者的良师益友。

王振常

首都医科大学附属北京友谊医院副院长、医学影像中心主任

中国医师协会放射医师分会会长

中文版前言

医学的发展,依赖于基础理论的发展、临床实践的发展和各种检查技术和设备的发展,这三者的发展共同促进了医学科技的长足进步。对于脊柱外科医生来说,脊柱磁共振诊断技术的发展至关重要。脊柱磁共振影像就是脊柱外科医生的眼睛,脊柱外科医生通过脊柱磁共振诊断,不但可以精准地定位病变的部位、伤病的程度,也可以对病灶进行简单的定性,为脊柱外科医生的诊疗活动提供重要参考,这个参考的意义甚至可以贯穿于脊柱疾病治疗、康复的全过程。

本书的形成来源于美国骨科医师学会(AAOS)年会的脊柱影像教学课程,原书的作者都是与直接诊治患者的脊柱外科医生密切合作的肌肉骨骼放射科医生和神经放射科医生,他们的目标是在放射科医生和骨科医生之间建立一座桥梁,共同利用尖端技术更好地诊治患者。他们的工作是非常有意义和值得称赞的,也是非常成功的,这也是我们翻译这本书的初衷。影像工作者和临床医生需要进行紧密的合作,才能为疾病的诊断和治疗提供更加有意义的参考。一方面,影像科医生需要了解临床医生的需求和想法;另一方面,临床医生的需求和想法在影像科医生的协助下才能更好地实现。在本书中,磁共振成像在脊柱常见疾病如脊柱退行性变、创伤、炎症和感染、代谢性疾病、肿瘤以及硬脊膜和脊髓病变方面的应用都有详尽的描述,这将为脊柱外科医生进行正确诊断提供极其重要的参考,有助于对这些疾病的治疗提供决策依据。本书内容全面、条理清晰、重点突出,是磁共振医生、脊柱外科医生不可或缺的诊断手段。

本书由贵州医科大学附属医院影像科、北京中医药大学东直门医院骨科、首都医科大学附属北京友谊医院骨科、武汉科技大学附属普仁医院脊柱外科、北京大学第三医院骨科、贵阳市第一人民医院肿瘤科、兰州大学第一医院影像科等医院多学科的青年才俊合作翻译。由于时间和水平所限,错误疏漏之处在所难免,恳请同道批评指正。

张燕　文天林　祝斌

前　言

　　《脊柱MRI：骨科医生指南》一书的概念产生于美国骨科医师学会(AAOS)年会中的一次脊柱影像教学课程。在过去的10年里，这一课程是AAOS会议中唯一一门以放射学为基础的有放射学教员和组织者参加的专门课程。这种独特的安排反映了骨科团体对磁共振成像教学的需求。磁共振成像已成为诊断流程的重要组成部分。脊柱影像包括退行性变、创伤、炎症和感染、代谢性疾病、肿瘤，以及硬脊膜和脊髓病变。了解这些疾病的磁共振成像表现将有助于骨科医生了解患者病情的性质和程度。由于手术技术不断发展、解剖结构存在变化，磁共振成像的解读尤其具有挑战性。这是对预期的术后表现和提示复发或新发疾病的探索。理解获取图像的方法也很有帮助——在不同的情况下可以使用不同的方案以及对比度。因此，我们还提供了优化磁共振成像方案的技巧。本书作者都是与直接诊治患者的外科医生密切合作的肌肉骨骼放射科医生和神经放射科医生。我们的目标是在放射科医生和骨科医生之间建立一座桥梁，共同利用尖端技术更好地诊治患者。

威廉·B.莫里森

约翰·A.卡里诺

亚当·E.弗兰德斯

目　录

扫码获取

交流社群

推荐书单

第 1 章

MRI 的规程

Vishal Desai，Jehan Ghany

引言

　　磁共振成像(MRI)是脊柱无创性评估的主要手段，它可提供详细的解剖结构，并对病理学具有高度敏感性，包括退行性椎间盘疾病、肿瘤、感染、骨髓病变、脊髓异常、外伤和压缩性骨折。与其他成像方式不同，MRI可以在常规研究中评估脊髓、脑膜、脑脊液、骨髓和支撑结构。先进的磁共振成像可以通过附加的序列和(或)静脉造影来收集更多的信息，帮助排除问题，或帮助评估有或没有植入物的脊柱手术患者。MRI 的高收益和无电离辐射使其成为几乎所有人群和大多数具有适应证的脊柱的首选成像方式。

磁共振物理学

　　为了更好地了解常用的 MRI 序列，以及可以从每个序列中提取哪些信息，对 MRI 物理学的概述很有帮助[1]。磁共振成像利用人体的自然磁性进行成像，特别是氢原子

V. Desai (✉) · J. Ghany
Thomas Jefferson University, Philadelphia, PA, USA
e-mail: vishal.desai@jefferson.edu;
jehan.ghany@jefferson.edu

核，因为它在体内的水和脂肪中广泛存在。

磁场

　　氢质子含有一个净正电荷，从而为其提供了自己的磁自旋和局部磁场。当患者处于磁共振扫描仪中时，均匀的磁场作用于感兴趣的层面或界面上，从而使随机取向的质子平行于外部磁场排列，以一定的频率前进，并在纵向包含净磁化(图 1.1)。

射频脉冲

　　接下来，一个射频(RF)脉冲或一系列射频脉冲被应用到质子上，这取决于所需的序列和信息。来自射频脉冲的能量被质子吸收，导致净磁化偏离纵向(图 1.2)。同样，这种"倾斜"的程度取决于射频脉冲，并且可以通过操纵来获得不同的组织特征。

弛豫

　　与任何高能量的结构一样，低能量状态是一种自然趋势。在磁共振成像中，这意味着被射频脉冲(高能态)倾斜和旋转的质子将与磁场(低能态)重新对齐。特定组织在纵向上弛豫所需的时间称为 T1 弛豫时间。横向磁化衰减到初始值 37% 所需的时间称为 T2 弛豫时间(图 1.2)。T1 和 T2 弛豫同

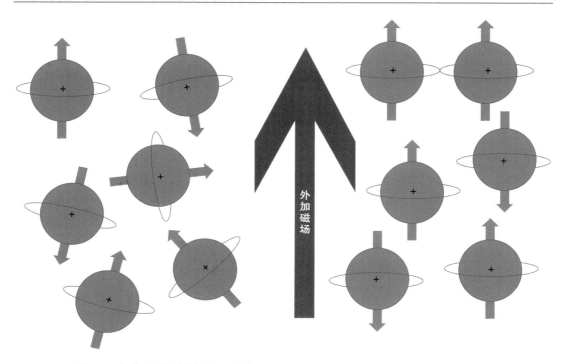

图 1.1　在外加磁场的作用下，先前随机取向的质子现在排列整齐，并具有净磁化。

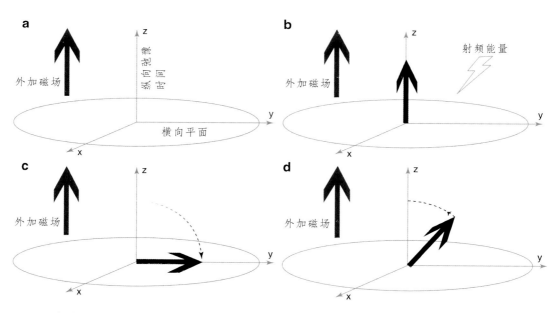

图 1.2　当质子被外部磁场（a）对准后，扫描仪施加射频能量使质子倾斜到横向平面（b）。当质子回到低能态时，横向衰变时间和纵向弛豫时间分别与组织的性质有关，即 T2 和 T1（c，d）。这提供了重要的成像特性。

时发生是基于受激组织的固有特性及其局部环境。

当组织向低能量状态放松时，射频能量就会被发射出来，并且可以被测量。从发送射频脉冲到发射信号峰值（也称为回波）的时间称为"回波时间"（TE）。每个激励脉冲之间的时间间隔称为"重复时间"（TR）。这些参数（射频脉冲的时间、持续时间和序列）可以被控制以创建不同类型的图像，表征不同的结构，并帮助回答临床问题。

图像形成

最后一步是将接收到的信号转换成图像。信号以频率信息的形式接收，编码位置信息和强度由组织特征和序列参数决定。通过傅里叶变换，这些频率信息被转换成像素矩阵中的灰度，从而形成图像。

图像质量

最佳成像方案考虑了临床问题，并针对检查量身定制了答案，以最短的时间获得了高产量的序列，并以优异的质量确保

了诊断的准确性。质量取决于图像分辨率、图像对比度、信噪比和是否存在伪影。精细调整成像协议需要在分辨率、对比度、信号、噪声和整个研究时间之间找到适当的平衡。

分辨率

图像分辨率决定了评估小结构或病变的能力，可以被视为扫描的详细程度。高分辨率的图像能够区分相邻的结构，而低分辨率的图像会使它们模糊在一起（图 1.3）。这取决于图像像素（或三维序列的体素）的大小，而像素大小又取决于矩阵大小、视野和切片厚度。

增大矩阵会增加像素/体素的总数，这意味着图像分辨率更高，但代价是时间更长，每个体素中的信号更少。可能需要更大的视野才能对整个感兴趣区域（如胸椎）进行成像，但这意味着每个体素现在都包含更多的区域，从而降低了空间分辨率。同样，增加切片厚度会覆盖更多的区域，从而降低空间分辨率。

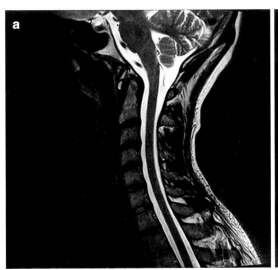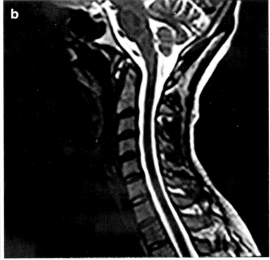

图 1.3　高分辨率 MRI 图像（a）与低分辨率图像（b）的对比示例，在低分辨率图像（b）中，很难识别小结构。

信噪比

对于任何成像方式,目标都是以最小的噪声获得最大的信号量。对于 MRI,通常是以牺牲空间分辨率为代价的,因为当体素较大（增加切片厚度、缩小矩阵和增大视野）时,会获得更多的信号。在不影响空间分辨率的情况下增加信号并降低噪声的其他策略包括增加激励次数（NEX）和利用 RF 线圈。通过增加 NEX,每次采集会接收到更多的信号,并且允许对信号进行平均,以获得更高质量、更少噪声的图像。

在磁共振成像中,正确选择线圈是至关重要但经常被忽视的概念。线圈种类繁多,结构多种多样,包括几种针对脊柱成像进行了优化的线圈。线圈应紧靠感兴趣区域放置,并应尽可能小。射频线圈用作 MR 扫描仪的"天线"。通过优化此天线的形状、尺寸和位置,从被成像的身体部位接收回的信号更大,从而提高了图像质量。

对比度

为了检测病理,图像必须能够显示正常组织和异常组织之间信号强度的差异或对比度。MRI 本质上具有较高的对比敏感性,并且擅长展示人体组织的解剖学和病理学差异(图 1.4)。即使 MRI 在基线检查时具有很高的对比度,也必须为每次检查优化参数。通过调整 TR 和 TE,图像可以突出显示 T1 加权、T2 加权和质子密度序列上的组织差异。如果需要,更高级的序列可以评估和显示其他组织特征。

场强

除了固有的组织对比度之外,还有几个外部因素会影响成像质量,其中一个主要因素是扫描仪的主要特性——磁场强度。在临

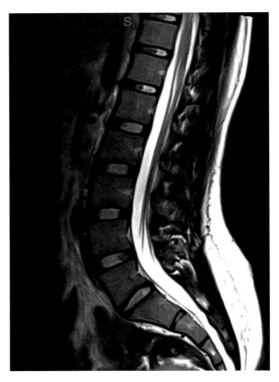

图 1.4 T2 加权序列的一个示例显示 MRI 良好的对比分辨率,脑脊液、脂肪和软组织之间有明显的区别。

床应用中,磁场强度为 0.2~3T,最常用和最常见的是 1.5T。场强越高,对比度越高,分辨率越高,信噪比越高。这意味着磁体更强,可以提高整体图像质量,从而提高诊断能力。

MRI 扫描仪有开放式和封闭式两种配置。开放式 MRI 扫描仪通常场强较低,并有一些局限性,包括扫描时间较长,这可能导致运动伪影、脂肪抑制较差以及视野较宽,以收集更多信号。与传统扫描仪相比,这些局限性可能会导致图像质量下降。因此,开放式扫描仪更适合幽闭恐惧症和肥胖患者使用,这些患者可能不适合或无法容忍封闭系统。

伪影

有许多伪影会影响 MRI 的图像质量,

这可能归因于 MR 硬件和软件、对 MRI 扫描室的屏蔽以及磁场的不均匀性、组织异质性、异物、患者运动和生理运动[2](图 1.5)。

基于伪影的类型,存在的解决方案可以去除伪影或至少部分地对伪影进行校正,以提高整体图像质量。伪影可能会导致混淆成像结果(伪肿块)或排除诊断评估(硬件的广泛敏感性伪影)。尽管对 MRI 伪影的完整讨论不在本章范围之内,但认识到它们的存在及其成因可能会有助于图像优化和研究解释。

常规序列

脊柱 MRI 的常规成像方案应包括 T1 加权序列(对于评估解剖结构和骨髓非常有效)、T2 加权序列(适用于评估解剖和病理)和流体敏感序列(对于病理检测非常有效)。脊柱协议至少应包含矢状面和轴向平面的序列。

T1 加权序列

具有 T1 加权的序列可评估组织 T1 对比度的差异。激发后,组织根据其固有特征以不同的速率弛豫回到平衡状态。在纵向上的弛豫提供了组织的 T1 特性。

物理学

通常,T1 加权成像利用较短的 TR 和 TE 来最大化组织对比度(图 1.6)。例如,脂肪迅速从纵向重新排列回到平衡状态,产生更高的信号,从而在 T1 加权成像上显示为明亮或"高信号"。相反,水从纵向缓慢地重新排列,产生较少的信号,因此在 T1 加权成像上显示为暗或"低信号"。如果没有短 TR,所有的质子都会弛豫回到平衡状态,从而生成所有组织都具有相同信号强度的图像;因此,T1 加权成像需要短 TR 以获得组织对比度。

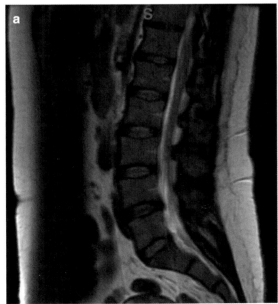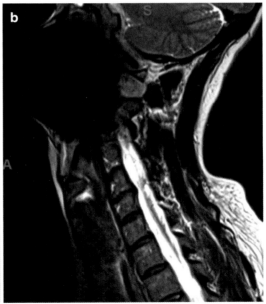

图 1.5 (a)在图像采集过程中,患者运动时产生的运动伪影导致图像上出现模糊和伪影线条。(b)牙科器械敏感伪影限制了上颈椎的评估。

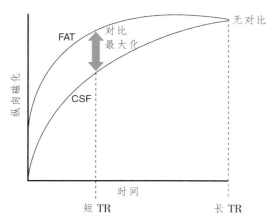

图 1.6　短 TR 和短 TE 使 T1 组织对比度最大化。CSF,脑脊液;FAT,脂肪。

实际应用

这种序列在几乎所有的磁共振成像协议中都得到了广泛的应用,部分原因是它的信噪比非常高，并且主要用于解剖学的评估[3]。由于此序列上脂肪的外观明亮,因此 T1 加权成像对于评估脊柱中的正常骨髓特别有用。成年人的正常骨髓主要是脂肪(黄色骨髓),应该表现为高信号。病理性骨髓可见于淋巴瘤、白血病、转移瘤、感染和其他浸润过程,导致骨髓低信号。脊柱成像的经验法则是,T1 加权成像的正常骨髓应比椎间盘间隙亮;否则,将提示浸润性病变(图 1.7)。除了脂肪,其他在 T1 加权成像上表现为高信号的结构包括高铁血红蛋白、黑色素、缓慢流动的血液和蛋白液体。T1 加权成像在静脉注射对比剂(如钆)后也可使用,这将另行讨论。

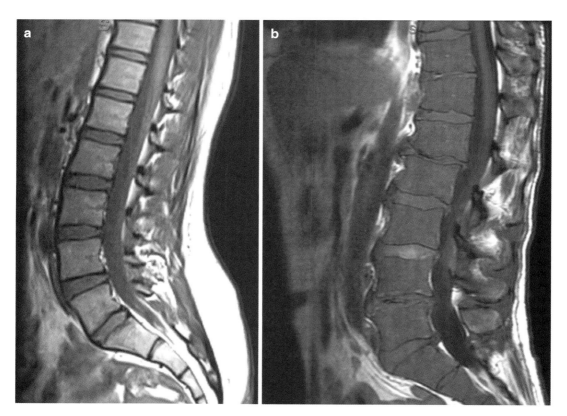

图 1.7　(a)T1 加权图像显示正常脂肪性骨髓。(b)另一例患者的 T1 加权图像显示正常脂肪骨髓已被替换。椎体比相邻的椎间盘暗,这是病理性骨髓过程的标志,在本例中为淋巴瘤。

T2 加权序列

　　T2 加权成像是几乎所有磁共振成像的另一必选序列,可用于评估解剖结构和病理学。此序列评估组织的 T2 对比差异,这是另一种固有特性(尽管它可能会受到磁场不均匀性的一定影响)。T1 加权成像依赖于纵向上的松弛,而 T2 加权成像依赖于横向上的衰减[3]。

物理学

　　对于 T2 加权成像,需要较长的 TR 和 TE 时间来加深组织对比度的差异(图 1.8)。水具有较长的 T2 弛像时间,导致在 T2 加权图像上呈现高信号强度。在 T2 加权成像中,脂肪也显得明亮。

实际应用

　　对于脊柱成像,由于 T2 加权序列含水量高,因此可以很好地显示脑脊液(CSF)。因此,正常脑脊液间隙的丧失,如椎间盘突出使中央管或神经孔变窄的情况,在这个序列上很明显(图 1.9)。

　　大多数病理状况——肿瘤、感染、炎症过程——都有水肿的成分,因此,在 T2 加权成像上表现为高信号。例如,硬膜外标本通常会在该序列的信号中出现明亮或中间信号,在感染或血液制品的情况下可能具有异质性。

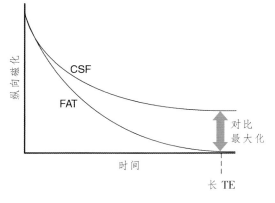

图 1.8　长 TR 和长 TE 使 T2 组织对比度最大化。CSF,脑脊液;FAT,脂肪。

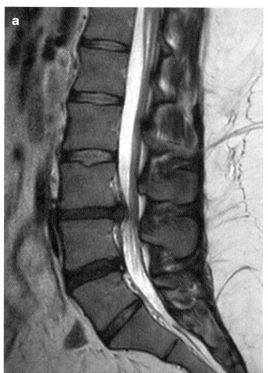

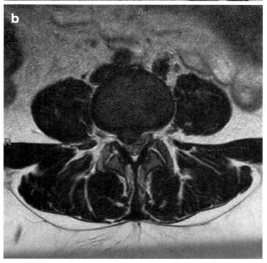

图 1.9　由于椎间盘成分、脑脊液和神经根的对比,T2 加权成像对评价退行性椎间盘疾病非常有效。在这个患者的 L3~L4 节段,在矢状面(a)和轴向(b)T2 加权序列上可见一个大的椎间盘突出。

流体敏感序列

虽然常规的 T2 加权像显示液体(以及因此导致的大多数病理学)为高信号,但脂肪也表现为高信号,这使得识别和描述异常变得困难。因此,为了获得真正的流体敏感序列,可以应用不同的技术来抑制脂肪,突出水肿和病理组织的存在(图 1.10)。

脂肪抑制 T2 加权序列

获得流体敏感图像最常用的技术是频率选择性脂肪抑制。这种方法在脂质共振频率相同的层面上施加射频脉冲,用脂肪抑制所有组织,然后用梯度脉冲消除来自脂质的任何信号[4]。

这种技术的优点是可以应用于任何序列来抑制脂肪,包括造影后成像。然而,它非常容易受到磁场中不均匀性的影响,这可能导致脂肪抑制失败。当感兴趣区域内存在金属硬件(如脊柱内的固定装置)时,由于产生的伪影则不应使用脂肪抑制技术。

STIR 序列

另一种常用的脊柱流体敏感成像序列

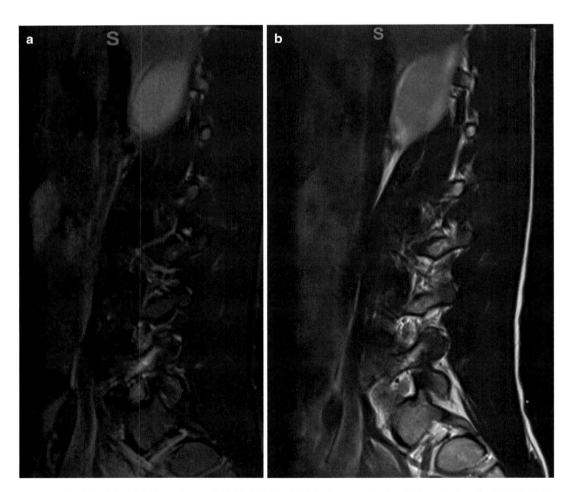

图 1.10   与非脂肪抑制成像(b)相比,流体敏感成像(本例中为 STIR)有助于突出显示病理学,特别是水肿。在本例中,这使得关节端应力性骨折更加明显(a)。

是短反转时间反转恢复(STIR)。由于脂肪的T1 弛豫时间比大多数其他组织都短，因此可以通过射频脉冲选择性地消除其信号，而不会影响其他组织[4]。

STIR 成像明显不易受到磁场不均匀性的影响，从而可以更均匀地抑制脂肪。这是在存在硬件的情况下进行流体敏感成像的首选方法。唯一的缺点是脂肪抑制对脂质没有选择性，而适用于短 T1 的任何组织，例如黑色素、黏液，尤其是对脊柱病理感兴趣的高铁血红蛋白。出于同样的原因，STIR 不能用于造影后成像，因为对比剂的T1 弛豫特性类似于脂肪，会导致两者的信号丢失。

成像平面

脊柱常规成像应包括矢状位成像平面上的 T1 加权、T2 加权和流体敏感（脂肪抑制或 STIR）序列。这种组合允许对骨髓和脑脊液进行骨髓病变评估。还应进行至少 T2加权的轴向成像，以便在多个平面上进行评估。通常，在轴面上相对于椎间盘间隙的 T2加权序列被包括在内，以改善对退行性椎间

盘疾病的评估(图 1.11)。

对比度增强

对比度增强 MRI 可用于帮助识别和进一步表征病理，特别是肿瘤和炎症过程。钆基对比剂是最常用的，用于脊柱成像和静脉注射。

物理学

钆对比剂是一种顺磁性剂，这意味着它含有不成对的电子，在对比剂存在的地方会产生局部磁场。病理状态往往有血管增生，因此静脉给药后对比剂积聚，称为"增强"。钆在这些组织中的存在改变了局部磁场，导致 T1 加权成像出现"T1 缩短"或高信号[5]。

实际应用

由于其对 T1 成像特性的影响，补充对比剂的首选序列是 T1 加权脂肪抑制序列。这可以增强病理学的外观，同时抑制来自脂质的信号，从而避免混淆。

除增强模式外，是否存在其他增强可以

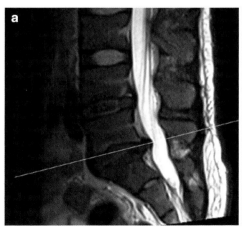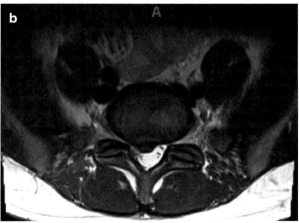

图 1.11　常规脊柱成像应包括轴向 T2 加权序列定位于椎间盘间隙，以提高对椎间盘疾病的评估。矢状序列显示了正确的平面选择(a)和穿过椎间盘间隙的轴向序列(b)。

帮助确定某些病变的良性与恶性，并有助于缩小对其他病变的鉴别诊断范围。在脊柱成像中，对比度用于描述肿块（在椎管、软组织或骨髓中），评估感染或炎症，评估术后腰椎间盘突出症复发或并发症（图 1.12）。

对比安全性

对钆对比剂的严重不良反应相对罕见（十万分之一），如过敏反应。大多数反应是自限性的，包括头痛、注射部位疼痛和恶心。除了既往有严重不良反应史外，其他相

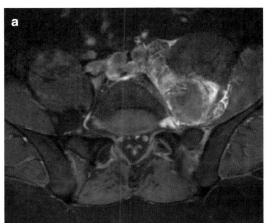
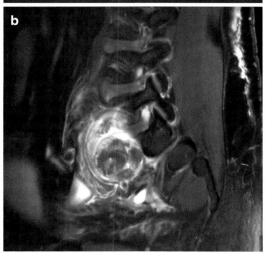

图 1.12　腰椎的轴位（a）和矢状位（b）造影显示，一个巨大的不均匀强化肿块与增强的左 L5 神经根不可分割，活检证实为神经鞘瘤。

关禁忌证包括妊娠和肾衰竭。钆类对比剂与肾衰竭患者的肾源性系统性纤维化有关，对于 eGFR<30mL/(min·1.73m²) 的患者应谨慎使用[6]。

非常规序列

根据患者病史、疑似病理或先前的影像学发现，可在常规方案中添加额外的影像序列，以便更好地描绘和解决问题。

质子密度序列

在质子密度（PD）加权图像中，信号强度直接对应于组织中氢原子（质子）的密度。PD 被认为是一个"中间"序列，具有较短的 TE 和相对较长的 TR，产生 T1 和 T2 的成像特征[3]。该序列具有较高的信噪比，大于 T1 和 T2 加权序列。通常将此序列添加到脊柱成像方案中以评估脱髓鞘，如多发性硬化症，并且已被证明在这方面比 T2 加权成像更敏感（图 1.13）[7]。

同相和异相成像

同相和异相序列，也称为化学位移成像，是成对序列，用于评估病变内显微脂肪的存在，这一特征通常被认为是有益的标志。由于水和脂肪中质子的共振频率略有不同，它们的自旋通常有"同相"和"异相"两种。通过获取相同 TR 但不同 TE 的图像可以发现这些差异，但是，当自旋"同相"时，体素中脂肪和水的信号是相加的，而当"异相"时，两者的信号被抵消了。

因此，如果感兴趣的组织或病变在同一个体素中（例如，水肿或造血骨髓）同时含有脂肪和水，那么相对于同相序列的异相成像将出现信号丢失。如果没有信号丢失，那么显微镜下的脂肪不存在则提示肿瘤形成。这

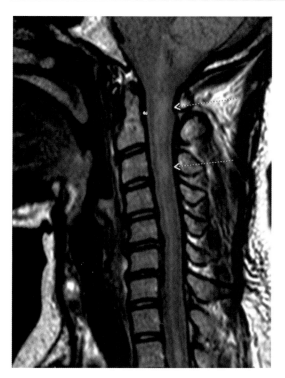

图 1.13　质子密度成像提高了脊髓脱髓鞘病变的检出率，如多发性硬化症患者的 C2 和 C3~C4 水平所示。

对于脊柱的骨损伤尤其有用，包括椎体压缩性骨折的评估，因为正常骨髓应含有不同数量的脂肪（图 1.14）。可以使用几乎所有图像查看器中都存在的感兴趣区域（ROI）工具来对缺失进行量化，通常使用同相到异相的 20% 下降作为截止值，以最大限度地提高敏感性和特异性[8]。化学位移成像可出现假阳性，如急性血液制品、骨髓纤维化、硬化性转移瘤和含脂肪的转移瘤，这些都可以显示信号丢失。与其他序列的相关性有助于减少误解。

弥散加权成像

弥散加权成像（DWI）是对水分子运动（弥散）敏感的强大成像序列。在组织或局部环境中产生障碍的任何变化（例如，局部缺血、脓肿或肿瘤）都会限制弥散。这可用于磁共振成像，以帮助识别和表征病变。梯度脉冲被施加到目标组织上。在脉冲之间未移动或仅移动很少（弥散受限）的质子将在图像上显示最高信号。

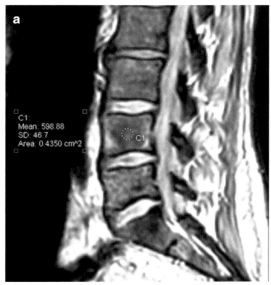
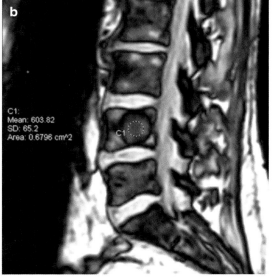

图 1.14　同相（a）和异相（b）成像有助于识别微观脂肪，这提示良性过程。在此病例中，L4 病变内的异相成像信号没有下降，这意味着病变内没有显微镜下的脂肪。因此，该病灶被认为是不确定的，活检的结果是转移性病变。

DWI 已彻底改变了大脑成像以评估脑卒中和肿瘤的能力，最近已成为乳腺和身体 MRI 的常规检查方法。但由于不均匀、复杂的解剖结构（空气、液体、骨组织和软组织都是相邻的结构）、呼吸产生的运动伪影，以及脊髓病变特征性相对较小的脊髓，其在脊柱成像中的应用要少得多。

然而，减少这些伪影并获得有用的诊断成像技术已经被发明出来，并且这个序列应该被考虑用来排除常规成像中的不确定发现。较新的研究表明，除了硬膜内、硬膜外和骨损伤（图 1.15）[9]，脊柱的 DWI 是描述脊髓病变（梗死、脱髓鞘、骨髓软化和肿瘤）有用的辅助手段。

高级 MRI 序列

动态增强成像

动态增强（DCE）成像连续采集静脉注射对比剂后的一系列磁共振图像。这样就可以对感兴趣区域的微血管环境或病变的"洗入"和"洗出"特征进行表征和量化。几乎所有恶性肿瘤过程的一个共同特征是由生长

因子分泌引起的新生血管生成。因此，DCE 可以帮助检测良性和病理性压缩性骨折、低血管和高血管肿块，以及治疗后是否存在残留或复发的肿瘤[10,11]。

磁共振血管造影

利用血流相关差异或血管对比增强，磁共振血管造影（MRA）可以帮助评估脊柱内外的动脉和静脉。这不仅有助于确定硬脑膜动静脉瘘和其他血管畸形，而且有助于确定供血和引流血管的特征（图 1.16）[12-14]。此外，MRA 可在术前计划中发挥重要作用，帮助确定 Adamkiewicz 动脉、脊髓关键动脉和静脉的位置，以避免意外的神经损伤。

金属伪影还原序列

对于使用脊柱植入物的患者，必须优化 MRI 研究，以尽量减少植入物造成的伪影。这可以通过使用前面讨论的方法来实现——避免脂肪抑制序列，利用 STIR 成像，使用低场强磁铁，获得更薄的切片，并调整特定的扫描参数（如带宽和矩阵大小）。此外，大多数供应商还包括具有减少金属伪影

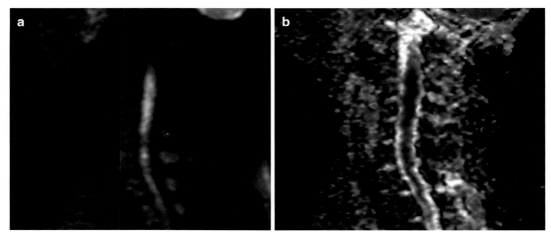

图 1.15　弥散加权成像（a）显示，这例突然麻痹的年轻患者扩张的颈髓内信号增强，ADC 图（b）上信号低，高度提示脊髓梗死。

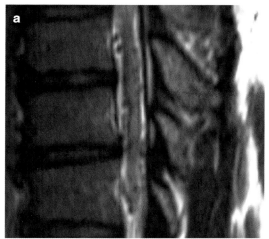

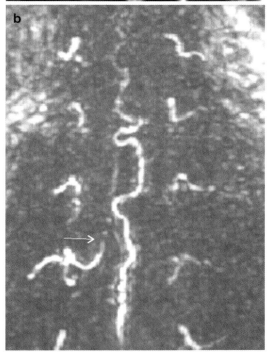

图 1.16　脊髓 T2 加权成像可见多个血流空洞,这是血管病变或异常的常见发现(a)。磁共振血管造影证实硬脑膜动静脉瘘并确定可能的供血血管(b)。

的专有技术的序列,例如 MAVRIC(GE)和 SEMAC(西门子)。

弥散张量成像

弥散张量成像(DTI)是 DWI 的扩展,依赖于水分子的运动。DTI 可以对白质束进行详细成像,因为弥散通常发生在阻力最小的路径上(沿着纤维束,而不是垂直于纤维束)。DTI 可用于评估外伤性脊髓损伤或肿瘤过程中白质的完整性和受累情况[15,16]。

功能磁共振成像

功能磁共振成像(fMRI)最初用于脑部成像,现在已经被应用于脊柱。脊髓功能磁共振成像通过活动灰质的血流和血氧水平的变化来描述神经活动。虽然功能磁共振成像仍主要用于研究目的,但临床上可以帮助评估脊髓损伤患者的功能保留和受损区域[17]。

PET−MRI

虽然 MRI 是评价脊柱骨和软组织解剖及病理学的首选影像学检查方法,但它不能提供生理学信息。将正电子发射断层摄影术(PET)纳入磁共振成像,可以获得高空间分辨率的软组织对比度和功能、生理信息。PET 允许通过给予放射性示踪剂[最常见的是 ^{18}F−氟脱氧葡萄糖(^{18}F−FDG)]来评估组织的代谢活性。代谢活性高的组织(大多数肿瘤、感染、炎症)在 PET 成像上的活性会增加,可以叠加在 MRI 上进行详细的描述。通常,PET 活性的增加先于 MRI 或 CT 所见的改变,因此可以早期发现病理学,如转移性疾病。

结论

MRI 对于评价脊柱解剖结构和诊断广泛的脊柱病变至关重要。了解 MRI 的基本物理原理、常规成像协议和优化成像质量的技术,对于正确地研究解释、了解何时包括更高级的序列,以及确保进行正确的研究以回答临床问题至关重要。

(向晓睿　田瑞卿　张燕　译)

参考文献

1. Pooley RA. Fundamental physics of MR imaging. Radiographics. 2005;25(4):1087–99. https://doi.org/10.1148/rg.254055027.

2. Morelli JN, Runge VM, Ai F, Attenberger U, Vu L, Schmeets SH, et al. An image-based approach to understanding the physics of MR artifacts. Radiographics. 2011;31(3):849–66. https://doi.org/10.1148/rg.313105115.

3. Bitar R, Leung G, Perng R, Tadros S, Moody AR, Sarrazin J, et al. MR pulse sequences: what every radiologist wants to know but is afraid to ask. Radiographics. 2006;26(2):513–37. https://doi.org/10.1148/rg.262055063.

4. Delfaut EM, Beltran J, Johnson G, Rousseau J, Marchandise X, Cotten A. Fat suppression in MR imaging: techniques and pitfalls. Radiographics. 1999;19(2):373–82. https://doi.org/10.1148/radiographics.19.2.g99mr03373.

5. Hao D, Ai T, Goerner F, Hu X, Runge VM, Tweedle M. MRI contrast agents: basic chemistry and safety. J Magn Reson Imaging. 2012;36(5):1060–71. https://doi.org/10.1002/jmri.23725.

6. Rogosnitzky M, Branch S. Gadolinium-based contrast agent toxicity: a review of known and proposed mechanisms. Biometals. 2016;29(3):365–76. https://doi.org/10.1007/s10534-016-9931-7.

7. Chong AL, Chandra RV, Chuah KC, Roberts EL, Stuckey SL. Proton density MRI increases detection of cervical spinal cord multiple sclerosis lesions compared with T2-weighted fast spin-echo. Am J Neuroradiol. 2016;37(1):180–4. https://doi.org/10.3174/AJNR.A4476.

8. Kenneally BE, Gutowski CJ, Reynolds AW, Morrison WB, Abraham JA. Utility of opposed-phase magnetic resonance imaging in differentiating sarcoma from benign bone lesions. J Bone Oncol. 2015;4(4):110–4. https://doi.org/10.1016/j.jbo.2015.10.001.

9. Tanenbaum LN. Clinical applications of diffusion imaging in the spine. Magn Reson Imaging Clin N Am. 2013;21(2):299–320. https://doi.org/10.1016/j.mric.2012.12.002.

10. Morales KA, Arevalo-Perez J, Peck KK, Holodny AI, Lis E, Karimi S. Differentiating atypical hemangiomas and metastatic vertebral lesions: the role of T1-weighted dynamic contrast-enhanced MRI. Am J Neuroradiol. 2018;39(5):968–73. https://doi.org/10.3174/AJNR.A5630.

11. Geith T, Biffar A, Schmidt G, Sourbron S, Dürr HR, Reiser M, Baur-Melnyk A. Quantitative analysis of acute benign and malignant vertebral body fractures using dynamic contrast-enhanced MRI. Am J Roentgenol. 2013;200(6):W635–43. https://doi.org/10.2214/AJR.12.9351.

12. Backes WH, Nijenhuis RJ. Advances in spinal cord MR angiography. Am J Neuroradiol. 2008;29(4):619–31. https://doi.org/10.3174/ajnr.A0910.

13. Saraf-Lavi E, Bowen BC, Quencer RM, Sklar EML, Holz A, Falcone S, et al. Detection of spinal dural arteriovenous fistulae with MR imaging and contrast-enhanced MR angiography: sensitivity, specificity, and prediction of vertebral level. AJNR Am J Neuroradiol. 2002;23(5):858–67.

14. Meckel S, Maier M, Ruiz DSM, Yilmaz H, Scheffler K, Radue E-W, Wetzel SG. MR angiography of dural arteriovenous fistulas: diagnosis and follow-up after treatment using a time-resolved 3D contrast-enhanced technique. AJNR Am J Neuroradiol. 2007;28(5):877–84.

15. Andre JB, Bammer R. Advanced diffusion-weighted magnetic resonance imaging techniques of the human spinal cord. Top Magn Reson Imaging. 2010;21(6):367. https://doi.org/10.1097/RMR.0B013E31823E65A1.

16. Sąsiadek MJ, Szewczyk P, Bladowska J. Application of diffusion tensor imaging (DTI) in pathological changes of the spinal cord. Med Sci Monit Int Med J Exp Clin Res. 2012;18(6):RA73–9. https://doi.org/10.12659/msm.882891.

17. Kornelsen J, Mackey S. Potential clinical applications for spinal functional MRI. Curr Pain Headache Rep. 2007;11(3):165–70. https://doi.org/10.1007/S11916-007-0186-4.

第 2 章

脊柱解剖的 MRI

Ajit Karambelkar

脊柱的胚胎学：从胚胎学上讲，椎间盘和椎骨从第三周开始从脊索发育。脊索随后分别发育为神经管和体节。体细胞发生是近轴中胚层形成体节的过程[1]。体节向腹侧发育为间质生骨节和真皮膜层。间质生骨节有助于脊柱和肋骨的形成，而真皮膜层则形成椎旁肌肉组织和皮肤[2]。早期生骨节形成腹侧室、中央室、背侧室和侧室，分别形成椎体、椎弓根、神经弓和肋骨突[3]。颅侧和尾侧的进一步分裂形成邻近的椎骨。脊椎中枢的形成从腹部硬膜层开始。这种发展是在脊索的正信号和反信号的帮助下发生的，正信号来自 PAX1 的表达[4]。

椎弓根由椎板和椎弓组成。由椎弓和横突组成的腹侧部分起源于中央生骨节，椎弓、椎板和棘突的背侧起源于生骨节背侧[5]。背神经弓的形成与 Msx 1 和 Msx 2 基因的表达有关[6]。脊背生骨节细胞在神经管顶板上的迁移需要 PDGFR、TGF 和 Zic1 信号通路。这些通路的任何一环中断都会导致双侧椎板的背轴关闭失败，并导致隐性脊柱裂的发生[7-9]。最后，脊柱的形成是由于相邻椎体的头部和尾部的统一[10]。

脊索信号刺激腹侧生骨节，腹侧生骨节在脊索周间隙形成所谓的脊索周鞘，后者反过来为脊索提供机械支持。随后，在间隙外的致密及疏松的间叶组织发育成为鞘膜。疏松间质形成椎体，致密间质高度增殖的细胞群形成纤维环[11]。脊索在椎体水平上退化，最终只持续在椎间盘水平上形成髓核。在出生时，髓核细胞与脊索细胞相同，后来被一种更小的细胞所取代，这种细胞能够使水分和 II 型胶原蛋白结合在一起[12,13]。

背部肌肉的肌腱起源于生骨节亚室，即腱节。腱节的起始分别位于背外侧生骨节的颅侧缘和尾侧缘，直接位于肌孔下方。椎体发育连接相邻骨元素的韧带尚不清楚。

解剖基础

脊椎：典型的人类脊柱共有 33 块椎骨，几乎 90% 的个体有 5 个腰椎、23 个骶前椎。2% 的个体有 4 个椎骨，而 8% 的人有 6 个腰椎形椎体，其中包括 S1 的腰椎化[14]。

C1（寰椎）是一块环形骨。C1 后弓较长，表面形成凹槽，椎动脉 V3 段从凹槽通过（图

A. Karambelkar (✉)
Thomas Jefferson University Hospital Philadelphia,
Philadelphia, PA, USA
e-mail: Ajit.Karambelkar@jefferson.edu

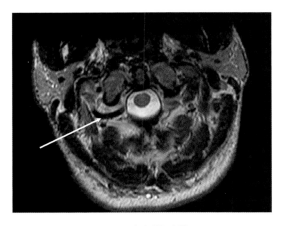

图 2.1 右侧椎动脉。

2.1 至图 2.3）。外侧块的上、下关节面分别与枕髁上方和 C2 下方的上关节面相连（图 2.4 和图 2.5）。

　　C2（枢椎）有齿状突起，从 C2 的体部向上伸出。齿状突与 C1 前弓的后面相结合（图 2.6）。两个上关节面位于齿穴的侧面，与 C1 的下关节突相连（图 2.5）。侧块的下表面有向前的小关节面，它与 C3 的上关节突相连。

　　第 3 至第 7 颈椎的近轴椎在形态上相似，包括一个中央体、上及下终板、关节突、横突以及后神经弓。背神经弓由两侧的侧块

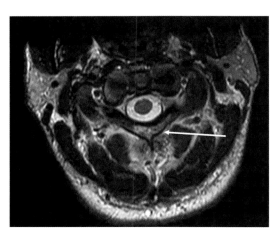

图 2.2 C1 后弓。

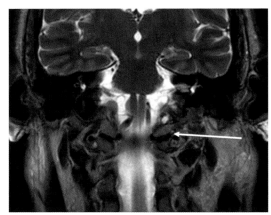

图 2.4 寰枕关节。

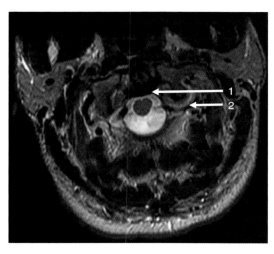

图 2.3 1,横韧带;2,椎动脉。

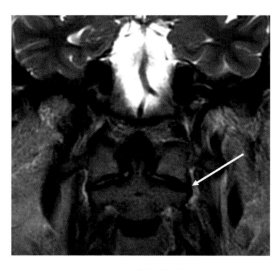

图 2.5 寰枢关节。

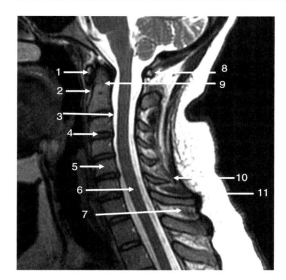

图 2.6　1，C1 前弓；2，前纵韧带；3，后纵韧带；4，椎间盘；5，椎体；6，脊髓；7，棘间韧带；8，C1 后弓；9，齿状突；10，棘突；11，棘上韧带。

和椎板组成。椎板融合形成棘突。颈椎侧块的两侧各有一个横突孔，椎动脉通过该孔从 C6 延伸至 C2（图 2.1 和图 2.3）。在每一侧均可有多个跨孔。

钩突和钩椎关节　钩突位于 C3~C7 椎体终板后外侧，提示了钩椎形成是爬行动物和鸟类的肋椎关节系统发育的残留[15]（图 2.7）。椎体钩的内侧表面与上方椎体的唇缘相连，形成钩椎关节。钩椎关节的变化伴随人的一生，从初级形态到发育成熟，最后退化。钩突上缘与神经孔的距离以 C5 最近，C3 最远[16]。C3~C4 的钩椎关节对维持椎外关节对脊柱运动节段的稳定性有 60% 以上的贡献[17]。研究发现，钩椎关节组成神经孔的前内侧[16]。神经根和脊髓外侧与钩椎关节背侧相贴。神经根穿过椎间孔时，通常走行于钩椎关节椎间隙下 1/3 处，每根神经根的上方毗邻钩椎关节。颈椎椎间孔与颈椎成 45°角，并形成椎管[18,19]。

胸椎和腰椎　典型的胸椎或腰椎由 1 个椎体、后椎弓、双侧的小面和横突，以及 1 个单一的中线棘突组成。椎体的体积依次增大。后椎弓由椎弓根和椎板组成。上、下两个关节突分别与上、下椎骨关节突连接，形成椎小关节（图 2.8）。棘突从椎弓根发出并向后、向下突出，与下位椎骨重叠（图 2.9）。

胸椎每侧有 3 个侧面，用于连接肋骨。上关节面指向后外侧，进行旋转、屈曲和伸展运动。腰椎关节面垂直，上关节突指向后内侧，关节面弯曲，进行屈伸和侧屈运动，但旋转受限[12]。

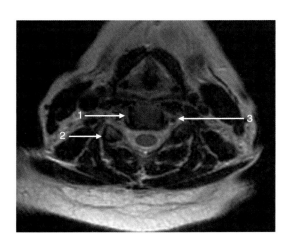

图 2.7　1，椎骨钩突；2，椎间关节；3，椎动脉。

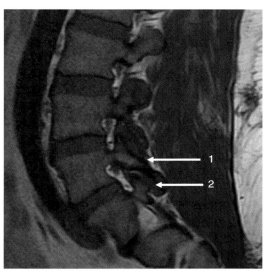

图 2.8　1，L4 下关节突；2，L5 上关节突。

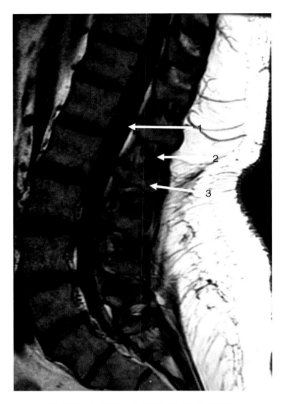

图 2.9　1，圆锥；2，棘间韧带；3，棘突。

韧带　支持颅颈关节的韧带包括固有韧带和非固有韧带两种。MRI 能显示正常的覆膜及横韧带。韧带在 T1 和 T2 相位是低信号，如果周围有血液和液体，可以更好地观察到。翼状韧带向垂直方向倾斜走行，插入枕髁和邻近的 C1 侧块的上侧面，而 1/3 人群只表现为插入枕髁。翼状韧带在 MRI 上不常见。

横韧带　横韧带是十字韧带的重要组成部分，是最大、最强的颅颈韧带（平均高度或厚度为 6~7mm）[12]。十字韧带的上下部分没有明显的颅颈稳定性作用。横韧带在颅颈交界处保持稳定，并将寰椎环分成一个前室和后房，前室容纳齿状突，后房容纳脊髓和脊髓副神经。横韧带将齿状突向前延伸并固定在 C1 前弓的后部（图 2.3）。横韧带两侧附着于寰椎外侧结节，背侧为 C2 齿状突。由于

存在滑膜囊和纤维软骨表面，齿状突和横韧带之间可发生平滑运动[12]。

颈椎内还有其他几种韧带，包括寰枕前膜、寰枢椎前膜、前纵韧带、枕寰后膜、寰枢后膜、颈项韧带、黄韧带、棘间韧带和棘上韧带（图 2.1 和图 2.2）。韧带在 T1 和 T2 均表现为低信号，当周围有血液或体液或受伤时更容易观察到（图 2.6）。

椎间盘　椎间盘位于椎体之间，约占脊柱总高度的 1/3。椎间盘由中央胶状髓核和周围纤维环组成，通过透明软骨终板附着在椎体的终板上（图 2.10）。

髓核提供脊柱的机械弹性和强度[20]。它承受脊柱的应力，并重新分布到纤维环和终板。髓核细胞表达 Fas 配体，Fas 配体参与血管内皮细胞凋亡。由于血管内皮生长因子的抑制，髓核内的血管生长较弱[21,22]。因此，椎间盘主要由软骨终板通过弥散或血管化纤维环获得血液供应[23]。纤维环是髓核周围由胶原组织构成的结构。软骨终板为椎间盘提供机械屏障和营养物质运输。

椎旁肌　背部肌肉包括位于棘突、棘间肌和项韧带两侧成对排列的较小肌群。椎旁肌由从颅底延伸到骶骨的大肌群组成。头夹肌、头半棘肌和头最长肌是头颈部的主要伸

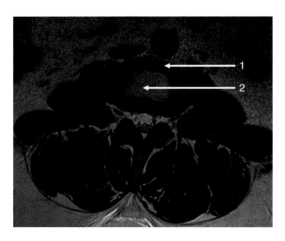

图 2.10　1，纤维环；2，髓核。

肌。头夹肌起源于 C3~T3 棘突，并止于上项线。颈夹肌起源于 T3~T6 棘突，止于上位 3 个椎的横突。紧靠这些肌肉的是较小的头半棘肌和头最长肌。肩胛提肌、多裂肌和棘间肌体积较小，位置更集中。斜方肌被椎旁肌的脂肪分开。在横切面图像上，颈部中层图像可观察到头最长肌和颈最长肌，而多裂肌和半棘肌则位于更内侧(图 2.11 和图 2.12)。

　　夹肌和头半棘肌，以及颈肌，位于下颈椎斜方肌的深处。椎旁肌组织可能是炎症或

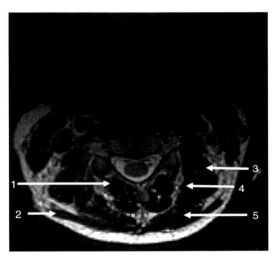

图 2.11　1,颈半棘肌;2,斜方肌;3,肩胛提肌;4,头夹肌;5,头半棘肌。

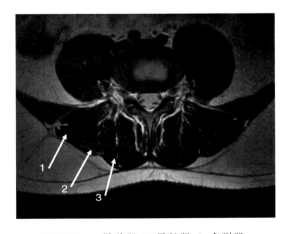

图 2.12　1,髂肋肌;2,最长肌;3,多裂肌。

肿瘤及血管畸形的好发点。椎板和椎体棘突等后部结构是颈部肌肉延伸的框架[24]。

　　下椎旁肌为腰椎提供稳定性及活动性。穿过横突的假想线将棘旁肌在假想横断面分为前后两组。竖脊肌群由内侧的多裂肌、中间的最长肌和外侧的髂肋肌组成(图 2.12)。它们也是躯干在腰椎的主要伸肌。多裂肌由起自棘突和椎板的 5 个肌束组成，分别附着于乳突、副突和关节突、关节囊、髂后上棘及骶骨。多裂肌维持腰椎的稳定。浅层纤维维持脊柱方向,深部负责椎间切变和扭转。

　　最长肌较纤细,位于多裂肌和髂肋肌之间。最长肌束起源于 L1~L4 的副突,并延伸至相邻的横突、mamillo 副韧带和乳状突。位于 L5 水平的肌束通常沿着横突和副突延续到乳突。L1~L4 水平的肌束与位于 L5 横突后部的肌束连接在一起,形成共同的止点肌腱,称为腰肌间腱膜。髂肋肌起源于胸腰椎横突的尖端和相邻胸腰筋膜的中间层,然后止于髂后上棘外侧。竖脊肌由腰背部支供应,分为内侧支、中间支和外侧支。内侧支供应多裂肌。中间支供应最长肌。L1~L4 的侧支供应髂肋肌[25]。

　　椎前软组织　由于对解剖结构与异常软组织病变(如血肿、水肿或脓肿)的鉴别能力有限,X 线片和 CT 很难对椎前软组织进行评估。软组织厚度的增加已被证明是潜在病理学的良好指标。Rojas 等的研究指出,正常颈椎椎前软组织的上限在 C1 为 8.5mm,C2 为 6mm,C3 为 7mm,C6 和 C7 各为 18mm。然而,正常厚度不能排除任何潜在的软组织损伤或感染[26]。由于磁共振成像具有更好的软组织分辨率,可以直接显示潜在的病变。

　　脊髓硬膜外间隙　脊髓硬膜外间隙包括起自枕骨大孔、止于尾椎的脊髓和脊膜组

成的间隙（图 2.6）[27]。后纵韧带、椎体和椎间盘形成其前缘，黄韧带、小关节囊和椎板是硬膜外间隙的后缘。两侧由椎间孔和椎弓根组成。脊髓硬膜外间隙是椎间层面的真实空间，其潜在间隙包括同椎体层面的由硬脑膜与后纵韧带和环状韧带融合而成的部分。硬膜外间隙最为广泛，后区在上胸椎平面测量为 7.5mm，在颈椎和腰椎水平分别为 0.4mm 和 4~7mm（图 2.13）[28]。

脂肪是硬膜外间隙最突出的部分。外侧硬膜外脂肪厚度变化明显。过度充盈的背侧硬膜外脂肪可加重退行性椎管狭窄。

硬膜外间隙的静脉回流通过 Batson 神经丛。它由内外静脉丛组成，然后汇入骨内的脊柱静脉[29]。在这些静脉丛中有两个前静脉和两个后静脉相互连接，它们与多条颅内、颈部、肋间、腰椎和骶部的静脉相连[30]。由于椎静脉系统无瓣膜，发生在神经根的感染或肿瘤常通过血行播散。相较于背侧和颈部，腰部的背侧硬膜外静脉丛变异较大。

椎管 MRI 测量的椎管直径为 L1 < 20mm，L2 <19mm，L3 <19mm，L4 <17mm，L5 < 16mm，S1<16mm[31,32]。

椎间孔：颈神经孔由 3 个部分组成——内侧区，有足够的空间容纳神经根通过，后部与黄韧带相连。中间区最窄，前份为钩突，后份为椎小关节。颈脊神经节、脊神经和椎动脉位于外侧区。脊神经节位于椎动脉和后突之间。颈神经孔的轴线向矢状面前倾 45° 角，长度为 20mm[33]。

颈神经是前根和后根的汇合处。前根较薄，由 4~7 条来自脊柱前侧副沟的支根组成。背侧感觉根较前根大 3 倍，由 4~10 条支根穿后侧副沟的支根组成[34]。每个背根神经节分布于靠近椎间孔的椎管周围。在背根神经节之外，腹根与背根组成脊神经（图 2.14）。

腰椎间孔（图 2.15）的上部较坚硬，内有

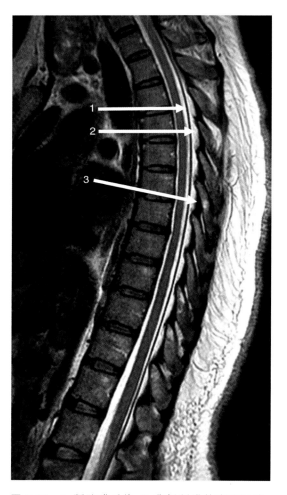

图 2.13　1，硬脑膜后缘；2，背侧硬膜外脂肪间隙；3，黄韧带。

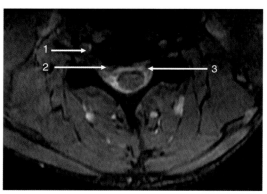

图 2.14　1，背根神经节；2，腹侧神经根；3，背侧神经根。

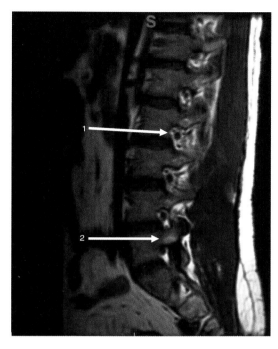

图 2.15 1,腰神经孔;2,L5 椎弓根。

神经和神经根延髓动脉通过,而下部的动力部分则受到椎间盘的影响。椎弓根位于后方,其后份组成神经孔上部前份。椎间盘位于腰椎神经孔下部前份,椎板位于腰椎神经孔下部。腰椎神经孔呈椭圆形,纵轴较长——L5~S1 神经孔最圆,但较另一个腰孔小。背根神经节填充了神经孔的大部分空间。由于椎弓根分离,椎间孔的尺寸在最大屈曲时最大。在最大伸展时,由于椎间盘向背侧突出、黄韧带被下方椎体的上关节突向前推,使得椎弓根更加紧密,神经孔的大小缩小了 20%。在伸展过程中,如果椎间盘保持高度,则不会压迫神经根,但如果椎间盘中度塌陷约 4mm,即使没有后关节骨赘,也会导致神经根受到压迫[35-37]。

脊神经 脊神经由 8 对颈神经、12 对胸神经、5 对腰神经、5 对骶骨神经和 1 对尾椎神经组成。CT 脊髓造影和 MRI 三维 T2 扫描可以显示脊髓神经的走行。C1 是第一

感觉神经,存在于 C1~C2。C2 神经位于 C1~C2,C3 神经位于 C2~C3,直到 C8 神经位于 C7~T1。在颈椎,椎间盘突出影响同一椎体下同一编号的神经根,例如,C5~C6 椎间盘突出影响 C5 神经根,因为它比腰神经走行平坦,位于神经孔的位置更高。颈髓神经根在与椎体相对应的侧面离开椎管,即 C7 神经根从 C6 和 C7 之间的神经孔出来,C8 在 C7 和 T1 之间。神经根位于颈椎椎间盘平面,被钩突与椎间盘分离。

在 C8 神经以下,神经根位于命名椎体相应水平面的下方,如 T1 神经穿过 T1~T2,T12 神经穿过 T12~L1。

同样,在腰椎,L1 神经根横穿 L1 椎体下方,L5 神经根穿过 L5 椎体下方和 S1 椎体上方。在任何腰椎间盘水平都有一支穿出和穿入神经根,例如,在 L5~S1 椎间盘水平,存在穿出的 L5 神经和穿入的 S1 神经。腰椎在发育上高于胸颈部。因此,与 L5~S1 椎间盘相比,L5 神经根在神经孔中的位置更高。因此,椎间盘突出常影响 S1 穿入神经,在同一椎间盘水平,其位置低于 L5 穿出神经。

腰骶神经根从脊髓圆锥发出,沿着腰椎管向下走行。它们在相应的椎间孔之上分出马尾。外侧隐窝位于椎管的最外侧,位于外侧椎弓根和关节突关节之间。神经根穿过外侧隐窝,在神经孔下方水平出椎管,例如,在 L5 神经在 L5~S1 神经孔出椎管。前根狭窄,传递运动信息。而感觉神经元的胞体位于背根神经节,靠近椎间孔(图 2.16)。

L1 以下的神经根充满椎管,形似马尾巴,因此统称为马尾。由于髓节水平与相应的椎体数目不一致,下部的神经根走行越来越向前倾斜。因此,相对于椎管上部,腰骶部椎管的长度和厚度较其以上椎管更宽。而腰神经的大小从 L1~L2 至 L5~S1 逐渐增大,但椎间孔缩小。所以 L5 神经根虽然最粗,但

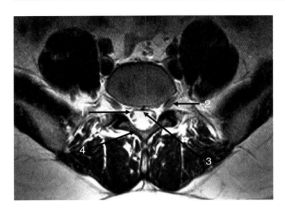

图 2.16　1,过往神经根;2,背根神经节;3,硬脑膜前间隙;4,椎弓板。

相应的椎间孔最小。

　　脊髓的发育经历了神经管形成、椎管化和退行性分化。神经管形成是在胚胎 3 周时开始,神经板侧缘在第 3 和第 4 体节水平上逐渐融合,然后向颅侧和尾端发展,并在胎龄 3 周开始。神经管关闭分别发生在 23 天和 26 天。

　　脊髓长约 45cm,从枕骨大孔的延髓延伸到第 1 或第 2 腰椎水平。颈部和腰部的宽度为 1.27cm,胸部为 6.4cm。脊髓中央有 H 形灰质和周围白质。灰质:脊髓中央的两个对称的半弧形通过连合在中线连接。在中线结合处,灰质环绕中央管——一条穿过冠状中部的假想线分为前柱和后柱。

　　脊髓在神经附着的水平上有颈部和腰部的膨大。圆锥是最下端接近脊髓尾段的圆锥形部分。在新生儿和 12 岁以下的儿童中,圆锥终止于较 L1~L2 稍低的水平[37]。MRI 研究表明,女性的脊髓更长,在 L1~L2 处终止,而男性的脊髓在 T12~L1 处终止[38]。男性硬脊膜囊在 S2 的上 1/3 处终止,女性的在 S2 的中 1/3 处终止[39]。脊髓圆锥最常见于 L1 水平下份,其次是 L1 的上至中份水平。圆锥的位置不随屈曲或伸展体位而改变[40]。圆锥终末室肌或第五脑室是圆锥内的囊腔。它被认为是脊髓发育过程中的必经步骤,可独立发生,也可能是 Chiari 畸形的部分成因。椎管化和退行性分化形成脊髓圆锥和终丝。终末室肌由第二根神经管发育而来[41]。其次,脊神经根和脊膜充满腰椎管。终丝是脊髓向下延伸至尾椎的纤维延伸。

　　脊髓有后正中沟和前正中裂。背根和腹根侧面附着于前正中裂。脊髓的这一段被称为髓节,是一对特定的神经根连接。因为脊髓不能跨过大部分腰椎和骶管,髓节位于相应椎体的上方。

　　脊髓通过 20 或 21 对齿状韧带固定在脊膜上,这些韧带是脊髓前外侧段的手术标志。中央管从第四脑室延伸到终丝上部。终丝脂肪瘤(FTL)是终丝内的脂肪信号,其厚度>2mm,研究证明 FTL 是无症状的,但大多数有症状患者常表现为圆锥位置较低。脂肪瘤的宽度、长度和距离的改变与症状无关。然而,对无症状低圆锥儿童患者应随访,而对有症状患者应进行治疗(图 2.17)[42]。

　　节段　脊髓共有 31 个节段,包括颈段 8 节、胸段 12 节、背段 5 节和尾段 1 节。除了颈段第一节只有腹根,其他节段均有成对的背根和腹根以及一对脊神经。颈段、腰段的膨大分别发出分支到达上肢和下肢。

　　脊髓被一个深的前正中裂和一个浅的后正中沟分为两半,前裂有一个双重折叠的软脊膜,底部是白质连合。前正中裂有前神经根进入。后正中沟是后神经根进入的部位。3 条位于背侧和腹侧之间的脊索把脊髓白质分为前索、后索和侧索。前索位于前裂和腹根之间。后索位于后沟和背根之间。背索由楔束和薄束组成,来传递位置、振动和轻触觉信号。薄束内侧通过下行纤维传递定位信号。而随后下行纤维走行于楔束旁外侧。

　　痛觉通路由一级神经元组成,接收来自外周感觉感受器的信息并传递到背索。二级

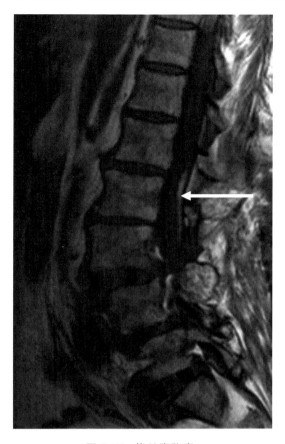

图 2.17　终丝脂肪瘤。

神经元穿过脊髓后从背索向对侧延伸,形成髓质内侧丘系。最终,内侧丘系神经纤维终止于丘脑腹后外侧核[43]。

　　侧索包含脊髓小脑束,脊髓小脑束携带纤维将位置、感觉、触觉和压力感应传递到小脑。外侧脊髓丘脑束位于外侧索的内侧。它是传递疼痛和温度感觉的主要途径。腹侧脊髓丘脑束位于外侧脊髓丘脑束的前面,传递轻微触觉和压力感觉。上行纤维在侧面取代下行纤维[43,44]。

　　脊髓丘脑通路的一级神经元终末于脊髓灰质的Ⅰ、Ⅱ、Ⅳ和Ⅴ层。二级神经元起源于丘脑腹后外侧核,横穿中线,沿脊髓向上延伸。VPL 的侧副纤维连接网状结构和中脑导水管周围灰质。然后,三级神经元从丘脑

投射到体感皮层[45]。疼痛觉主要有两种通路:内侧注意通路和外侧识别通路。疼痛-特定神经元触发内侧通路。从脊椎的第一层穿过角到丘脑的背内侧核和腹内侧核,然后到达前扣带皮质、前岛叶和杏仁核。外侧系统的神经元从背角的第一层和第四层到第六层,到丘脑腹后外侧核再到初级核体感皮层[46]。

　　脊髓前根束构成运动输出。这些前根支配横纹肌和节前自主运动纤维。腹根、背根连接后,神经分为较小的初级背支和较宽的腹侧支。背支由内侧感觉支和外侧运动支组成,支配相应节段水平的皮肤和椎旁肌。腹支较长,形成臂丛、腰骶神经丛和肋间神经的节段性分支。脊神经由背根、感觉根和腹根、运动根组成。

　　背根神经节是背根的远端扩张,近端与腹根组成脊神经。背根神经节内没有突触而被称为假单极神经元。

　　脊髓接受来自主动脉及其分支的多条动脉的血液供应,这些动脉走行穿过椎间孔。在胚胎早期,每根脊神经根都有一条根动脉,该动脉分为前支和后支,供应脊髓节段。在颈椎,根动脉是椎动脉的分支。在胸椎和腰椎,主动脉发出的侧支动脉分为前端和后端终末动脉。前端终末动脉包括肋间动脉或腰动脉(图 2.18)。脊髓背动脉分为一支较大动脉和一支较小神经根动脉,较大动脉供应脊旁后肌,而较小的神经根动脉则通过椎间孔沿着脊髓伴行。根动脉分为前根动脉和后根动脉。神经根动脉长 0.2~2mm,前根动脉较后动脉宽。后根动脉位于背根后份。神经根动脉有 3 种类型:神经根动脉、软脑膜动脉和神经根延髓动脉。神经根动脉很小,在到达脊髓前终止于根部。软脑膜动脉终止于软脑膜丛,供应前外侧索的白质。背侧交界处的神经根延髓动脉为软脑膜丛、脊髓灰质和深部白质提供血液供应。最重要的动脉

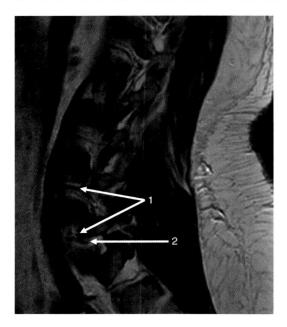

图 2.18　1,腰椎静脉；2,腰椎动脉。

是 Adamkiewicz 动脉,而最常见的是第九和第十背动脉[46]。

颅内椎动脉发出两条脊髓前动脉,供应上颈髓。神经根延髓前动脉起源于左第四或第五肋间动脉的脊髓后支, 供应 3~9 节胸段。颈-骶干的神经根延髓前动脉沿 C7~T1 神经根横贯,是颈膨大和上胸段脊髓的主要供血动脉[47]。

在 80% 的病例中,左侧第四或第五肋间动脉后支发出的第 3~9 节胸段,由神经根延髓前动脉的细动脉供血。

大约 85% 人群的下胸腰段脊髓由来自左侧的腰骶部膨大的神经根延髓动脉(Adamkiewicz 动脉)供应[48]。静脉回流与动脉引流伴行。

神经分布　颈椎腹侧的神经丛沿着前纵韧带分布,如交感神经干、交通支、脊髓脊神经(脑膜返神经)和血管周围神经丛[49-51]。背根的内侧支提供颈椎背侧。这些分支支配关节突关节、项韧带、黄韧带和部分硬脊膜[51]。椎神经发出小分支支配关节突关节和椎间

关节。内侧后支供应胸椎[52]。

前腰椎由前神经丛神经、交感神经干和交通支支配。内脏神经通过交感干支配腰椎腹侧。

背侧神经支配通路常见于颈椎、腰椎和胸椎。后腰椎由后神经丛神经支配,而通过椎间孔的窦椎神经也有显著的作用[53]。椎体的外侧部分接受来自腹侧、深横切面和浅斜角的神经支配。背支在相同的层面上,分支供应腰椎关节突关节[54,55]。

脊膜　硬脑膜、蛛网膜和软脑膜从外到内覆盖着脊髓。在枕骨大孔处,硬脑膜层下降形成鞘膜包裹脊髓降。硬膜外间隙位于硬脑膜和椎管之间,内为脂肪层。硬膜下隙是指蛛网膜和软脑膜间的潜在空间。

骨髓　MRI 是评价骨髓的最佳无创成像技术。了解骨髓的典型形态及其随年龄和生理改变的变化, 对区别病理状态非常必要。妊娠 24 周后,骨髓是主要的造血器官。出生时, 红骨髓是骨髓的活跃和主要形式。随着年龄的增长, 黄骨髓逐渐取代红骨髓,尤其在脊柱。红骨髓和黄骨髓的正态分布随年龄变化,到 25 岁时稳定,即达到成年人模式。健康的骨髓是由红色造血骨髓、黄色脂肪骨髓和小梁混合而成的,其比例随年龄和其他因素改变;MRI 图像上可反映这种混合的表现。黄骨髓在所有脉冲序列上都表现为类似皮下脂肪的信号强度。红骨髓在 T1 和 T2 上显示为中等信号,在 STIR 序列上显示为高信号,比富含脂肪的黄骨髓信号更高。

红骨髓信号强度高于骨骼肌和椎间盘。因为在成年人中,脂肪和红骨髓的比例各不相同,骨髓信号的多样性表现最常见。当骨髓区域的信号强度与同一层面图像中的标准的椎间盘或邻近肌肉信号一样暗或更暗时,几乎可以肯定存在病理改变[55]。

在成年人中,红骨髓通常集中分布于阑

尾和轴骨。在 T1 加权（T1WI）图像上，成年人的脂肪和红骨髓分布主要有 4 种典型模式。在模式 1 中，高信号强度的线性区域类似于基底静脉。身体其他部位的信号强度在 T1 上都很低。信号强度的降低来自红骨髓，在半数 20 岁以下的人群可观察到，而在 30 岁以上人群较少见。

在模式 2 中，红骨髓向脂肪骨髓的转化发生在脊椎椎体周围。呈带状和三角形的高信号强度分布在椎体前后缘及靠近终板处。退化性疾病也可以有类似的表现。模式 3 由模式 3a 和 3b 组成，表现为许多模糊不清的点状高信号强度。3b 由边缘清楚的点状高信号强度区域组成，大小从 0.5cm 到 1.5cm。在老年人中，超过 40 人（约 85%）表现为模式 2，约 75% 的人群表现为模式 3——少数情况下可看到模式 2、3a 和 3b 的组合。骨髓再转化是在机体需要增加血细胞产量的应激状态下发生的过程，例如对贫血的反应[56]。

（张艳翎　黄婴殊　张燕　译）

参考文献

1. Hubaud A, Pourquie O. Signalling dynamics in vertebrate segmentation. Nat Rev Mol Cell Biol. 2014;15(11):709–21.
2. Scaal M, Christ B. Formation and differentiation of the avian dermomyotome. Anat Embryol. 2004;208(6):411–24.
3. Christ B, Huang R, Scaal M. Formation and differentiation of the avian sclerotome. Anat Embryol. 2004;208(5):333–50.
4. Choi KS, Harfe BD. Hedgehog signaling is required for formation of the notochord sheath and patterning of nuclei pulposi within the intervertebral discs. Proc Natl Acad Sci U S A. 2011;108(23):9484–9.
5. Christ B, Huang R, Wilting J. The development of the avian vertebral column. Anat Embryol (Berl). 2000;202(3):179–94.
6. Monsoro-Burq AH, Le Douarin N. Duality of molecular signaling involved in vertebral chondrogenesis. Curr Top Dev Biol. 2000;48:43–75.
7. Pickett EA, Olsen GS, Tallquist MD. Disruption of PDGFRalpha-initiated PI3K activation and migration of somite derivatives leads to spina bifida. Development. 2008;135(3):589–98.
8. Wang Y, Serra R. PDGF mediates TGFbeta-induced migration during development of the spinous process. Dev Biol. 2012;365(1):110–7.
9. Aruga J, et al. Zic1 regulates the patterning of vertebral arches in cooperation with Gli3. Mech Dev. 1999;89(1–2):141–50.
10. Scaal M. Early development of the vertebral column. Semin Cell Dev Biol. 2016;49:83–91.
11. Huang R, et al. Function of somite and somitocoele cells in the formation of the vertebral motion segment in avian embryos. Cells Tissues Organs. 1996;155(4):231–41.
12. Waxenbaum JA, Futterman B. Anatomy, back, intervertebral discs. Treasure Island (FL): StatPearls Publishing; 2019.
13. Brent AE, Schweitzer R, Tabin CJ. A somitic compartment of tendon progenitors. Cell. 2003;113(2):235–48.
14. Paik NC, Lim CS, Jang HS. Numeric and morphological verification of lumbosacral segments in 8280 consecutive patients. Spine (Phila Pa 1976). 2013;38(10):E573–8.
15. Bland JH, Boushey DR. Anatomy and physiology of the cervical spine. Semin Arthritis Rheum. 1990;20(1):1–20.
16. Kocabiyik N, Ercikti N, Tunali S. Morphometric analysis of the uncinate processes of the cervical vertebrae. Folia Morphol (Warsz). 2017;76(3):440–5.
17. Kotani Y, et al. The role of anteromedial foraminotomy and the uncovertebral joints in the stability of the cervical spine. A biomechanical study. Spine (Phila Pa 1976). 1998;23(14):1559–65.
18. Ebraheim NA, et al. Quantitative anatomy of the cervical facet and the posterior projection of its inferior facet. J Spinal Disord. 1997;10(4):308–16.
19. Pesch HJ, et al. On the pathogenesis of spondylosis deformans and arthrosis uncovertebralis: comparative form-analytical radiological and statistical studies on lumbar and cervical vertebral bodies. Arch Orthop Trauma Surg. 1984;103(3):201–11.
20. Tubbs RS, et al. Ligaments of the craniocervical junction. J Neurosurg Spine. 2011;14(6):697–709.
21. Moon SM, et al. Evaluation of intervertebral disc cartilaginous endplate structure using magnetic resonance imaging. Eur Spine J. 2013;22(8):1820–8.
22. McCann MR, et al. Tracing notochord-derived cells using a Noto-cre mouse: implications for intervertebral disc development. Dis Model Mech. 2012;5(1):73–82.
23. Rodrigues-Pinto R, Richardson SM, Hoyland JA. An understanding of intervertebral disc development, maturation and cell phenotype provides clues to direct cell-based tissue regeneration therapies for disc degeneration. Eur Spine J. 2014;23(9):1803–14.
24. Chen S, et al. Meniscus, articular cartilage and nucleus pulposus: a comparative review of cartilage-like tissues in anatomy, development and function. Cell Tissue Res. 2017;370(1):53–70.
25. Mills MK, Shah LM. Imaging of the perivertebral space. Radiol Clin N Am. 2015;53(1):163–80.

26. Hu ZJ, Fang XQ, Fan SW. Iatrogenic injury to the erector spinae during posterior lumbar spine surgery: underlying anatomical considerations, preventable root causes, and surgical tips and tricks. Eur J Orthop Surg Traumatol. 2014;24(2):127–35.

27. Rojas CA, et al. Normal thickness and appearance of the prevertebral soft tissues on multidetector CT. Am J Neuroradiol. 2009;30(1):136–41.

28. Bromage PR. Epidural analgesia. Philadelphia/London: WB Saunders Company; 1978.

29. Nickalls RW, Kokri MS. The width of the posterior epidural space in obstetric patients. Anaesthesia. 1986;41(4):432–3.

30. Paksoy Y, Gormus N. Epidural venous plexus enlargements presenting with radiculopathy and back pain in patients with inferior vena cava obstruction or occlusion. Spine (Phila Pa 1976). 2004;29(21):2419–24.

31. Richardson J, Groen GJ. Applied epidural anatomy. BJA Edu. 2005;5(3):98–100.

32. Cheung JP, et al. Defining clinically relevant values for developmental spinal stenosis: a large-scale magnetic resonance imaging study. Spine (Phila Pa 1976). 2014;39(13):1067–76.

33. Cheung JP, Shigematsu H, Cheung KM. Verification of measurements of lumbar spinal dimensions in T1- and T2-weighted magnetic resonance imaging sequences. Spine J. 2014;14(8):1476–83.

34. Rabischong P. Anatomie fonctionnelle du rachis et de la moelle. In: Manelfe C, editor. Imagerie du rachis et de la moelle. Paris: Vigot; 1989. p. 109–34.

35. Revel M, et al. Variations morphologiques des trous de conjugaison lombaires lors de la flexion-extension et de l'affaissement discal. Rev Rhum Mal Osteoartic. 1988;5:361–6.

36. Panjabi MM, Takata K, Goel VK. Kinematics of lumbar intervertebral foramen. Spine. 1983;8(4):348–57.

37. Inufusa A, et al. Anatomic changes of the spinal canal and intervertebral foramen associated with flexion-extension movement. Spine. 1996;21(21):2412–20.

38. Van Schoor A-N, Bosman MC, Bosenberg AT. Descriptive study of the differences in the level of the conus medullaris in four different age groups. Clin Anat. 2015;28(5):638–44.

39. Demiryurek D, et al. MR imaging determination of the normal level of conus medullaris. Clin Imaging. 2002;26(6):375–7.

40. Nasr AY. Vertebral level and measurements of conus medullaris and dural sac termination with special reference to the apex of the sacral hiatus: anatomical and magnetic resonance imaging radiologic study. Folia Morphol (Warsz). 2016;75(3):287–99.

41. Liu A, et al. Level of conus medullaris termination in adult population analyzed by kinetic magnetic resonance imaging. Surg Radiol Anat. 2017;39(7):759–65.

42. Liccardo G, et al. Fifth ventricle: an unusual cystic lesion of the conus medullaris. Spinal Cord. 2005;43(6):381–4.

43. Cools MJ, et al. Filum terminale lipomas: imaging prevalence, natural history, and conus position. J Neurosurg Pediatr. 2014;13(5):559–67.

44. Fitzgerald MJT, Mtui E, Gruener G. Clinical neuroanatomy, and neuroscience. Edinburgh: Saunders/Elsevier; 2012.

45. Kulkarni B, et al. Attention to pain localization and unpleasantness discriminates the functions of the medial and lateral pain systems. Eur J Neurosci. 2005;21(11):3133–42.

46. De Ridder D, et al. Burst spinal cord stimulation for limb and back pain. World Neurosurg. 2013;80(5):642–649.e1.

47. Demondion X, et al. Radiographic anatomy of the intervertebral cervical and lumbar foramina (vessels and variants). Diagn Interv Imaging. 2012;93(9):690–7.

48. Thron AK. Vascular anatomy of the spinal cord: neuroradiological investigations and clinical syndromes. Wien/New York: Springer Science & Business Media; 1988.

49. Groen GJ, Baljet B, Drukker J. Nerves and nerve plexuses of the human vertebral column. Am J Anat. 1990;188(3):282–96.

50. Hartman J. Anatomy and clinical significance of the uncinate process and uncovertebral joint: a comprehensive review. Clin Anat. 2014;27(3):431–40.

51. Johnson GM. The sensory and sympathetic nerve supply within the cervical spine: review of recent observations. Man Ther. 2004;9(2):71–6.

52. Wozniak W, Grzymislawska M. Innervation of the human cervical and thoracic vertebrae at eight postovulatory weeks. Folia Morphol (Warsz). 2009;68(2):84–7.

53. Chua WH, Bogduk N. The surgical anatomy of thoracic facet denervation. Acta Neurochir. 1995;136(3–4):140–4.

54. Higuchi K, Sato T. Anatomical study of lumbar spine innervation. Folia Morphol (Warsz). 2002;61(2):71–9.

55. Bogduk N. Clinical anatomy of the lumbar spine and sacrum. Edinburgh: Churchill Livingstone; 1997.

56. Ricci C, et al. Normal age-related patterns of cellular and fatty bone marrow distribution in the axial skeleton: MR imaging study. Radiology. 1990;177(1):83–8.

第 3 章

脊柱创伤的 MRI

Phan Q. Duy, Ichiro Ikuta, Michele H. Johnson,
Melissa Davis, Vahe M. Zohrabian

人口统计数据

脊柱创伤是世界范围内脊髓损伤和死亡的主要原因。仅在美国,每年约有 80 000 例脊柱骨折,其中近一半发生在颈椎[1,2]。大约 2% 的钝性创伤患者会有颈椎骨折,尽管这一数字在某些地区中从 1% 到 3% 不等,有的甚至高达 5%[3-5]。这一人群发病的主要原因是脊髓损伤(SCI)。原发性损伤是指能量传递的直接细胞内和细胞外效应,而继发性损伤可由外部因素(如脊髓不稳定、低血压和缺氧)加剧,涉及一系列复杂的病理生理过程,从几秒钟内开始,持续数周,从而加重最初的神经损伤。脊柱轴性损伤可导致脊柱骨折伴或不伴神经损伤。虽然美国每年遭受 SCI 的人数远远少于遭受创伤性脑损伤的人数,但 SCI 对患者是毁灭性的,而且它的经

济成本是巨大的。由于中枢神经系统的再生能力有限,脊髓损伤往往会导致永久性的功能丧失,严重影响生活质量,包括但不限于瘫痪、大、小便失禁,以及性功能障碍等。仅在美国,估计每年约有 18 000 例新的 SCI 患者,目前有近 30 万人患有 SCI,这些人一生中要花费从 100 万美元到 500 万美元不等[6]。很难获得 SCI 患者准确的总人数,因为当场死亡的人不包括在这些国家的统计数字中。脊髓损伤患者多为年轻的男性,年龄在 16~30 岁[6]。SCI 的主要病因包括机动车事故、跌倒、暴力行为(如枪伤)和运动相关的伤害[6]。

脊柱间隙

虽然 SCI 的诊断通常仅依据临床病史和神经学检查,但影像学在确定和定位损伤程度方面起着重要作用。根据高级创伤生命支持(ATLS)方案,在创伤患者的院前护理中,最重要的是建立气道,维持呼吸和循环。在这项初步检查中,脊柱保护是至关重要的,除非有绝对的必要,例如气道管理,否则没有排除脊柱损伤之前应避免对脊柱进行操作。经典的教学中,对所有不符合临床评估

P. Q. Duy · I. Ikuta · M. H. Johnson · M. Davis
V. M. Zohrabian (✉)
Department of Radiology & Biomedical Imaging,
Yale School of Medicine, New Haven, CT, USA
e-mail: duy.phan@yale.edu; ichiro.ikuta@yale.edu;
michele.h.johnson@yale.edu;
melissa.a.davis@yale.edu; vahe.zohrabian@yale.edu

的钝性创伤患者都应该假设其颈椎受伤，并且应该通过使用硬颈托和支撑块固定在有带子的背板上来迅速实现适当的固定，以减少二次伤害。然而，在过去的几年里，长时间制动的风险已经成为讨论的焦点，颈托和背板已被证明有可能加剧脊柱损伤[7-10]，可能还与气道管理困难[11,12]、颅内压升高[13-17]和压疮[18-22]有关。越来越多的研究提出了替代固定的策略，这些策略忽略了常规的颈托应用，而采用更有选择性的应用标准，尽管这是一个需要更多证据去证实的领域[23-25]。

许多先前的研究表明，在脊柱创伤患者中，极少见阳性影像结果[26-28]。此外，已证实大多数检测到的损伤是轻微的[26,27,29]。已制订的临床评估的目的是确定哪些患者可以放弃脊柱影像学检查。这些临床评估源于大量的研究，并结合了患者的病史、临床检查和实验室检查的部分内容，旨在有效地对患者进行分类，并有助于早期复苏。这些临床评估中的最佳研究来自美国紧急 X 线摄影应用研究院（NEXUS）[27,30]。NEXUS 于 2000年发表了一项大型的多中心观察性试验，它基于以下低风险标准：无中线颈椎压痛，无痛苦分散注意力的损伤，无醉酒，在正常清醒下无局灶性神经功能缺损。那些符合上述所有标准的患者被认为是颈椎损伤的低危患者，因此，影像学检查被认为是不必要的（图3.1）。加拿大的 C-Spine 规则（CCR）是一种更复杂的算法，它同时基于高风险因素和低风险因素[31]。高风险因素与高龄、危险的损伤机制和四肢感觉异常有关。如果低风险因素允许对颈部活动范围进行安全评估，则认为进行影像学检查是不必要的（图3.2）。值得注意的是，虽然 NEXUS 的验证研究包括所有年龄段的患者，但 CCR 仅限于 GCS 评分为 15 分的成年钝性创伤患者。比较研究表明，与 NEXUS 相比，CCR 可能提供更

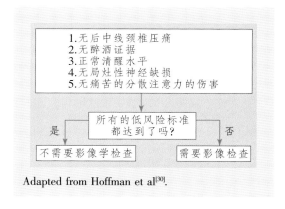

Adapted from Hoffman et al[30].

图 3.1　美国紧急 X 线摄影应用研究院（NEXUS）。

高的诊断准确性，同时最大限度地减少影像学检查的需求[26,32]（表 3.1）。

虽然这些临床评估已经得到了很好的研究，但临床医生往往不愿在没有任何影像学检查的情况下让脊柱创伤患者出院，尤其是老年人和儿童。先前的一项研究发现，无论培训水平如何，急诊科医生通常都会对符合 NEXUS 低风险标准的老年患者进行影像学检查[33]。例如，在老年患者中，可能存在骨量减少、身体残疾、并发症、痴呆和痛觉减弱等有关问题，这可能会使临床评估的应用变得更加困难。此外，很多年长的患者可能在正常清醒的情况下，GCS 仍为 14 分。几项研究表明，NEXUS 在老年人中的表现与在年轻患者中的表现相当，敏感性接近 100%[34-37]。其他人建议使用修改后的 NEXUS 标准，例如用基线精神状态代替正常清醒状态，并利用对头、面部创伤的体格检查的结果作为唯一符合条件的分散注意力损伤结果[35]。在儿童中，虽然颈椎损伤的发生率很低，但由于沟通困难，临床检查的可靠性低，应用临床评估可能更具有挑战性[38,39]。在 NEXUS 验证研究中，尽管在 9~17 岁的儿童中有足够的数据可以让它在较大的儿童中表现良好。但只有 4 例 2 岁以上、9 岁以下的儿童纳

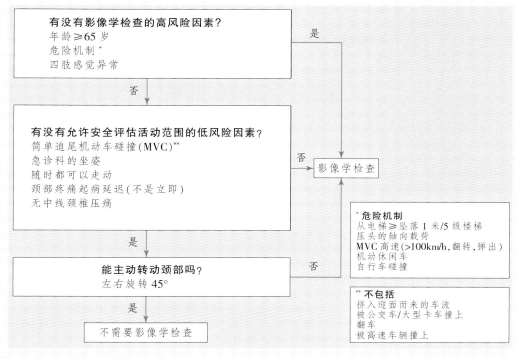

有没有影像学检查的高风险因素？
年龄≥65 岁
危险机制 *
四肢感觉异常

有没有允许安全评估活动范围的低风险因素？
简单追尾机动车碰撞（MVC）**
急诊科的坐姿
随时都可以走动
颈部疼痛起病延迟（不是立即）
无中线颈椎压痛

能主动转动颈部吗？
左右旋转 45°

不需要影像学检查

影像学检查

是
否
否
否
是
是
是

* 危险机制
从电梯≥坠落 1 米/5 级楼梯
压头的轴向载荷
MVC 高速（>100km/h，翻转，弹出）
机动休闲车
自行车碰撞

** 不包括
挤入迎面而来的车流
被公交车/大型卡车撞上
翻车
被高速车辆撞上

Adapted from Stiell et al[31].

图 3.2　加拿大的 C-Spine 规则。

表 3.1　NEXUS 对 CCR

	NEXUS	CCR
敏感性	90.70%	99.40%
特异性	36.80%	45.10%
成像率	66.60%	55.90%
优点	实现简单，可广泛应用于教育机构 ED 设置	更少的影像学检查有更好的诊断准确率
缺点	老年人群中潜在的较低敏感性	一些医生对颈部运动评估感到不舒服

Adapted from Stiell et al[26].

入此次研究。CCR 研究不包括 16 岁以下的患者，在对 10 岁以下患者的 CCR 回顾性研究中，敏感性仅达到 86%[40]。儿科急诊应用研究网络（PECARN）确定了 0~16 岁儿童无颈椎损伤的 8 种高风险因素，其敏感性为 98%，特异性为 28%，即精神状态改变、局灶性神经功能缺损、颈部疼痛、斜颈、躯干实质性损伤、颈椎损伤的诱发条件、高危 MVC 和跳水[41]。不幸的是，迄今为止尚无跨学科的标准化方法可排除小儿颈椎损伤。

影像选择

脊柱创伤后的影像检查包括 X 线片、多层计算机断层扫描（CT）和磁共振成像，各有其优缺点（表 3.2）。对于那些未能通过临床评估而又没有排除颈椎损伤的患者，目前对他们进行护理的标准是进行高质量的 3mm 轴位 CT 断面以及矢状位和冠状位重

表 3.2 脊柱创伤成像方法

	X 线片	CT	MRI
优点	迅速	相对较快	脊髓实质、韧带、椎间盘和
		软组织或韧带损伤常可推断	神经根的金标准
	广泛使用	非常适合骨骼,空间分辨率高	脊髓损伤后轴突完整性和
	性价比高	在多个平面中进行 3D 重新排版	预后的先进技术
	对整体骨折畸形最佳选择	可以从 CT C/A/P 数据集中获取	
		用于血管成像的 CTA	
		广泛使用	
缺点	总体而言,对骨折的敏感	致电离辐射	禁忌证(如起搏器)
	性远远低于 CT		金属制品(例如,外科硬件)
	盲点,尤其是在颈胸交界处		更长的检查时间,运动伪影
			幽闭恐怖(症)
	致电离辐射	与 MRI 相比,对比度分辨率较差	没有广泛运用,特别是在下
			班后
			昂贵

C/A/P,胸、腹部和骨盆;CTA,CT 血管造影;SCI,脊髓损伤。

建。在脊柱创伤的初步评估中,CT 基本上取代了 X 线片,但儿科患者除外,由于担心辐射暴露,传统的 X 线片仍然发挥着有限的作用。MRI 仍然是诊断软组织损伤的金标准,可提供出色的对比度分辨率来显示脊髓的内部结构、脊髓与周围结构的关系,以及其他脊柱元素的完整性,例如神经根、椎间盘、韧带和肌肉。事实上,MRI 能够对脊髓出血、水肿、压迫和横断表征进行定性,从而为预后预测和外科干预提供信息。目前许多脊柱损伤分级系统都采用 MRI 来测定脊柱的稳定性。

为了排除胸腰椎脊柱损伤,东部创伤外科协会(EAST)建议对背痛、体格检查中有压痛、神经功能缺损、意识改变、醉酒或已知、疑似高能机制的患者进行 CT 检查[42]。对于颈椎或脊柱周围区域已知或怀疑有损伤的钝性创伤患者,推荐通过 CT 对整个脊柱进行评估。意识清楚的患者,神经和体格检查完

好,没有胸腰椎疼痛的主诉,可以在没有影像学的情况下排除脊髓损伤。在美国放射学会公布的指南中,当体检或 CT 结果显示神经受累,特别是创伤后脊髓病时,推荐使用 MRI[43]。

当前,颈椎骨折仅做 CT 是否能足够准确地排除脊髓损伤仍存在争议,特别是对那些有意识障碍的患者会更困难。例如,昏迷或意识改变(例如,乙醇、毒品)的患者无法接受可靠的临床检查[44]。许多机构依靠 MRI 来确诊这些患者,尽管有些人认为 MRI 已被过度应用,因为在一些研究中显示,CT 在排除临床上的严重损伤方面几乎 100% 敏感[45-48]。此外,MRI 也不是没有风险,因为延迟摘除颈托被证明会导致并发症的发生[29,49-52],包括压疮[18-22]、坠积性肺炎[50,53]和深静脉血栓形成等[50]。此外,磁共振成像与患者转运相关的发病率有关[49,51]。有回顾性文献证明,即使是 Meta 分析,在 CT 与 MRI 的比较上也

存在分歧，例如，Panczykowski 等（2011）[54]、Raza 等（2013）[55] 和 Badhiwala 等（2015）[56] 指出仅 CT 就足够了，而其他如 Muchow 等（2008）[57]、Schoenfeld 等（2010）[58]、Russin 等（2013）[59] 和 James 等（2014）[60] 主张在 CT 阴性的情况下使用 MRI。文献中出现这种不一致的原因是多种多样的，尽管可能与少部分与"受阻""临床意义"或"不稳"这些词的定义不同有关。例如，在 Malhotra 等最近的一项 Meta 分析中（2017），对 23 项研究（5286 例患者）的一篇回顾性综述发现，尽管报告了 16 例不稳定伤害，但根据 White and Panjabi 理论和 Denis 三柱概念，只有 11 例是真正不稳定的[61]。2015 年，EAST 发布了实践指南，旨在为有障碍患者的颈托摘除提供进一步的指导[44]。总共回顾了 12 项单中心试验，其中 8 项在设计上是回顾性的，只有 1 项是前瞻性的（然而，所有纳入的患者数量都很少）。将 CT 与 MRI、伸屈 X 线片或 CT 及临床随访等辅助检查相比较，CT 对稳定性损伤的阳性预测值（PPV）为 91%，对不稳定损伤的阴性预测值（NPV）为 100%。考虑到证据不足，再加上 CT 的阴性预测值太高和 MRI 本身的成本和风险，EAST "有条件地建议"在仅做高质量 CT 后再摘除颈托。

MRI 特定注意事项

虽然 MRI 应用得越来越广泛，但与 CT 相比，MRI 仍然是一种更有限的资源，而且它在创伤方案中的使用还没有标准化。人们接受在受伤后 48~72 小时内进行磁共振检查[62,63]，超过这一时间，软组织水肿和（或）出血的敏感性会降低；然而，需要首先考虑与医学上或神经学上不稳定的患者转移相关的潜在风险。在大多数情况下，只要坚持适当的预防措施，并使用已经经过培训的工作人员，就能以最小的风险进行 MRI 检查。需要权衡延迟手术稳定的潜在危害与及时获得有关脊髓受压、脊髓水肿和（或）出血，以及椎间盘受损最新信息的潜在益处。此外，必须考虑维持生命的外部设备，如呼吸机、心电监护仪和静脉用药泵的 MRI 兼容性。外固定装置中的合金，以及运动伪影（自愿或非自愿），如通过呼吸机引起头部和颈部的移动，都会使图像质量下降，这可能使 MRI 在技术上具有挑战性。虽然铁质股骨牵引针通常不会降低脊柱的图像，但皮肤接触点的组织加热仍然是一个令人担忧的问题。

在脊柱穿透性损伤中，留在椎管内或周围的铁质物体，如包裹在钢、铜或铜镍中的子弹，当暴露于强磁场时，可能会产生发热和（或）迁移，因此可能会造成安全问题。此外，铁基材料会引起局部磁场的扰动，导致图像质量下降。如果金属碎片被长期嵌入，则假设已经完全形成了瘢痕组织，使得迁移或移位的风险可以忽略不计。特别要考虑到眼眶内及周围的金属异物，以防止视觉装置可能受到继发性损伤。在没有详细询问临床病史的昏迷患者中，放射科医生负责审查之前的 X 线片和（或）CT，如果没有，建议立即进行检查，以排除重要部位存在铁质材料。如果从安全角度考虑，MRI 是不可取的，CT 脊髓造影术可以作为下一步评估脊髓受压情况的方式。

MRI 协议

为提供脊柱的宏观结构视图而量身定做的常规 MRI 由不同扫描平面上的不同脉冲序列组合而成，以突出不同的组织成分（表 3.3）。MRI 脉冲序列是一组参数，如回波时间和重复时间，通过编程改变磁梯度以影响组织对比度和空间分辨率。最常用的是传统的快速自旋回波、涡轮自旋回波和梯度回波（GRE）脉冲。组织可以用松弛时间 T——T1（纵向松弛时间）和 T2（横向松弛时间）来表征。T1 加权图像使用较短的 TE 和 T2，而 T2 加权图像使用较长的 TE 和 T2。可通过脂肪衰减、液体衰减或对比度增强进一步修改 T1 加权和 T2 加权图像。在 T1 加权图像上，液体或脑脊液呈深色或黑色，或信号强度低（"低信号"），肌肉呈灰色，或信号强度中等，而脂肪呈明亮或白色，或信号强度高（"高信号"）。在 T2 加权序列上，液体或脑脊液呈白色，肌肉呈灰色，脂肪呈白色。质子密度序列具有 T1 和 T2 加权序列的特征，液体呈白色，肌肉呈灰色，脂肪呈白色。脂肪抑制通过化学脂肪抑制（或）短反转时间反转恢复序列实现，消除了脂肪中的明亮信号，使液体或水肿在 T2 加权图像上更容易检测到。此外，T2 加权的敏感性序列（T2* 或 T2 star GRE）会导致血液制品或钙突出，由此产生的局部磁场扰动。弥散加权成像评估水分子在细胞外空间运动的难易程度。因此，"限制弥散"指的是水不太容易移动，例如细胞密度增加（肿瘤）或细胞肿胀（缺血），而"促进弥散"指的是相反的情况。脊柱创伤的

表 3.3　MRI 脊柱创伤协议序列

MRI 扫描序列	诊断目的
T1 加权	解剖、排列、韧带
T2 加权	脊髓实质损伤，血管流空（轴向）
质子密度	韧带，尤其是 CCJ
T2 加权 GRE	血液制品，钙
STIR	骨和软组织中的液体、水肿

GRE，梯度回波；STIR，短反转时间反转恢复；CCJ，颅颈交界处。

标准磁共振检查至少应包括矢状位 T1 加权、矢状位 T2 加权、矢状位 STIR 和矢状位或轴位 T2* 加权序列（图 3.3）。当怀疑颅颈交界处（CCJ）韧带损伤时，应考虑附加的高分辨率矢状位、轴位和冠状位质子密度图像。当存在金属固定硬件时，脂肪抑制技术会导致较差的成像质量。现代 MRI 设备使检查整个脊柱成为可能，而无须使用组合头部和脊柱表面阵列线圈和移动 MRI 工作台重新定位患者。当临床需要时，可以进行额外的二维（2D）飞行时间（TOF）磁共振血管成像、三维（3D）TOF MRA 或增强 MRA，以检查颅外血管并排除创伤后闭塞或夹层。在常规脊柱创伤 MRI 中使用钆对比剂没有正当的理由。

骨损伤的 MRI 表现

CT 对脊柱创伤后骨损伤的检测非常敏感，而 MRI 可能也会起到补充作用。骨性损伤在 MRI 上的主要特征是骨髓水肿，在 T2 加权像上呈高信号，在 T1 加权像上呈低信号。MRI 在检测乳腺瘤方面表现不佳。MRI 对 C1 和 C2 骨折的检测效果较差，因为其体积小，髓腔比例小，几何形状复杂（图 3.4）。在老年人中，齿状突的骨量减少和血管减少可能会导致流体敏感 STIR 序列的假阴性结果（图 3.5）[64]。MRI 有时可显示横跨椎体的细 T2 加权、STIR 高信号或 T1 加权低信号带骨折，可能中断或不中断持续低信号的皮质线（图 3.6）。观察到椎体和硬脊膜囊的变形，更容易发现移位的骨折。MRI 在检测骨挫伤或骨小梁微骨折方面表现出色，在没有骨折畸形或皮质破坏的情况下能表现为骨髓腔水肿（图 3.7）。MRI 在评估任何年龄段的脊柱压缩性骨折中尤其重要。慢性椎体压缩性骨折会表现出终板畸形和身高下降，尽

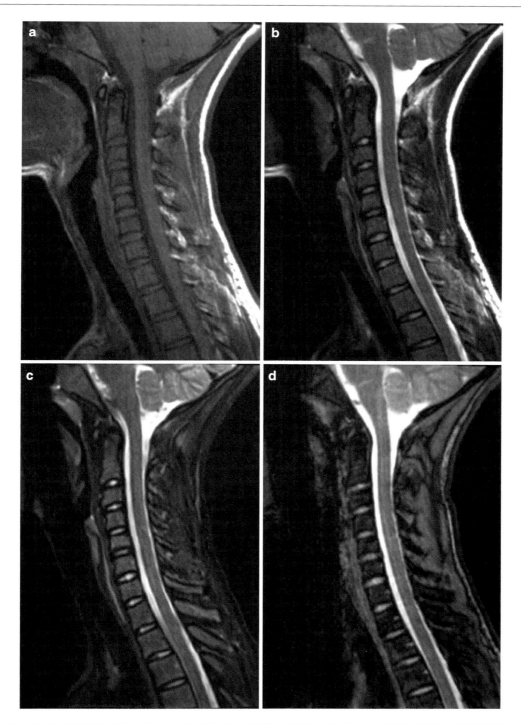

图 3.3　常规 MRI 脊柱创伤方案。(a)矢状位 T1 加权像。(b)T2 加权像。(c)STIR。(d)T2* 正常颈椎 GRE 图。请注意,脑脊液在所有序列上都是亮的,除了在 T1 加权图像上是暗的。脂肪在 T1 和 T2 加权图像上都是明亮的。STIR 可以抑制背部软组织中脂肪发出的信号,从而更容易检测到水肿。STIR,短反转时间反转恢复;GRE,梯度回波。

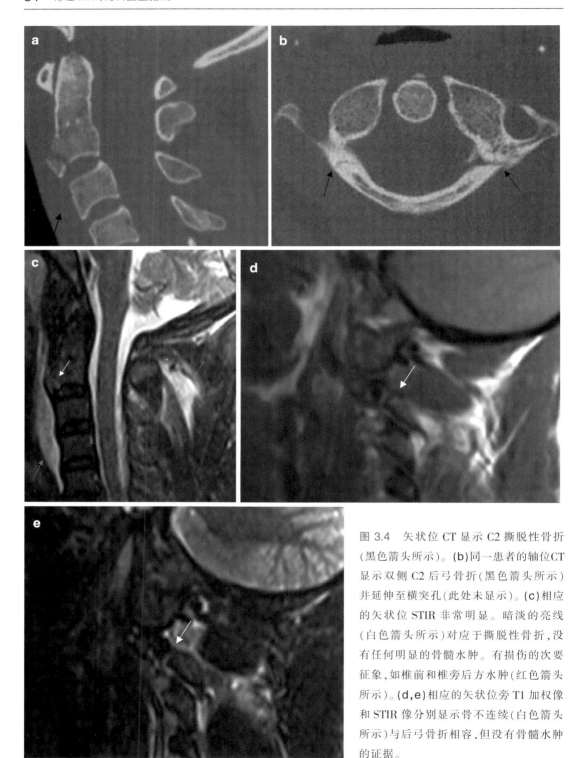

图 3.4　矢状位 CT 显示 C2 撕脱性骨折（黑色箭头所示）。(b)同一患者的轴位CT显示双侧C2 后弓骨折（黑色箭头所示）并延伸至横突孔（此处未显示）。(c)相应的矢状位 STIR 非常明显。暗淡的亮线（白色箭头所示）对应于撕脱性骨折，没有任何明显的骨髓水肿。有损伤的次要征象，如椎前和椎旁后方水肿（红色箭头所示）。(d,e)相应的矢状位旁 T1 加权像和 STIR 像分别显示骨不连续（白色箭头所示）与后弓骨折相容，但没有骨髓水肿的证据。

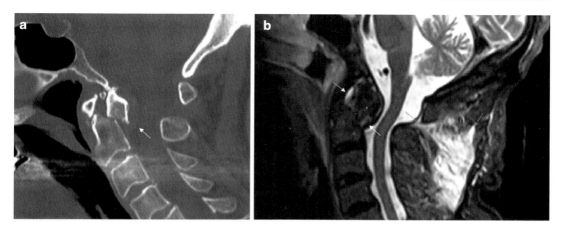

图 3.5 (a)老年患者的矢状位 CT 显示 2 型齿状突骨折伴向后压缩硬脊膜囊(白色箭头所示)。(b)同一患者的矢状位 STIR 显示 C2 的骨髓水肿很少(如果有的话)。注意牙前间隙的液体信号(黄色箭头所示)和棘上韧带以下的后部软组织明显水肿(红色箭头所示)延伸到寰枢后膜(蓝色箭头所示)。

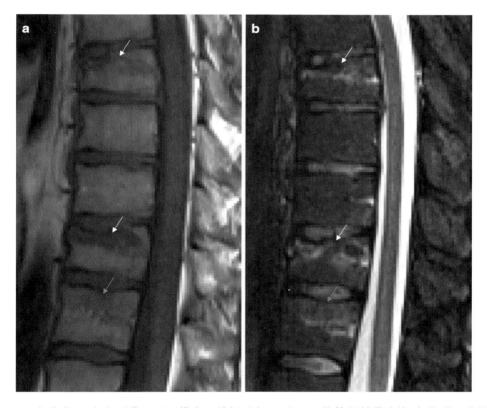

图 3.6 (a)矢状位 T1 加权图像显示了横穿上端板下方 T8 和 T11 椎体的低带或线,与楔形压缩性骨折相容(白色箭头所示)。(b)相应的矢状位 STIR 显示与急性骨折相对应的线状高信号(白色箭头所示)。两幅图像(红色箭头所示)均显示 T12 椎体内有额外的微弱信号异常,无压缩变形。

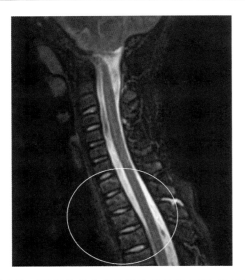

图 3.7 CT 阴性的儿童患者的矢状位 STIR 表示为微弱的高信号，与 C7~T4 上椎体终板下的水肿（圈内）相容，与骨挫伤或小梁微骨折相容。

管与骨髓水肿无关，但可能与脂肪信号有关，在 T1 和 T2 加权图像上均显示明亮（图 3.8）（表 3.4）。

MRI 还有助于区分良性骨质疏松性骨折和恶性肿瘤中病理性压缩性骨折，多见于老年人[65-99]（表 3.5）。在良性骨折中，通常存

表 3.4 急性椎体骨折与慢性椎体骨折的 MRI 比较

MRI 序列	急性骨折	慢性骨折
T1 加权	暗	亮
T2 加权	亮	亮
STIR	亮	暗

STIR，短反转时间反转恢复。

在一条线性的、相当清晰的条带，其中 T1 加权低信号和 T2 加权高信号发生改变，并保留邻近的骨髓信号，无累及椎体后半部，保留后凹椎体轮廓。良性急性、亚急性和慢性骨折中也描述了"椎体内液体征"，表现为线性 T2 高信号，这是由于缺血性骨坏死区域内的液体积聚[100]（图 3.9）。这个裂隙有时可能充满气体而不是液体，在 T1 和 T2 加权像上都表现为低信号，但在 CT 上更为明显。在恶性骨折中，椎体内有更广泛的浸润性信号异常，突出后皮质，通常延伸到后部。后皮质在 T1 加权像上，骨内有不均匀的强化，软组织强化可能从皮质边缘延伸到相邻的椎旁

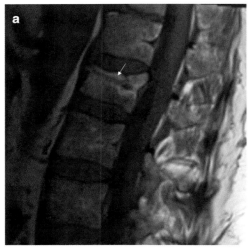
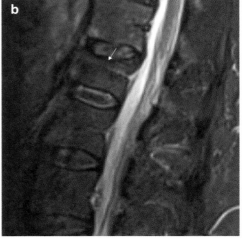

图 3.8 （a）矢状位 T1 加权像显示慢性 T11 上终板凹陷，伴潜在的高信号骨髓信号，抑制（b）STIR 图像，与脂肪改变相容（白色箭头所示）。

表 3.5　良性骨质疏松性骨折与恶性压缩性骨折的区分

影像形态	良性骨质疏松性骨折	恶性压缩性骨折
形态学	后方信号正常,椎体后缘骨折块	后方信号异常,硬膜外或椎旁软组织肿块,椎体后缘扩大
MRI:信号和增强模式	保留正常的骨髓信号,边缘规则,线性水平 T1、T2 带,"液体征",相对于邻近椎骨和 3 个月时正常强化	3 个月后,正常骨髓信号的"地理替代",边缘不规则,相对于邻近椎体的强化增加
MRI:弥散	无限制弥散	增加限制弥散
CT	椎体后缘骨,尖锐的骨折线,椎管内真空现象	骨质破坏,硬膜外或局灶性椎旁软组织肿块

Adapted from Mauch et al[65].

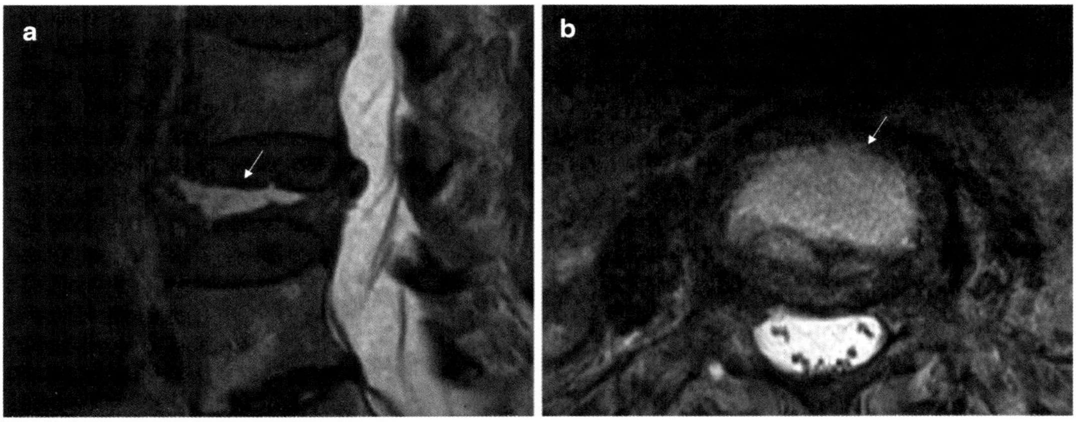

图 3.9　(a)矢状位和(b)轴位 T2 加权像显示 L4 椎体内有裂隙或液体征象,与良性骨质疏松性爆裂性骨折相容(白色箭头所示)。

或硬膜外间隙(图 3.10)。良性骨折也可以增强,显示更规则的边缘(图 3.11)。恶性病理性骨折通常伴有额外的非连续脊柱节段的异常,而良性骨折通常涉及单个或连续的节段。像在大脑中一样,DWI 也被用于脊柱,以证明恶性病理性骨折中由于肿瘤的高细胞性而弥散受限。如果良性骨折的骨髓水肿与恶性骨折的持续或进行性骨髓改变所改善或缓解区别不是很明显,可以考虑在几周后进行重复间隔 MRI 检查。

另一个混淆的来源出现在 Schmorl 结节和椎体压缩性骨折之间的区别上,Schmorl 结节是胸腰椎和脊柱中常见的结节。Schmorl 结节是椎间盘物质通过椎体终板内陷或突出,通常是无症状的。Schmorl 结节通常见于软骨终板和软骨下骨变弱或创伤的情况下,与 Scheuermann 病[101,102]、代谢状况[103]和肿瘤(图 3.12)[104,105]有关。在矢状面的 MRI 上,它们特征性地表现为椎体终板的灶性缺损,信号特征与椎间盘相同。较大的 Schmorl 结节可能与骨髓水肿和增强有关,这一发现在有症状的背痛患者中比无症

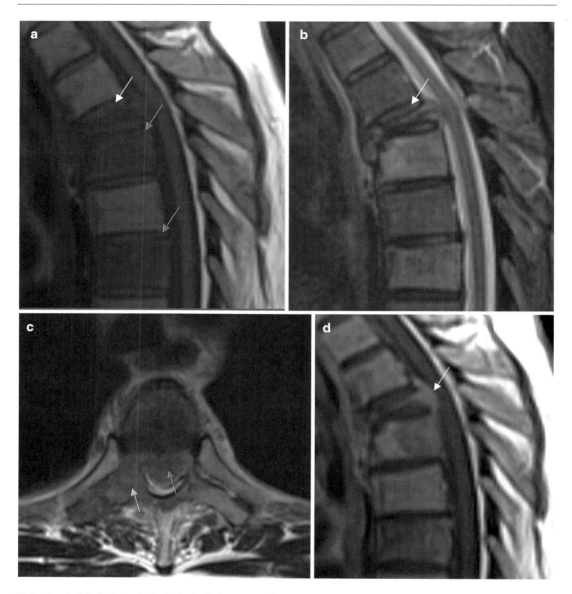

图 3.10　(a)矢状位 T1 加权和(b)矢状位 STIR 图像显示 T4 呈薄饼压缩畸形，T1 加权呈低信号，STIR 图像呈轻度高信号(白色箭头所示)。有一个向外突出的后方椎体轮廓将硬脊囊覆盖。注意 T1 加权图像上 T5 和 T7 处的额外骨髓替代区域(红色箭头所示)。(c)轴位 T2 加权图像显示异常从椎体延伸到右侧椎弓根(黄色箭头所示)，包括硬膜外间隙中的软组织将硬脊膜囊覆盖(红色箭头所示)。(d)T1 加权钆后像显示腹侧硬膜外间隙与恶性肿瘤相容的软组织强化，最好在(e)脂肪抑制 T1 加权钆后像(白色箭头所示)上描绘，其中背侧硬膜外间隙也有异常强化(黄色箭头所示)。还要注意 T5 椎体和 T2 下终板的不规则病理强化。(f)轴位 T1 加权脂肪抑制钆后像显示不规则的骨质强化，延伸至后方，以及椎前、椎旁和硬膜外软组织的强化。(待续)

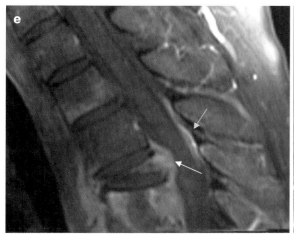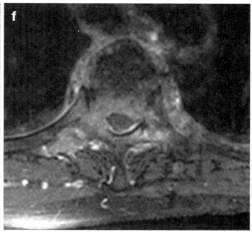

图 3.10(续)

状的患者更常见(图 3.13)[106,107]。

椎间盘损伤的 MRI 表现

在评估突出的椎间盘方面,MRI 已经取代了传统的 CT 和 CT 脊髓造影,尽管非增强 CT 提供的高分辨率和等向性的数据集往往描绘了椎管内的异常软组织。虽然椎间盘

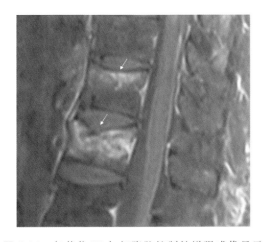

图 3.11　矢状位 T1 加权脂肪抑制钆增强成像显示骨内强化,伴有良性的 T11 和 T12 楔形压缩骨折(白色箭头所示)。椎体后皮质光滑,椎前或硬膜外间隙无异常强化。

突出的出现与神经功能缺损的程度并不高度相关,但未被发现的创伤后椎间盘突出可在手术稳定后导致新的或更严重的脊髓损伤,并伴有进行性神经功能障碍。创伤后椎间盘突出常见于颈椎和胸椎[108-110],而退行性椎间盘突出通常见于腰椎。据报道,创伤后颈椎椎间盘突出的发生率高达 54%[111-113]。

正常情况下,未损伤的富含水的椎间盘在 T1 加权像上相对于骨髓表现为低信号,在 T2 加权快速自旋回波图像上表现为中等信号(图 3.14)。水化良好的椎间盘高度均匀对称,纤维环外周纤维与纵向韧带融合不清。创伤后椎间盘病理可分为椎间盘内损伤和椎间盘突出。椎间盘内损伤在矢状位 MRI 上表现为椎间盘间隙不对称性增宽或变窄,椎间盘实质撕裂导致纤维环内局灶性 T2 加权信号增强。这通常在 T2 加权图像上表现为一个小的、界限清楚的 1~2mm 高信号焦点,可以在钆造影后 T1 加权图像上增强。事实上,椎间盘在 T2 加权图像上总体上比相邻的椎间盘表现出更高的信号,并且这种异常与其他受损的软组织相邻(图 3.15)。由于成年人的椎间盘是一种无血管结构,这些信

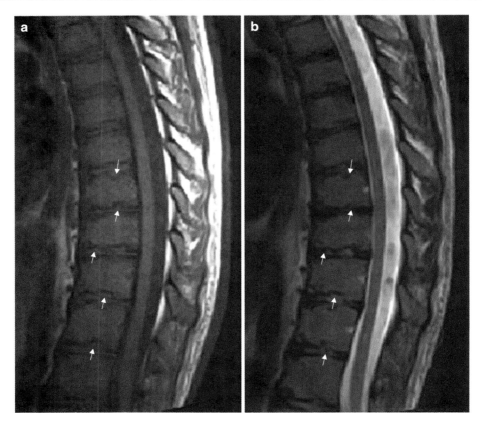

图 3.12　(a)矢状位 T1 和(b)相对应的 T2 加权像显示这例患有背痛的年轻患者的上、下胸椎终板均有多处小缺损，其中一些以白色箭头标记，提示为 Scheuermann 病。

号改变可能是由于相邻椎体终板发生出血性改变造成的(图 3.16)。此外，在 T2 加权序列上呈低信号的退行性变椎间盘中，这些椎间盘内信号的异常更容易识别。

　　在急性创伤后椎间盘突出症中，髓核突出到外周纤维环，有时超过椎体终板边缘进入腹侧硬膜外间隙(图 3.17)。矢状位 MRI 显示突出的椎间盘与母椎间盘相邻。这可能与同一节段的脊椎骨折有关，也可能不相关。在轴位图像上，椎间盘突出引起的硬脊膜囊变形，相当于矢状位图像上同一水平的异常，如果严重，可能有神经受压。椎管受损和神经受压的程度取决于突出的骨块的大小、椎管的宽度和脊髓的直径。对于那些先

天狭窄的椎管或先前存在的退行性椎间盘疾病的患者，相对较小的椎间盘突出可能会产生明显的脊髓压迫。与颈椎或腰椎相比，胸椎的椎管宽度相对较小。急性创伤后腰椎间盘突出症和慢性腰椎间盘突出症可能很难区分，但继发性影像学征象，如椎间盘内信号异常、椎间盘间隙宽度不对称、腰椎间盘下移和伴发软组织水肿等可能有助于急性病理诊断。

韧带损伤的 MRI 表现

　　MRI 能够直接显示脊柱韧带因创伤而发生的变化。对于可疑的韧带损伤应尽快进

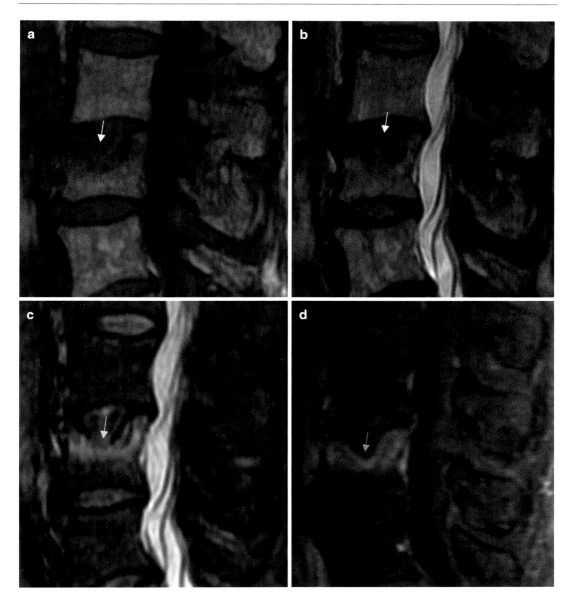

图 3.13　(a)矢状位 T1 和(b)T2 加权图像显示 L3 上终板有一个大的缺陷,信号特征与 L2~L3 椎间盘非常相似,与 Schmorl 结节(白色箭头所示)一致。(c)矢状位 STIR 像和(d)相应的矢状位 T1 加权脂肪抑制钆增强后图像分别显示水肿(黄色箭头所示)和强化(红色箭头所示),提示该患者有腰痛,提示有炎症。

行 MRI 检查,因为随着软组织对水的重新吸收,对水肿的敏感性会随着时间的推移而降低。脊柱韧带在所有 MRI 脉冲序列上都表现为低信号,这是由于它们的无血管和纤维弹性成分,以及短 T2 的松弛特性。

　　导致脊柱韧带异常伸展的损伤,会产生继发于细胞外液增加和(或)出血的内在和外在的 T2 加权高信号。韧带撕裂可以是部分撕裂,有不同程度的完整纤维,也可以是完全性撕裂。韧带局灶性中断可见于导致断裂的严重病例[110,114,115]。有时在 MRI 上很难区分皮质骨碎片和韧带,因为它们在所有

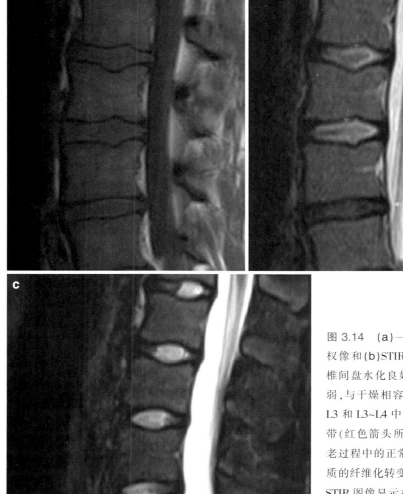

图 3.14 （a）一例中年患者的矢状位 T1 加权像和(b)STIR 像显示 L2~L3 和 L3~L4 的椎间盘水化良好，但 L4~L5 的 STIR 信号减弱，与干燥相容（黄色箭头所示）。注意 L2~L3 和 L3~L4 中央低 T2 和 STIR 信号的水平带（红色箭头所示），称为核内裂隙，这是衰老过程中的正常生理过程，代表髓核凝胶基质的纤维化转变。(c) 青少年患者的矢状位 STIR 图像显示在 L2~L3 和 L3~L4 处没有离散的内部清晰裂隙。

MRI 序列上都是低信号的。

CCJ 韧带的成像是特别具有挑战性的，MRI 应该量身定制以最佳地检测该区域的损伤。至少应使用具有专用的头部、颈部和脊椎线圈的 1.5T 磁铁，切片厚度不大于 3mm。轴位图像应该延伸到包括整个 CCJ。尽管可以使用较小的视场来减少总体扫描时间，但是高分辨率成像是首选，并且由于高分辨率成像需要较小的切片厚度、较大的矩阵尺寸和较高的空间分辨率，因此需要更长的扫描时间。

高分辨率 3D 体积采集在该区域特别有用，各向同性体素允许在任何平面上进行重建，并且体素大小较小，从而提高了空间分辨率。在 CCJ 损伤中，对覆盖膜、十字韧带和翼状韧带这 3 个主要稳定韧带的问诊是至关重要的。虽然十字韧带是由寰椎横韧带和垂直部分组成的，但 MRI 上仅见寰椎横韧带。寰椎横韧带在轴位显示最佳，在 T2 加权像和质子密度像上表现为低信号，尽管随着

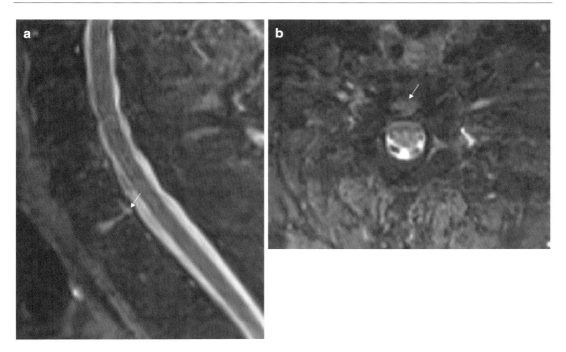

图 3.15 (a)患者外伤后的矢状位和(b)轴位 STIR 图像显示 C7~T1 椎间盘内 T2 高信号延伸至纤维环,与椎间盘内损伤相容(白色箭头所示)。

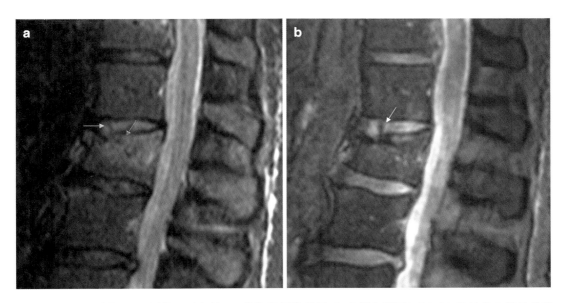

图 3.16 (a)矢状位 STIR 图像显示急性 L2 前楔形压缩骨折(红色箭头所示),L1~L2 椎间盘内信号增强(黄色箭头所示),与椎间盘损伤有关。(b)矢状位 GRE 图像显示椎间盘内微小的低信号灶,与椎间盘内出血有关(白色箭头所示)。

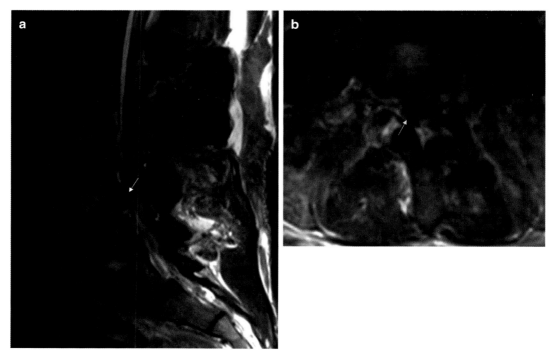

图 3.17 (a)矢状位 T2 加权图像显示 L4 处外伤后椎间盘突出,使硬脊膜囊消失(白色箭头所示)。(b)同一水平的轴位 T2 加权图像显示椎间盘突出和硬膜外出血合并明显移位和压缩马尾神经,如黄色箭头所示。

年龄的增长它会变得高信号。翼状韧带在冠状平面上表现为从齿状突尖向枕髁上方延伸的低信号带。覆盖膜是后纵韧带(PLL)的延续,因为它从 C1 向颅侧延伸,在 MRI 矢状面上显示最佳。前纵韧带(ALL)沿椎体前方延伸,止于斜坡,在 CCJ 处由寰枢椎前韧带和寰枕前膜组成。寰枕后膜在下方与寰枢后膜和黄韧带(LF)连续,在下方将寰椎后弓与枕孔后缘上方相连。连接齿尖和基底膜的尖端韧带对 CCJ 的稳定性几乎不起作用(如果有的话)(图 3.18)。

在适当的临床环境中,仔细检查 CCJ 韧带是否有表明扭伤或部分撕裂的 T2 加权液信号增加至关重要,而不是重点检查 CCJ 韧带是否有与撕脱或完全破裂兼容的不连续性(图 3.19)。

在下位枢椎(C3~C7)和胸腰椎,ALL、PLL、LF 和 ISPS 在矢状位 MR 图像上显示良好(图 3.20)。ALL 是前柱的重要组成部分,是从颅底延伸到骶骨的一条粗壮的带子,位于椎体前皮质表面的腹侧。ALL 的一部分与椎体终板的夏普纤维和纤维环的外层纤维汇合。ALL 通常与皮质或外环模糊不清,但在被液体、椎间盘或骨隆起时更为明显。过度伸展会导致 ALL 断裂,并导致椎体前终板撕脱[109,118-123](图 3.21)。有时,所有细微或隐匿性损伤的唯一线索可能是损伤节段的椎前间隙积聚液体和(或)出血。PLL 在椎间盘水平比在椎体后方更宽,因此,在 MRI 上通常可能出现不连续。PLL 作为中柱的主要韧带,位于椎体后皮质和腹侧硬脊膜囊之间,在矢状面 MRI 图像上几乎不可能从这些结构中分辨出来。过度伸展或过度屈曲会损伤PLL,导致流体敏感序列上的韧带内高信号

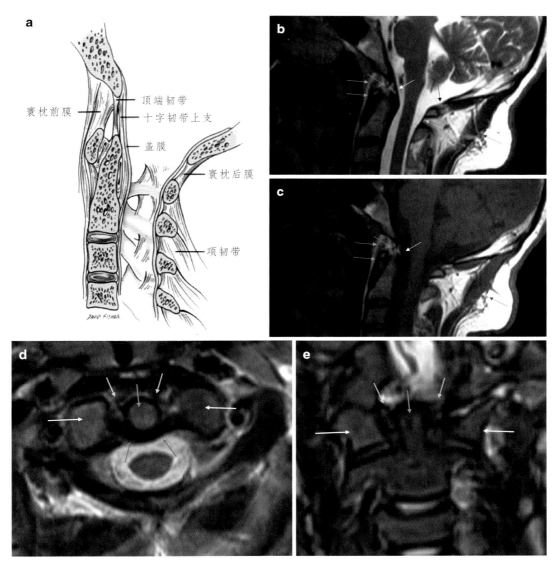

图 3.18　(a)颈部和颅底的矢状位图像显示 CCJ 的各种韧带(Reprinted with permission from Tubbs et al.[116])。(b)矢状位 T2WI 和(c)矢状位 T1WI 显示 CCJ 韧带的正常形态。尖韧带(红色箭头所示)、寰枕前膜(蓝色箭头所示)、寰枢前膜(绿色箭头所示)、寰枕后膜(黑色箭头所示)、寰枢后膜(橙色箭头所示)、盖膜(白色箭头所示)和项韧带(紫色箭头所示)。(d)CCJ 轴位 T2 加权图像显示正常的横韧带(红色箭头所示)、寰齿前韧带(黄色箭头所示)、齿状韧带(绿色箭头所示)和 C1 的侧块(白色箭头所示)。(e)同一患者的冠状位 STIR 图像显示翼状韧带(橙色箭头所示)、齿状突起(绿色箭头所示)和 C1 侧块(白色箭头所示)。

强度与局灶性不连续性有关,这可能与椎间盘突出或硬膜外积液有关[124](图 3.22)。

　　桥接相邻椎板的 LF 和连接相邻棘突的 ISP 是后柱的主要韧带,它们对抗后柱的过度屈曲和牵张。局灶性 LF 不连续与后方骨折有关,可在矢状位 MR 图像上辨认。在过度伸展损伤中,就像在退行性疾病中一样,LF 可能增大并突入后椎管,使硬脊膜囊变

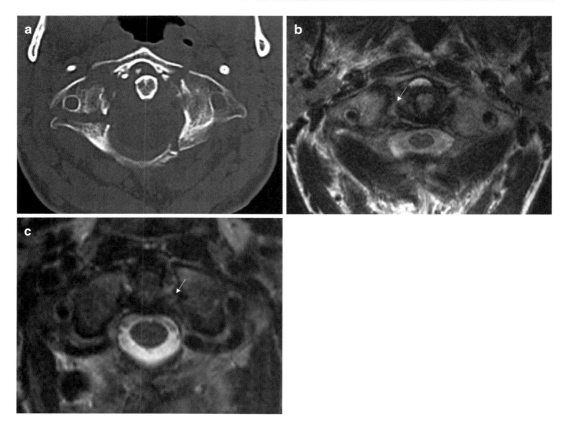

图 3.19　(a)轴位 CT 显示 4 部分 C1 骨折合并侧块移位。(b)轴位 T2 加权像显示横韧带右侧 C1 附着处的局灶性全层厚度不连续，与撕脱伤相容(白色箭头所示)。(c)不同患者的轴位 T2 加权像显示左侧横韧带附着处高信号，与扭伤或部分撕裂相容(白色箭头所示)。

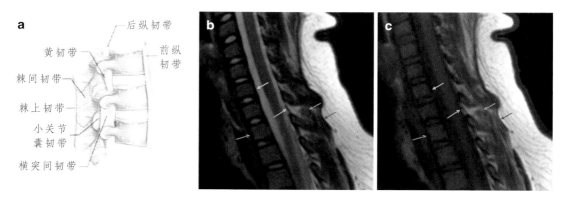

图 3.20　(a)脊柱韧带(Reprinted with permission from Arakal et al.[117])。(b)矢状位 T2。(c)矢状位 T1 加权图像显示 ALL(红色箭头所示)、PLL(黄色箭头所示)、LF(橙色箭头所示)、ISP(蓝色箭头所示)和棘上韧带(紫色箭头所示)的正常外观。ALL，前纵韧带；PLL，后纵韧带；LF，黄韧带；ISP，棘间韧带。

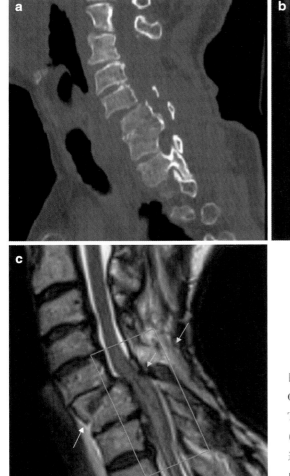

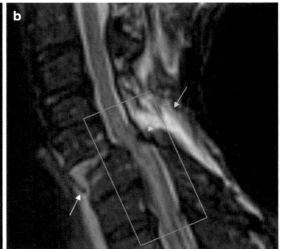

图 3.21　(a)矢状位 CT 显示 C5~C6 的水平性损伤，C5 在 C6 上前半脱位，前间隙增宽。(b,c) 矢状位 T2WI 显示椎间盘内和椎体前水肿，前纵韧带撕脱（白色箭头所示）。还要注意与后韧带复合体损伤相适应的广泛水肿（黄色箭头所示），包括 C5~C6 处 LF 的屈曲（橙色箭头所示）和脊髓挫伤（红色轮廓所示）。

形。ISP 最好在脂肪抑制的矢状面中部 T2 加权图像上进行评估，其损伤的特征是 T2 加权高信号，并伴或不伴有相邻棘突之间的间隙增宽。棘上韧带与第七颈椎上方的项韧带连续，是一条粗大的低张带，与棘突的尖端相连，起到抵抗过度屈曲的作用。这些韧带的部分撕裂或扭伤比完全撕裂或断裂更为常见。连接棘突附着点的尖端的棘上韧带断裂，导致其游离缘投射到水肿的椎旁后方软组织中（图 3.23）。

　　小关节囊在颈椎和腰椎更容易显示，在颈椎和腰椎，关节囊较大，关节平面在矢状面上定向，而在胸椎，关节囊较小，在冠状面

上定向。小关节是一种复杂的动态结构，在伸展和屈曲过程中允许后方元素有限的压缩和伸展，同时抵抗旋转和平移。小关节复合体的损伤在矢状面旁的 MR 图像上表现为上下关节间间隙增宽，在 T2 加权和 STIR 图像上表现为小关节、关节囊和关节周软组织内的水肿（图 3.24），小关节复合体的损伤在矢状面旁的 MR 图像上表现为上下关节间的间隙增宽，在 T2 加权和 STIR 图像上表现为小关节、关节囊和关节周软组织内的水肿。

　　创伤后脊柱的 MRI 通常还会显示其他软组织损伤，如肌肉拉伤和皮下挫伤。肌损

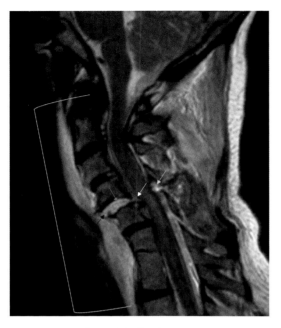

图 3.22 矢状位 T2 加权像，除显示 ALL 损伤（黑色箭头所示）外，还显示 C4~C5 处 PLL 伴有完全断裂的局灶性不连续（白色箭头所示）。也请注意 LF 不连续（黄色箭头所示）、椎间盘内损伤（红色箭头所示）和椎前出血（蓝色括号所示）。

伤在 T2 加权和 STIR 序列上表现为肌肉内高信号，有或没有肌肉增大，如果有肌肉内出血，有时可能表现为更不均匀的信号。检测这些发现是很重要的，因为在没有骨或韧带损伤的情况下，它们可能是创伤后疼痛的来源。

脊柱血肿的 MRI 表现

硬膜外间隙是一个含脂肪的间隙，位于脊柱和硬脑膜的骨性和韧带成分之间，从枕大孔延伸到骶裂孔，也向外侧延伸到神经孔。这个间隙还包括结缔组织、椎内静脉丛、小动脉和脊神经根。由于硬膜外间隙血管丰富，硬膜外血肿是最常见的椎管内血肿。它通常是特发性的，虽然在创伤后可以看到是硬膜外静脉丛撕裂的一部分，并导致血液渗入硬膜外间隙。大多数硬膜外血肿是无症状的，体积很小；然而，它们可以延伸到脊柱的很长部分，而不会对硬脊膜囊造成明显的损

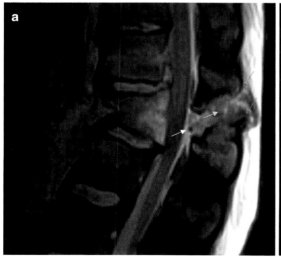
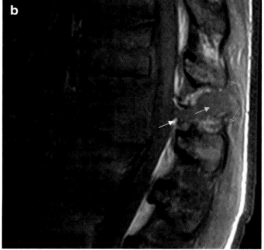

图 3.23 （a）矢状位 T2 和（b）矢状位 T1 加权图像显示 T12~L1 处棘上韧带（红色箭头所示）和棘间韧带（黄色箭头所示）的边缘游离断裂。LF 也是断裂的（白色箭头所示）。

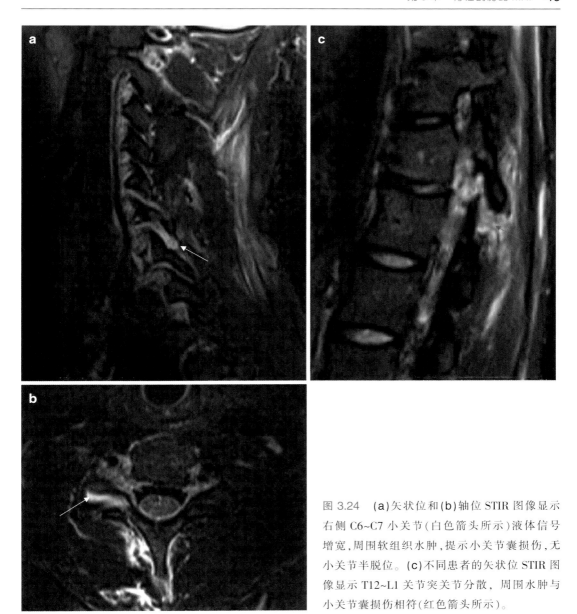

图 3.24 (a)矢状位和(b)轴位 STIR 图像显示右侧 C6~C7 小关节(白色箭头所示)液体信号增宽,周围软组织水肿,提示小关节囊损伤,无小关节半脱位。(c)不同患者的矢状位 STIR 图像显示 T12~L1 关节突关节分散,周围水肿与小关节囊损伤相符(红色箭头所示)。

害。MRI 是发现硬膜外血肿的理想影像工具,而 CT 仅能偶尔发现硬膜外血肿。大多数外伤性硬膜外血肿发生在椎管的背侧或背外侧,因为 LF 比 PLL 更松散地附着在硬脑膜上,尽管它们通常延伸到腹侧。它们看起来是异常的积液,占据了主要含脂肪的硬膜外间隙,移位了硬脑膜,并可能扭曲了硬脊膜囊。矢状位 MRI 可显示硬膜外血肿的整

个颅尾范围,也可显示血肿周围的硬膜外脂肪帽(图 3.25)。

硬膜外血肿在 MRI 上的信号特征随时间而变化,这是由于演化的血液产物的磁性不同所致。传统上在脑内描述的血液分期(超急性、急性、早期亚急性、晚期亚急性和慢性)可以广泛应用于硬膜外血肿,但要注意,可能会有一些变化,严格应

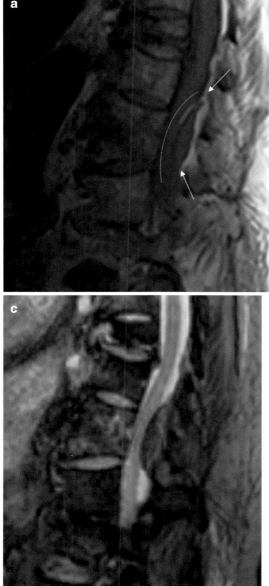

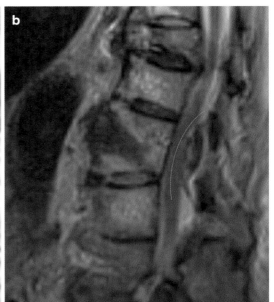

图 3.25 （a）多发骨折患者矢状位 T1 加权像显示背侧硬膜外积液,并有明亮硬膜外脂肪帽(白色箭头所示)的证据。(b)矢状位 T2 加权像显示低信号集合和(c)GRE 图像也显示与出血相适应的低密度。

用通常是不可能的(表 3.6)。在超急性期,硬膜外血肿很难与脑脊液区分,而且,用于检测血液的 GRE 图像通常不显示任何磁敏感伪影(低信号)(图 3.26)。急性时,硬膜外血肿在 T1 加权像上与脊髓实质等信号或略高信号,在中等和 T2 加权像上与脑脊液等信号[125]。硬膜外血肿在 T1 加权像

表 3.6　磁共振出血的演变

出血期	T1 加权	T2 加权
超急性期(<12 小时)	等信号	明
急性期(12 小时~2 天)	等信号	暗
亚急性期早期(2~7 天)	明	暗
亚急性期晚期(1 周~2 月)	明	明
慢性期(>2 月)	暗	暗

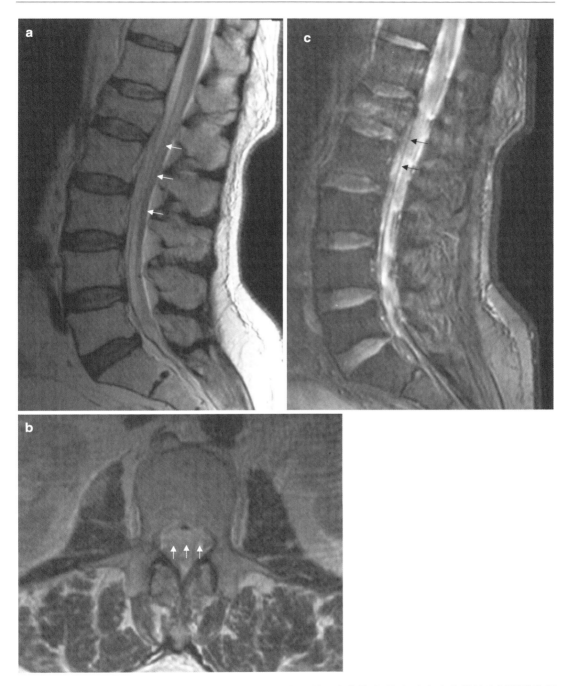

图 3.26 (a)矢状位和(b)轴位 T2 加权像显示 L1 爆裂性骨折(白色箭头所示)处有高信号的腹侧硬膜外积液。(c)集合的矢状位 GRE 图像没有相应的磁敏感伪影或低信号,与出血的超急性期(b)相容。

上呈高信号,在 T2 加权像上呈低信号。钆增强后 MRI 显示硬膜外血肿周边强化(图 3.27)。有时需要脂肪抑制 MRI 来鉴别硬膜外血肿和硬膜外脂肪增多症或硬膜外间隙内过多的脂肪,后者通常见于下胸椎或下腰椎,可能会破坏椎管(图 3.28)。硬

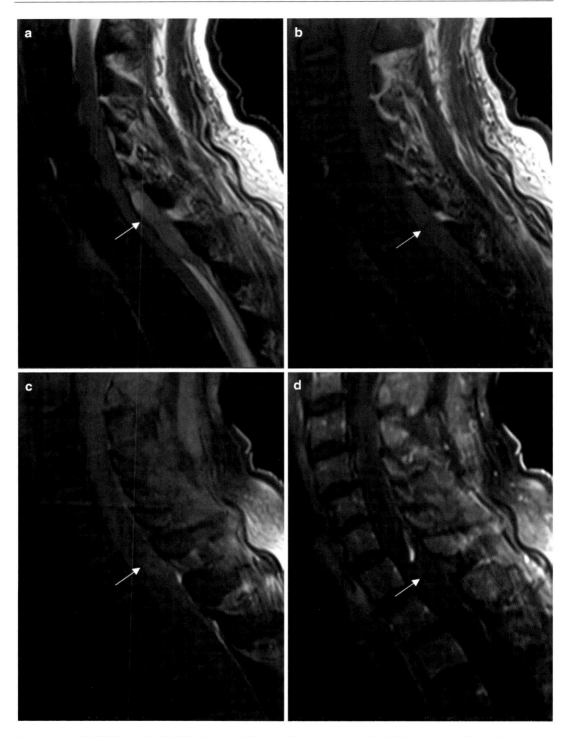

图 3.27　(a)矢状位 T2、(b)矢状位 T1、(c)颈椎的矢状位 T2 加权脂肪抑制显示急性硬膜外背侧血肿，T2 加权与 CSF 等信号至低信号，T1 加权像略高信号(白色箭头所示)。(d)矢状位 T1 加权脂肪抑制钆后像显示血肿沿其边缘轻度强化(白色箭头所示)。

膜下隙位于硬脑膜和蛛网膜之间,虽然脊髓硬膜下血肿远比硬膜外血肿少见,但在创伤的情况下, 硬膜下隙可能是分开的。双侧齿状韧带和中线背间隔的硬脑膜反射可在脊柱形成较大的具有特点的硬膜下集合表现 ("倒置的梅赛德斯–奔驰标志")。与硬膜外血肿不同,硬膜下血肿不能延伸到神经孔内,且没有脂肪帽的锥形外观(图 3.29)。

蛛网膜下隙出血是神经压迫的罕见原因,通常是脑脊液流经颅内室再分配的结果。MRI 上通常表现为在硬脊膜囊最依赖的层面上分层血液 , 或很少表现为血块,如硬膜下硬膜状的肿块。在钆增强后,马

尾神经根的聚集和增强表现为蛛网膜炎的发育。GRE 图像可以显示经蛛网膜下隙出血后硬脊膜和软脊膜呈低密度特征的铁血素染色。

颈部血管损伤的 MRI 表现

钝挫伤和穿透伤都会导致脊髓血管损伤,主要是颅外颈动脉和椎动脉的分离或血栓形成。椎动脉可能会因继发于横突孔骨折或因颈椎半脱位而过度伸展引起内膜撕裂[126,127]。

这可能会导致血管的局部闭塞,这也可能会成为血栓形成的病灶,然后栓塞到大脑,

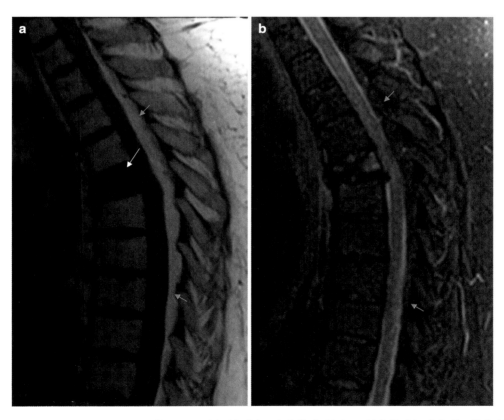

图 3.28　(a)胸椎矢状位 T1 加权像显示 T5 爆裂性骨折(白色箭头所示)。硬膜外后间隙有明显均匀的 T1 高信号,抑制(b)STIR 像,与硬膜外脂肪增多症(红色箭头之间)相容。这导致 T5 处严重的椎管狭窄和脊髓受压。

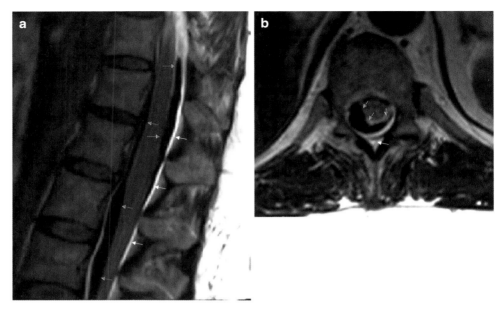

图 3.29　(a)矢状位和(b)轴位 T2 加权像显示硬膜下隙 T2 低信号液体与硬膜下血肿相容(红色箭头所示)。请注意,硬膜外背侧间隙的 T1 高密度脂肪被保留(白色箭头所示),尽管这一区别在前面不太清楚。

从而导致脑卒中,或者更确切地说,可能会解剖并产生假腔,也会导致动脉闭塞。也可能是血管的部分横断导致假性动脉瘤的形成,或者更严重的是,完全横断导致出血。创伤性椎动脉损伤相对罕见,据报道,在创伤住院患者中不到 1%,尽管随着提高认识和增加筛查,其发生率正在上升,在符合某些临床和体检标准的钝性创伤患者中,其发生率可能高达 11%[128]。

考虑到脊椎损伤可能导致原发性神经损伤和继发性损伤,及时发现脊椎损伤至关

重要,这可以通过预防性治疗来预防,这些治疗包括但不限于抗凝、栓塞和手术结扎[129]。

Biffl 分级,也称为 Denver 分级,是一个被广泛接受的分级系统,它根据闭合性脑血管损伤(BCVI)在数字减影血管造影(DSA)或 CT 血管造影(CTA)上的表现,将其分为 5 个严重程度递增的级别,具有重要的预后和治疗意义(表 3.7)[130,131]。

CTA 是疑似 BCVI 患者首选的初始诊断检查,已证明在符合修订的 Denver 筛查

表 3.7　闭合性脑血管损伤 Biffl 分级方案

受伤等级	描述	脑卒中率(%)	死亡率(%)
I	管腔不规则或夹层管腔狭窄<25%	3	11
II	夹层或壁内血肿伴≥25%管腔狭窄、腔内血栓或内膜瓣隆起	11	11
III	假性动脉瘤	33	11
IV	闭塞	44	22
V	横断伴外渗	100	100

Adapted from Mutze et al[131]. and Shafafy et al[130].

标准(与较高受伤风险相关的一系列体征、症状和风险因素)的患者中,CTA 的敏感性接近 100%[132](表 3.8)。虽然 DSA 长期以来一直被描述为诊断 BCVI 的金标准,但它是有创的,具有 0.5% 的脑卒中风险,而且不如 CTA 容易获得[133]。此外,DSA 不能显示血管壁,因此仅限于非血流性壁内血肿。与 CTA 相比,MRA 检测椎动脉损伤的特异性较低或相当,尽管最近 MRI 技术的进步带来了出色的成像质量,并增加了能够同时筛查急性缺血性脑梗死的好处[134]。在 MRA 上,夹层显示为不规则的血管偏心性狭窄,从轻度狭窄到完全闭塞伴血栓形成不等(图 3.30)。轴位 GRE 图像显示凝块取代了正常血流引起的正常血管高信号而后显示低信号,而轴位

T2 加权图像显示管腔取代了正常低信号血管后显示高信号(图 3.31)。由于空间分辨率的限制,微小的内膜损伤在 MRA 上很难识别。然而,在采用黑血技术的薄层轴位 T1 加权图像上,正常血流呈低信号,而夹层相关的内膜下血块在偏心性管腔狭窄附近显示为高信号的新月形(图 3.32)。血肿将根据血红蛋白分解的顺磁效应而演变,因此,在超急性和急性期,由于氧合血红蛋白和脱氧血红蛋白的存在,血肿与周围结构等强度,在亚急性期,由于高铁血红蛋白,血肿在 T1 加权图像上将呈高信号。尽管最近在 MRI 质量方面取得了进展,但由于 MRI/MRA 的可用性降低、禁忌证(如金属异物、起搏器)和额外的陷阱,包括但不限于 T1WI 等信

表 3.8　修订的 Denver BCVI 筛查标准

修改后的 Denver 筛查标准
BCVI 的症状或体征
大面积鼻出血
无法解释或与 CT 扫描不一致的中枢或外侧神经缺损
扩张性颈部血肿
CT 扫描显示急性或亚急性脑梗死
钝性颈部创伤后短暂性脑缺血发作或脑卒中
霍纳综合征(交感神经链断裂,伴有同侧上睑下垂、瞳孔缩小和多汗)
<50 岁钝性颈部创伤患者的颈部血管杂音
面中部骨折伴颈椎过度伸展、旋转、屈曲损伤
复杂性下颌骨骨折合并颈椎过度伸展、旋转、屈曲损伤
闭合性颅脑损伤合并弥漫性轴索损伤和颈椎过度伸展、旋转、屈曲损伤
颈椎骨折合并颈椎过度伸展、旋转、屈曲损伤
高能机制造成的面中部移位骨折(LeFort Ⅱ 或 Ⅲ)
累及破裂孔、蝶骨、乳突或岩骨的颅底骨折
高能机制引起的复杂下颌骨骨折
安全带磨损、悬吊瘀伤或原因不明的颈部挫伤或血肿,导致严重的颈部肿胀或精神状态改变
穿过横突孔的颈椎骨折
颈椎半脱位
上颈椎骨折(C1~C3)

Adapted from Utter et al[132].

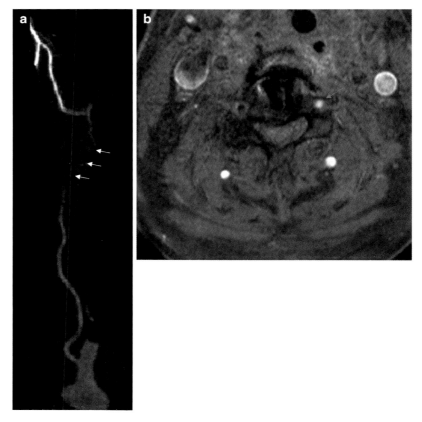

图 3.30 (a)颈部 MRA 三维最大密度投影(MIP)重建左椎动脉显示与闭塞信号相同的 V2~V3 远端节段信号丢失(白色箭头所示)。(b)此水平的轴位 T1 加权脂肪抑制图像显示腔内高信号,与闭塞性血栓信号相同(红色箭头所示)。

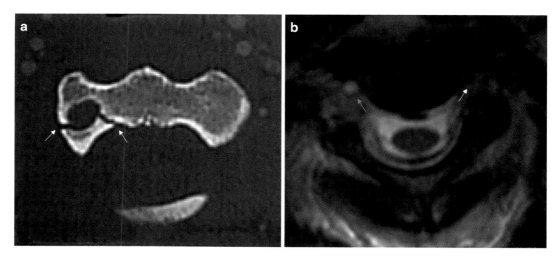

图 3.31 (a)轴位 CT 显示右 C2 横突孔骨折(白色箭头所示)。(b)相应的轴向 T2 加权像显示右椎动脉正常 T2 低信号血流空洞(红色箭头所示)相对于左椎动脉正常低信号血流空洞(白色箭头所示),与闭塞和(或)血流缓慢相适应,并暗示解剖。

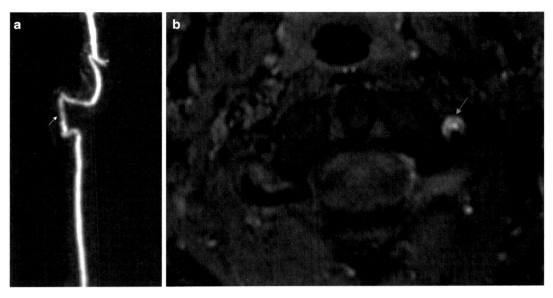

图 3.32 (a)左侧颈椎动脉三维 MIP 重建显示 V3 节段轻度内膜缺损(白色箭头所示)。(b)轴位 T1 加权脂肪抑制图像显示新月体壁内超强度(红色箭头所示)的典型表现,表现为内膜下亚急性血块。

号急性壁性血肿可能被漏诊,T1 加权高信号亚急性血肿可能难以与周围血肿或腔内血栓鉴别,不建议在急性多发伤条件下应用 MRI 或 MRA 进行血管损伤的常规检查。

脊柱创伤分类系统

许多分类系统已经被提出,允许对脊柱损伤进行标准化描述,以帮助有效的诊断、预后和治疗[135-137]。较旧的分类系统严重依赖于推断的损伤机制,并且完全基于 X 线片和(或)CT。在下轴位颈椎,最公认的分类系统包括 Holdsworth[138]、Allen−Ferguson[118]、Harris[139]和 Moore 等的分类系统[140]。而在胸腰椎中,最广泛使用的是 Denis 三柱系统[141]和 Arbeitsgemeinschaft Fur Ostesynthefragen(AO)[142]。不幸的是,这些系统很复杂,使用者内部和使用者间的可变性很高[42,143-146]。1983 年,Denis 在前人关于脊柱生物力学稳定性概念的基础上提出了一个三柱模型:

前柱由椎体前半部分、前纤维环和 ALL 组成;假想的中柱由椎体后半部分和 PLL 组成;后柱由后骨弓、LF、小关节和 ISP 组成(图 3.33)。机械不稳定的定义是脊柱在正常生理负荷下不能保持正常的力线,但不会出现神经功能障碍或丧失行为能力畸形,有学者称,每当有超过一柱受伤时就会出现机械不稳定,因此需要手术稳定。中柱被认为是影响脊柱稳定性的关键成分。尽管 Denis 的三柱理论与手术的需要没有很好的相关性,但在定义"不稳定"脊柱时很重要[146]。此外,人们认识到稳定性可以是骨性的、韧带的或神经性的,机械稳定性取决于脊柱的骨性和韧带结构。虽然平移>2mm、小关节增宽、棘间间隙增宽、椎体高度损失>50%、椎体后皮质破坏、后凸>20°等间接 CT 表现与韧带损伤和不稳定有关,但 MRI 是唯一能直观显示脊柱韧带的检查方法。MRI 在检测脊柱韧带损伤方面几乎100%敏感和特异[147]。不幸的是,与手

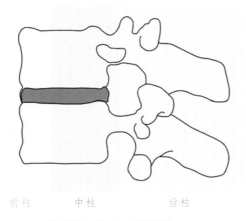

图 3.33　Denis 三柱脊柱。

术时的所见相比，MRI 也有很高的假阳性率[54,57,148,149]；而且，MRI 阳性、CT 阴性的韧带损伤很少需要手术[54]。较新的脊柱损伤分类系统试图通过考虑神经状态并结合治疗建议来全面描述损伤。脊柱创伤研究

小组设计了颈椎轴下骨折系统（SLIC）和胸腰椎系统（TLICS），以指导治疗决策[150]。这些系统基于损伤形态学的分类、后韧带复合体（PLC）的完整性和神经学状态，在指导治疗决策方面更可靠，尽管有人批评损伤形态学和 PLC 完整性的分类不一致。2008 年，AOSpine 成立了脊柱分类组，以修订 AO-Magerl 分类，并设计了一个全面且对使用者友好的系统，AOSpine 下轴位系统和 AOSpine 胸腰椎系统于 2013 年发布[151,152]。这些分类系统基于以下参数的评估：①损伤的形态学；②神经状态；③临床修正因素；④小关节损伤（仅针对 C3~C7）。初级损伤首先按级别描述，然后按形态描述，二次损伤和修饰性描述放在括号中（图 3.34）。在下位颈椎，原发性损伤形态学大致可分为压缩（A 型）；张力带（B 型），可细分

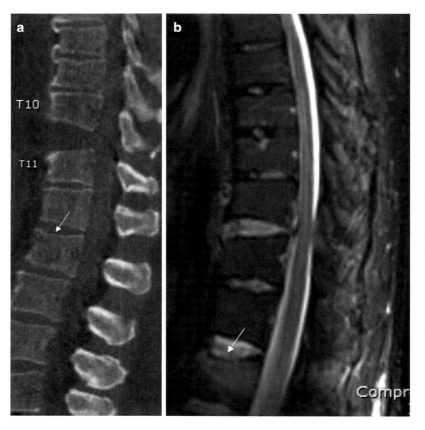

图 3.34　AO 脊柱分类，男性，53 岁，完全性外伤，插管。（a）矢状位 CT 和（b）矢状位 STIR 图像显示 T10~T11 处过度伸展型损伤伴 ALL 破裂，或前束损伤，分类为"B3"。后张力带看起来完好无损。还有一处楔形压缩性骨折，仅累及 L1 的上终板（白色箭头所示），分类为"A1"。这个患者是插管的，无法检查，因此，神经状态被归类为"NX"。此患者的全部损伤分类为"T10-T11：B3（L1：A1；NX）"。

为后部(仅骨性对骨性和囊膜或韧带)和前部张力带损伤;或移位(C 型),只要存在,就会有小关节损伤和双侧性的附加特征(图 3.35)。在胸腰椎,主要的损伤形态是压缩(A 型);分离(B 型),进一步分为经骨张力带断裂或偶然性骨折与后方张力带断

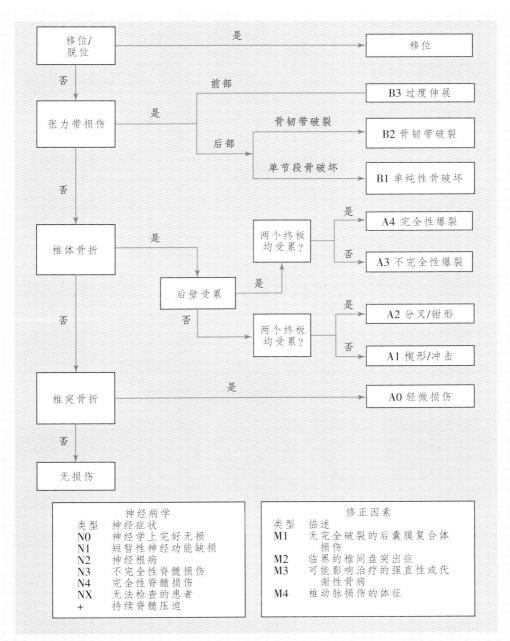

Adapted from AOSpine Classification Systems(https://aospine.aofoundation.org/clinical−library−and−tools/aospine−classification−systems)and Vaccaro et al[152].

图 3.35 AO 脊椎下位损伤的分类。

裂;或移位(C 型)(图 3.36)。前张力带限制过度伸展,由椎体、椎间盘、ALL 和 PLL 组成,后张力带指的是骨性后部元素和囊膜结构(小关节、LF、棘突周围韧带和 ISP)。后张力带限制了胸腰椎的过度屈曲,是决定脊柱力学稳定性的主要因素,而前韧带结

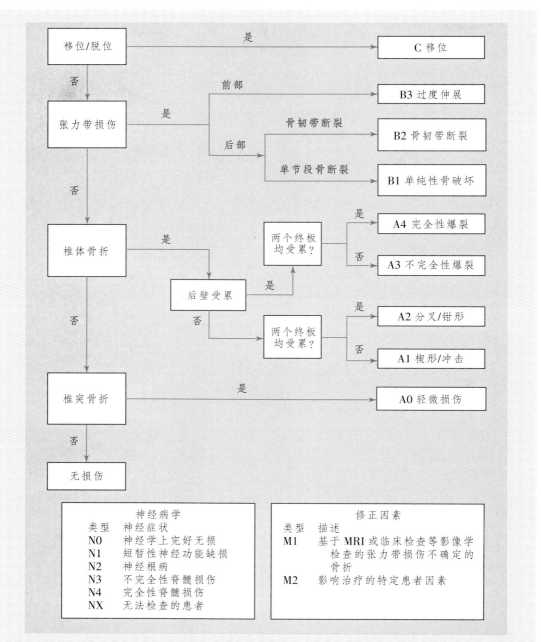

Adapted from AOSpine Classification Systems(https://aospine.aofoundation.org/clinical−library−and−tools/aospine−classification−systems)and Vaccaro et al[151].

图 3.36　胸腰椎损伤的 AO 脊柱分类。

构的作用较小。在下位颈椎中,稳定性在很大程度上依赖于前韧带和后韧带结构。

上颈椎损伤是指影响颅底、C1 环、C2 齿状突或 C2 环的损伤。这段脊柱在解剖学和功能上都不同于下位颈椎,其稳定性在很大程度上依赖于韧带结构。从历史上看,分类系统已被 Anderson 和 Montesano,以及后来的 Tuli 等,用于描述枕髁骨折[153,154]。Traynelis 和 Harborview 分类方案已用于颅颈脱位[155,156]。寰椎横韧带的完整性对于 C1 环骨折的分类至关重要,而齿状突骨折长期以来一直由 Anderson 和 D'Alonzo 系统指导[157]。如上所述,AOSpine 系统简化了这些分类,将上颈椎分为 3 个解剖学类别,包括由骨和关节复合体组成:"OC",由枕髁和枕寰椎关节组成;"C1",由 C1 环和 C1~C2 关节组成;"C2",由 C2 和 C2~C3 关节组成[158]。在每种类别中,损伤分为 3 种严重程度递增的类型:A 型(孤立的骨性损伤),B 型(张力带或韧带损伤,伴或不伴有骨性损伤)和 C 型(在任何平面上移位或平移)。另外,有 4 个针对特定情况的修饰符(M1~M4)(图 3.37)[158]。

脊髓损伤:急性

MRI 是唯一能清晰显示脊髓内部结构的影像学检查方法,因此在创伤后实质异常的定性诊断中起着核心作用。与使用美国脊髓损伤协会(ASIA)损伤量表进行临床评分

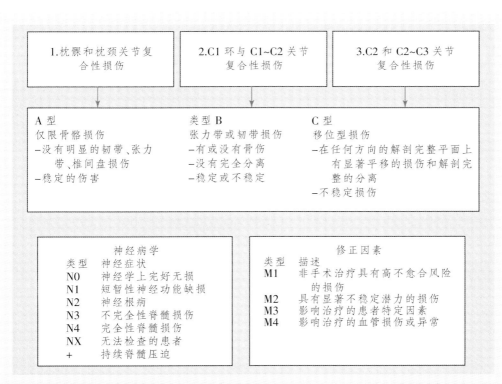

Adapted from AOSpine Classification Systems (https://aospine.aofoundation.org/clinical-library-and-tools/aospine-classification-systems)

图 3.37　上颈椎损伤的 AO 脊柱分类。

一样，MRI 有助于预测急性情况下的预后。先前的研究表明，脊髓损伤的 MRI 特征与创伤后神经功能缺损相关，并预测长期康复[159-164]。脊髓损伤在 MRI 上有 3 种常见的影像学表现：脊柱脊髓出血、脊髓水肿或挫伤和脊髓肿胀。这些 MRI 特征中的每一个都可以通过它们在脊髓中的位置和累及的脊髓实质的数量来进一步表征。然而，用常规 MRI 来区分脊髓中的灰质和白质并不像大脑组织那么容易，因为它们具有非常相似的 T1 和 T2 弛豫特征。此外，尽管使用质子密度或 GRE 序列在横截面上进行，但这种区别在脊髓实质异常的设置中更加困难。在 MRI 上，典型的脊髓损伤呈梭形，冲击区有出血中心，周围有水肿（图 3.38）。在比较少见但损伤最严重的脊髓损伤中，脊髓被横切，被视为实质完全破裂，断端周围有脑脊液。这通常在穿透性创伤或严重的平移损伤中比较常见。

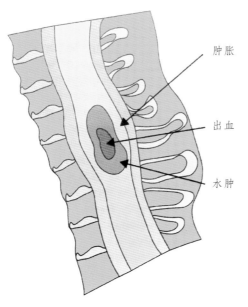

图 3.38　脊髓损伤。典型的脊髓损伤呈梭形，出血灶周围有较大的水肿区和受影响的脊髓节段肿胀。

出血

创伤后脊髓出血通常发生在机械冲击点的中央灰质[114,161,165-167]。病变最常表现为出血性坏死，因为真正的脊髓血肿很少见。在脊髓损伤急性期，出血在 T2 加权和 GRE 图像上呈低信号，通常伴有周围水肿（图 33.9）。髓内出血可合并完全性或不完全性脊髓损伤。大出血（在矢状位图像上长度>4mm）通常表明神经损伤[168]，特别是如果病变位于颈椎[165]。出血长度<4mm 与完全性损伤无关，常提示预后良好[169]。弗兰克出血与较差的神经预后相关[114,161,165,166,170,171]，出血部位与神经损伤程度相对应[114,165-167]。继发于骨块、椎间盘或液体的脊髓压迫与髓内出血有关，因此，它是神经恢复不良的预测因子，通常也是不完全损伤早期手术减压的指征[171,172]。

水肿

脊髓水肿在 T2 加权像上表现为病变脊髓肿胀段内的异常高信号（图 3.40）。水肿反映损伤后细胞内和间质液体的局灶性堆积，涉及机械撞击点上下不同长度的脊髓。受累脊髓的长度与最初神经功能缺损的程度成正比[112,165]。脊髓水肿通常与脊髓出血一起发生，因为损伤部位附近的小血管受损（挫伤），MRI 的特征是 GRE 图像上显示小的中心 T2 加权低信号，在 GRE 图像上显示，经常（但不总是）被水肿包围（图 3.41）。单纯无出血的脊髓水肿比伴有挫伤的脊髓水肿预后更好[161]。在有颈椎病的老年患者中，在相对轻微的过伸性损伤后，由于骨赘或 LF 弯曲引起的椎管狭窄可能导致中央脊髓综合征。

肿胀

正常、未损伤的脊髓直径相对均匀，除

图中标注：肿胀、出血、水肿

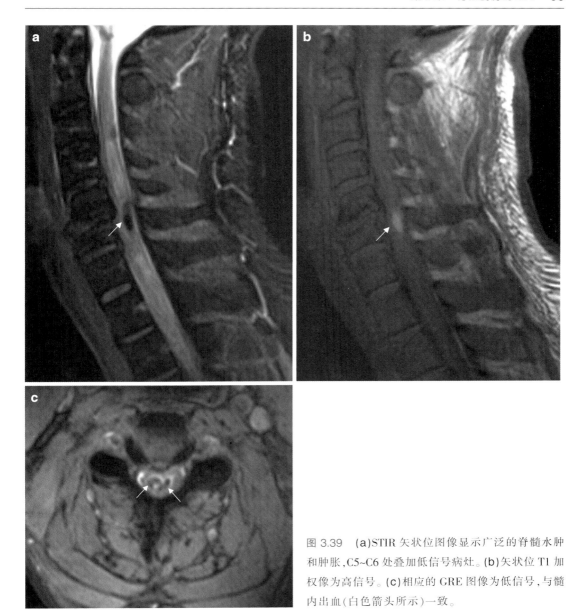

图 3.39　(a)STIR 矢状位图像显示广泛的脊髓水肿和肿胀,C5~C6 处叠加低信号病灶。(b)矢状位 T1 加权像为高信号。(c)相应的 GRE 图像为低信号,与髓内出血(白色箭头所示)一致。

了下颈部和下胸区分别由于臂丛和腰丛的传输而略有增加。脊髓肿胀表现为以损伤水平为中心的局灶性口径增加, 在 T1 加权序列上显示最佳。在脊柱创伤中,病灶从损伤部位开始在头侧和尾侧逐渐变小。有时,病灶扩大可能仅在颅骨方向逐渐变小。脊髓受压或椎管狭窄可使周围的蛛网膜下隙消失,从而使肿胀难以界定。脊髓肿胀本身不能预测实质损伤的程度,是脊髓损伤中描述性最差的影像学表现。

脊髓损伤:慢性

在慢性脊髓损伤中,患者可出现继发于损伤脊髓病理异常的进行性恶化和神经功能丧失。创伤后进行性脊髓病是指神经功能

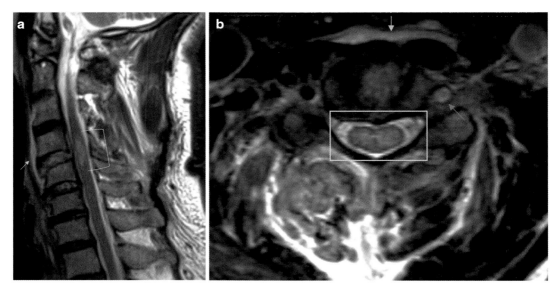

图 3.40   (a)矢状位 T2WI 和(b)轴位 T2WI 显示 C4~C5 损伤部位髓内异常 T2 高信号和脊髓肿胀。注意椎前水肿(橙色箭头所示),没有正常 T2 低信号的左侧椎动脉血流空洞(红色箭头所示)与夹层相容。

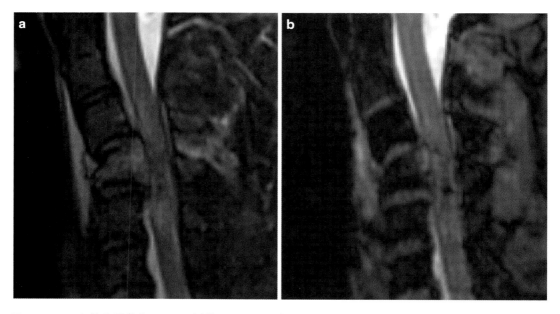

图 3.41   (a)矢状位震荡和(b)GRE 图像显示出血性脊髓挫伤,其特点是边界不清的小病灶呈低信号,周围有较大的高信号水肿区域。

障碍的延迟或晚期恶化[173],尤其是在脊髓囊肿或脊髓软化症这两种常见的创伤后脊髓畸形的情况下。脊髓囊肿发生和生长的病理生理学基础尚不清楚。由于影像学经常不能

区分脊髓积水(室管膜腔)、髓鞘腔(神经胶质腔)和脊髓空洞(合并或不确定囊肿),所以通常使用脊髓囊肿这个通用术语来描述上述囊肿类型。脊髓囊肿的 MRI 显示所有

脉冲序列的 CSF 信号强度。脑脊液相关流动引起的伪影可能出现在较大的囊肿中（图33.42）[174]。虽然囊肿通常与周围实质边界分明，但先前的出血、胶质增生或瘢痕可扭曲这些边界。脊髓囊肿可分为简单囊肿和复杂囊肿（有不同数量的分隔），并可在脊柱损伤部位的上方、下方或位置定位（图 3.43）。在最初受伤后超过 20 年的扫描患者中，有 9%的患者观察到脊髓囊肿的存在[175]。脊髓软化症（"软索"）的特征是缺乏融合性脊髓囊肿。与脊髓囊肿不同，脊髓软化症表现为一个界限不清的区域，表现为非囊性、无强化的信号异常，与正常脊髓相比，在 T1 加权像上为低信号（但与 CSF 相比为高信号），在 T2 加权像上为高信号[176]。脊髓萎缩可能与脊髓软

化有关。轴位 MRI 可在灰质中显示典型的"猫头鹰眼"或"蛇眼"征（图 3.44）。脊髓栓系可能与脊髓软化症并存，导致蛛网膜下隙丧失和实质扩张[176]。很少有由脊髓前缘骨碎片撕裂而导致的脊髓突出造成脊髓栓系的情况。脊髓软化症见于大多数慢性脊髓损伤患者（55%）[175]。

无放射学异常的脊髓损伤和亚急性进行性上行性脊髓病

无放射学异常的脊髓损伤（SCIWORA）最早见于在 X 线片、屈伸片和（或）CT 上没有影像学异常而表现为神经功能缺陷的儿童。高达 30%~40% 的脊髓损伤儿童可表现

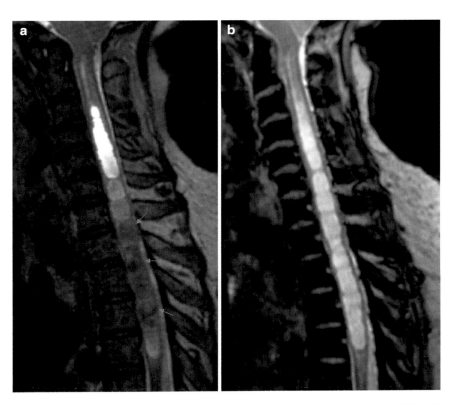

图 3.42　（a）矢状位 T2 加权像显示脊髓内有一个长而扩张的空洞。T1~T4 的囊肿内有界限不清的 T2 低信号（红色箭头所示），增加了叠加性出血（脊髓血肿）的可能性。（b）矢状位 GRE 图像显示这些低信号消失，因此与出血不同，而是与脑脊液相关的流空伪影。

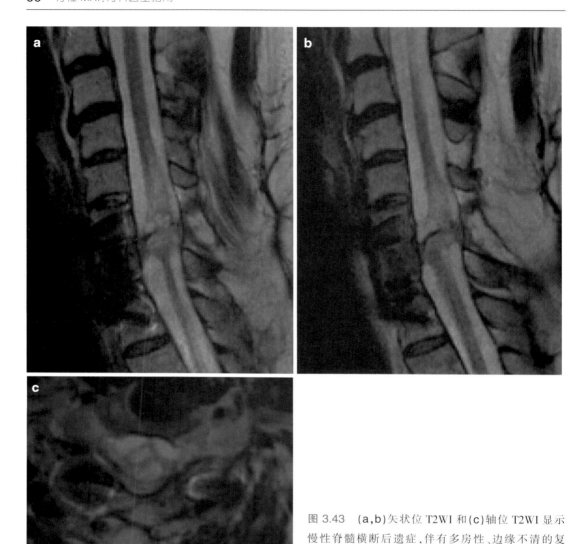

图 3.43 (a,b)矢状位 T2WI 和(c)轴位 T2WI 显示慢性脊髓横断后遗症,伴有多房性、边缘不清的复杂囊肿和周围实质内 T2 信号增高。患者接受了 C6~T1 的前路融合术。

为颈髓性脊髓损伤[177],最常见于颈椎。在成年人中,SCIWORA 被认为是由颈椎病和先前存在的狭窄环境中的过度伸展脱位或过度屈曲扭伤引起的[109,120,178]。SCIWORA 的发病机制是背侧移位的椎体边缘和屈曲的 LF 之间的硬脊膜囊受压[178]。磁共振成像技术的最新进展可以描述颈椎间盘的创伤后损伤,显示椎间盘分离、纤维环和纤维环断裂、椎前出血和实质脊髓损伤[109,122]。建议有神经功

能缺陷的儿童,即使是暂时性的,也应进行 MRI 评估[177]。亚急性进行性上升性脊髓病(SPAM)由 Frankel 在 1969 年首次提出[179],是一种以神经损伤初始水平进展为特征的疾病,通常在几天或几周内发生。这种并发症的病因包括血管血栓形成、脑脊液流量改变、细胞凋亡和感染[180-184]。MRI 显示水肿的进展超出了最初的损伤部位,并有周边保护的边缘[178,181,185]。通过积极的治疗,亚急性进

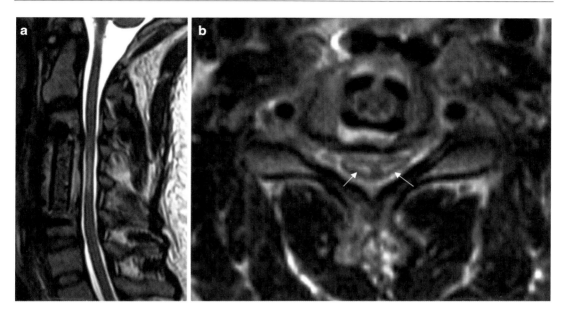

图 3.44　(a)术后患者矢状位 T2 加权像显示 C3~C5 脊髓变薄,T2 高信号,与脊髓软化症相容。(b)轴位 T2 加权图像显示特征性的"猫头鹰眼"或"蛇眼"征,高信号定位于灰质(白色箭头所示)。

行性上行性脊髓病恢复通常是很好的,如给予类固醇和增加平均动脉压,尽管死亡风险随累及脑干而增加。随诊 MRI 显示脊髓硬化的脊髓改变接近正常和(或)萎缩[178]。

神经根损伤

在严重的创伤中,可能会有神经根的牵引性损伤,导致通过神经椎孔的硬脑膜撕裂和脑脊液渗入硬膜外间隙,称为假性脊膜膨出。在高分辨率、高度 T2 加权的图像上,这表现为脊髓外侧的脑脊液信号强度的房间状集合,并延伸至与硬脊膜囊连续的神经孔 (图 3.45)。MRI 也可显示神经根的异常尾部方向。虽然假性脊膜膨出被认为是神经根撕脱的替代标志,但这在多项研究中并不可靠[186-190]。

MRI 在脊柱损伤中的缺陷

虽然 MRI 在脊髓软组织的可视化方面是一流的,但它容易产生伪影,可能会被误认为是病理。由于金属硬件造成的敏感伪影,例如融合棒或螺钉,甚至牙科硬件,将降低图像质量,并使脊柱的某些部分因信号空洞而无法评估(图 3.46)。这在 GRE 序列上尤其明显,尽管可以通过几种方式来缓解,例如,通过使用自旋回波序列、增加带宽、交换相位和频率编码方向, 以及依赖 STIR 而不是 T2 加权的化学位移抑制图像。颈椎的另一个陷阱是棘间间隙 T2 加权或搅动的高信号血管,这可能被误认为是水肿和韧带损伤(图 3.47)。如前所述,MRI 不能很好地显示 C1~C2 的骨髓水肿,因此,急性骨折在 MRI 上可能不是很明显。在胸椎,由于血流相关伪影而导致的黑点或信号空洞通常出现在蛛网膜下隙,重要的是,不要将其与脊髓血肿混淆(图 3.48)。这些通常在 T2 加权自旋回波和快速自旋回波图像上显示,并应在相应的 GRE 序列上消失,这是一个有用的提示,如果它们造成诊断困境,请记住这一点。

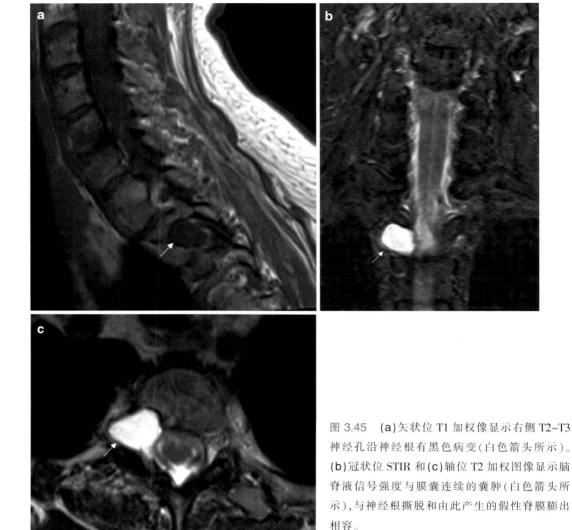

图 3.45　(a)矢状位 T1 加权像显示右侧 T2~T3 神经孔沿神经根有黑色病变(白色箭头所示)。(b)冠状位 STIR 和(c)轴位 T2 加权图像显示脑脊液信号强度与膜囊连续的囊肿(白色箭头所示)，与神经根撕脱和由此产生的假性脊膜膨出相容。

先进的磁共振成像技术在脊髓损伤中的应用

　　常规 MRI 脉冲序列在脊髓实质的宏观勾画，即出血、水肿和肿胀的识别方面优于常规 MRI 序列。这些常规序列在评估脊髓的功能和微结构特征，特别是轴突完整性方面的能力有限。此外，先前在动物模型中的研究表明，MRI 技术可能低估了损伤的程度[191]。在大脑中使用的许多先进成像技术

的应用，比如磁化转移、定量 T2、q-space/q-ball、高角分辨率弥散成像(HARDI)、灌注成像，以及动脉自旋标记(ASL)、功能磁振和磁共振波谱学(MRS)尚未被常规应用于脊髓的临床检查。由于脊髓的小尺寸、脑脊液搏动、颈动脉或椎动脉搏动和呼吸运动相关的技术障碍。对脊髓进行成像所需的较高空间分辨率会导致较长的 MRI 采集时间，因此产生更多的运动伪影。此外，利用回波平面成像来减少扫描时间，就像许多先进的脑成像技术一样，由于与椎骨界面处的磁

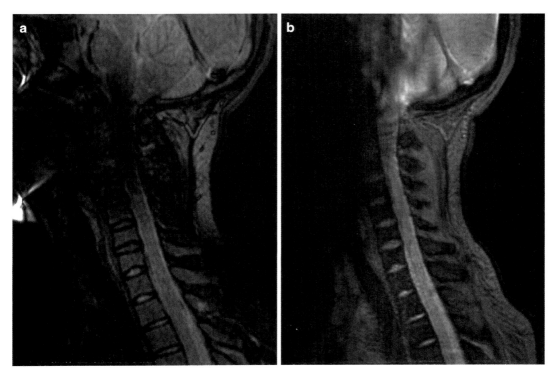

图 3.46　(a)该牙套患者的在矢状位和(b)GRE 图像显示上颈椎图像质量下降。注意颈髓连接处和上颈脊髓是不可评估的。

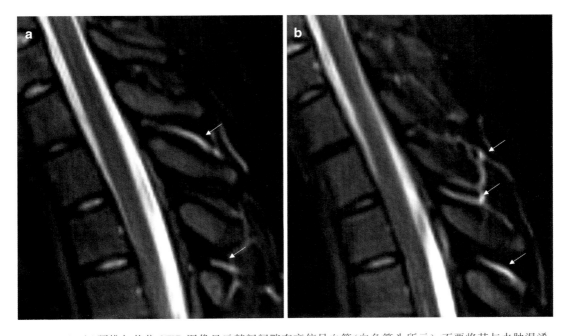

图 3.47　(a,b)颈椎矢状位 STIR 图像显示棘间间隙有高信号血管(白色箭头所示),不要将其与水肿混淆。

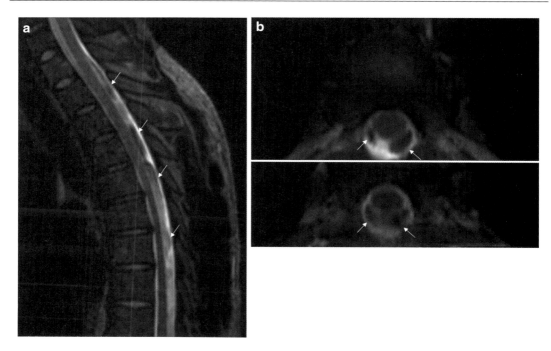

图 3.48 (a)胸椎矢状位 T2WI 和(b)轴位 T2WI 显示蛛网膜下隙背侧(白色箭头所示)有伪影的脑脊液和流空。重要的是不要把这误认为硬膜下或蛛网膜下隙出血。

场不均匀性,导致脊柱成像质量较差。脊髓的 DWI、弥散张量成像和脊髓功能磁共振成像在脑白质束的结构检查和损伤后脊髓功能的评估中显示出了最大的潜力。

DTI

在人类脊髓损伤中研究最深入的先进磁共振成像技术,DWI,可以量化生物组织中的水分子的随机运动。水在特定方向的扩散被测量为表观扩散系数(ADC)。在各向同性组织中,水以等速向所有方向扩散,而在各向异性组织中, 水优先向特定方向扩散。DTI 是 DWI 的一种应用,在 DWI 中,扩散系数是在 6 个或更多不同的方向上计算的。扩散各向异性最常见的 DTI 指数是分数各向异性(FA),其范围为 0(纯各向同性)到1(高度各向异性)。完整的脊髓轴突具有高

度的各向异性(高 FA),因为水在白质束中的扩散平行或纵向于轴突的长轴[192-194]。鉴于水分子在脊髓中的扩散被认为依赖于白质的微观结构元素[195],DTI 指数的变化,如FA,直接反映了继发于病理或损伤状态的轴突束的破坏。在脊髓损伤大鼠模型中,DWI 显示 ADC 值改变。尽管常规 MRI 序列表现正常[196]。对人类脊髓损伤患者的 DTI 研究显示,与健康对照组相比,损伤部位的 FA和 ADC 值显著降低(图 3.49)[197-200]。进一步的研究也表明了其适用性。DTI 指数作为预测脊髓损伤后长期神经和功能结果的生物标志物的研究[200,201]。弥散张量束成像是 DTI的一种应用,可以三维显示受损的白质纤维束(图 3.50)。虽然 DTI 是有前途的,但需要更多的前瞻性研究来确定其诊断和预后优于传统 MRI。

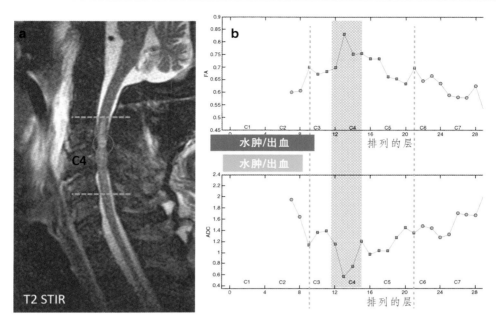

图 3.49　(a)急性脊髓损伤患者的矢状位 STIR 图像显示脊髓实质改变,表现为以 C3~C4 为中心的水肿和出血。(b)右图显示在脊髓损伤水平 ADC 降低。FA 的明显增加可能是由于损伤的急性期,并将随着时间的推移而减少。(Courtesy of Adam Flanders, MD, Thomas Jefferson University.)STIR,短反转时间反转恢复;FA,分数各向异性;ADC,表观弥散系数。

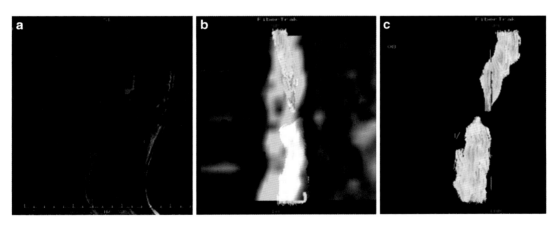

图 3.50　(a)矢状位 T2 加权像显示脊髓损伤位于 T12。(b,c)DTI 纤维束造影图像显示同一水平的白质纤维被破坏。(Reprinted with permission from Sasiadek et al.[202])

功能磁共振成像

　　虽然常规的 MRI 序列和 DTI 有助于脊髓的形态学表征,但形态本身并不一定反映脊髓功能的变化。实时测量神经元活动可能是解剖学的补充,通过提供更直接的神经组织功能评估来进行确认。为此,功能磁共振成像是一种常用的评估神经元活动的血氧水平依赖(BOLD)技术,特别是在大脑中。神经元活动与脑血流量的增加相结合,以满足更大的区域对含氧血液的需求。功能磁共振成像测量氧合血红蛋白和脱氧血红蛋白的变化引起的磁场变化，这些变化伴随着更多的大脑血液流向活跃的神经组织，导致激活的中枢神经系统区域的 BOLD 信号增加。对脊髓损伤患者的脑功能磁共振成像研究显示，神经系统损伤是由脊髓损伤引起的，未受影响肢体运动皮层表征的网络重组[203-205]。另外，也有研究表明，脑皮层网络重组的程度与 SCI 损伤的严重程度相关[206,207]。脊髓损伤后大脑的这种功能重组可能代表了内源性机制，以补偿受损的脊髓神经回路。有趣的是，尽管与健康对照组受试者相比，脊髓损伤患者的神经激活模式有所不同，脊髓损伤患者的脊髓功能磁共振成像显示了损伤脊髓对热刺激的反应中残留的神经活动[208,209]。脊髓功能磁共振成像还检测到，在下肢运动后，脊髓损伤部位尾部区域的神经活动[210]，以及不完全脊髓损伤患者感觉神经网络的重组[211]。总之，对脊髓损伤的塑性反应的存在表明，功能磁共振成像在损伤脊髓的功能评估中的潜在用途，这可能有助于选择治疗干预措施以促进神经网络的再生重组。

（余双奇 张贺星 李佳衡 陈东 译）

参考文献

1. Berven SH, Hepler MD, Watkins-Castillo SI. Traumatic spine fractures | BMUS: The Burden of Musculoskeletal Diseases in the United States. 2014. https://www.boneandjointburden.org/2014-report/iiia12/traumatic-spine-fractures. Accessed 30 June 2019.
2. Schleicher P, Pingel A, Kandziora F. Safe management of acute cervical spine injuries. EFORT Open Rev. 2018;3:347–57.
3. Grossman MD, Reilly PM, Gillett T, Gillett D. National survey of the incidence of cervical spine injury and approach to cervical spine clearance in U.S. trauma centers. J Trauma. 1999;47:684–90.
4. Lowery DW, Wald MM, Browne BJ, Tigges S, Hoffman JR, Mower WR, NEXUS Group. Epidemiology of cervical spine injury victims. Ann Emerg Med. 2001;38:12–6.
5. Rhee P, Kuncir EJ, Johnson L, et al. Cervical spine injury is highly dependent on the mechanism of injury following blunt and penetrating assault. J Trauma Inj Infect Crit Care. 2006;61:1166–70.
6. National Spinal Cord Injury Statistical Center, Facts and Figures at a Glance. Birmingham, AL: University of Alabama at Birmingham, 2018 [PDF file]. Retrieved from https://www.nscisc.uab.edu/Public/Facts%20and%20Figures%20-%202018.pdf
7. Papadopoulos MC, Chakraborty A, Waldron G, Bell BA. Lesson of the week: exacerbating cervical spine injury by applying a hard collar. BMJ. 1999;319:171–2.
8. Ben-Galim P, Dreiangel N, Mattox KL, Reitman CA, Kalantar SB, Hipp JA. Extrication collars can result in abnormal separation between vertebrae in the presence of a dissociative injury. J Trauma Inj Infect Crit Care. 2010;69:447–50.
9. Bivins HG, Ford S, Bezmalinovic Z, Price HM, Williams JL. The effect of axial traction during orotracheal intubation of the trauma victim with an unstable cervical spine. Ann Emerg Med. 1988;17:25–9.
10. Podolsky SM, Hoffman JR, Pietrafesa CA. Neurologic complications following immobilization of cervical spine fracture in a patient with ankylosing spondylitis. Ann Emerg Med. 1983;12:578–80.
11. Bauer D, Kowalski R. Effect of spinal immobilization devices on pulmonary function in the healthy, nonsmoking man. Ann Emerg Med. 1988;17:915–8.
12. Aoi Y, Inagawa G, Nakamura K, Sato H, Kariya T, Goto T. Airway Scope versus macintosh laryngoscope in patients with simulated limitation of neck movements. J Trauma Inj Infect Crit Care. 2010;69:838–42.
13. Davies G, Deakin C, Wilson A. The effect of a rigid collar on intracranial pressure. Injury. 1996;27:647–9.
14. Stone MB, Tubridy CM, Curran R. The effect of rigid cervical collars on internal jugular vein dimensions. Acad Emerg Med. 2010;17:100–2.
15. Kolb JC, Summers RL, Galli RL. Cervical collar-induced changes in intracranial pressure. Am J Emerg Med. 1999;17:135–7.
16. Mobbs RJ, Stoodley MA, Fuller J. Effect of cervical hard collar on intracranial pressure after head injury. ANZ J Surg. 2002;72:389–91.
17. Hunt K, Hallworth S, Smith M. The effects of rigid collar placement on intracranial and cerebral perfusion pressures. Anaesthesia. 2001;56:511–3.
18. Houghton DJ, Curley JW. Dysphagia caused by a hard cervical collar. Br J Neurosurg. 1996;10:501–2.
19. Ackland HM, Cooper DJ, Cooper JD, Malham GM, Kossmann T. Factors predicting cervical collar-related decubitus ulceration in major trauma patients. Spine (Phila Pa 1976). 2007;32:423–8.
20. Blaylock B. Solving the problem of pressure ulcers resulting from cervical collars. Ostomy Wound Manage. 1996;42:26–8, 30, 32–33

21. Walker J. Pressure ulcers in cervical spine immo-bilisation: a retrospective analysis. J Wound Care. 2012;21:323–6.

22. Ham W, Schoonhoven L, Schuurmans MJ, Leenen LPH. Pressure ulcers from spinal immobiliza-tion in trauma patients. J Trauma Acute Care Surg. 2014;76:1131–41.

23. Domeier RM, Evans RW, Swor RA, Hancock JB, Fales W, Krohmer J, Frederiksen SM, Shork MA. The reliability of prehospital clinical evalu-ation for potential spinal injury is not affected by the mechanism of injury. Prehosp Emerg Care. 1999;3:332–7.

24. Brown LH, Gough JE, Simonds WB. Can EMS pro-viders adequately assess trauma patients for cervical spinal injury? Prehosp Emerg Care. 1998;2:33–6.

25. Nypaver M, Treloar D. Neutral cervical spine positioning in children. Ann Emerg Med. 1994;23:208–11.

26. Stiell IG, Clement CM, McKnight RD, et al. The Canadian C-spine rule versus the NEXUS low-risk criteria in patients with trauma. N Engl J Med. 2003;349:2510–8.

27. Hoffman JR, Mower WR, Wolfson AB, Todd KH, Zucker MI. Validity of a set of clinical cri-teria to rule out injury to the cervical spine in patients with blunt trauma. National Emergency X-Radiography Utilization Study Group. N Engl J Med. 2000;343:94–9.

28. Kreipke DL, Gillespie KR, McCarthy MC, Mail JT, Lappas JC, Broadie TA. Reliability of indications for cervical spine films in trauma patients. J Trauma. 1989;29:1438–9.

29. Como JJ, Diaz JJ, Dunham CM, et al. Practice management guidelines for identification of cervi-cal spine injuries following trauma: update from the eastern Association for the Surgery of Trauma Practice Management Guidelines Committee. J Trauma Inj Infect Crit Care. 2009;67:651–9.

30. Hoffman JR, Wolfson AB, Todd K, Mower WR. Selective cervical spine radiography in blunt trauma: methodology of the National Emergency X-Radiography Utilization Study (NEXUS). Ann Emerg Med. 1998;32:461–9.

31. Stiell IG, Wells GA, Vandemheen KL, et al. The Canadian C-spine rule for radiography in alert and stable trauma patients. JAMA. 2001;286:1841–8.

32. Michaleff ZA, Maher CG, Verhagen AP, Rebbeck T, Lin CW. Accuracy of the Canadian C-spine rule and NEXUS to screen for clinically important cervical spine injury in patients following blunt trauma: a systematic review. CMAJ. 2012;184:E867–76.

33. Morrison J, Jeanmonod R. Imaging in the NEXUS-negative patient: when we break the rule. Am J Emerg Med. 2014;32:67–70.

34. Evans D, Vera L, Jeanmonod D, Pester J, Jeanmonod R. Application of National Emergency X-Ray Utilizations Study low-risk c-spine crite-ria in high-risk geriatric falls. Am J Emerg Med. 2015;33:1184–7.

35. Tran J, Jeanmonod D, Agresti D, Hamden K, Jeanmonod R. Prospective validation of modi-fied NEXUS cervical spine injury criteria in low-risk elderly fall patients. West J Emerg Med. 2016;17:252–7.

36. Touger M, Gennis P, Nathanson N, Lowery DW, Pollack CV, Hoffman JR, Mower WR. Validity of a decision rule to reduce cervical spine radiography in elderly patients with blunt trauma. Ann Emerg Med. 2002;40:287–93.

37. Viccellio P, Simon H, Pressman BD, Shah MN, Mower WR, Hoffman JR, for the NEXUS Group. A prospective multicenter study of cervical spine injury in children. Pediatrics. 2001;108:e20.

38. Macias CG, Sahouria JJ. The appropriate use of CT: quality improvement and clinical decision-making in pediatric emergency medicine. Pediatr Radiol. 2011;41(Suppl 2):498–504.

39. Slaar A, Fockens MM, Wang J, Maas M, Wilson DJ, Goslings JC, Schep NW, van Rijn RR. Triage tools for detecting cervical spine injury in pediat-ric trauma patients. Cochrane Database Syst Rev. 2017;12:CD011686.

40. Ehrlich PF, Wee C, Drongowski R, Rana AR. Canadian C-spine rule and the National Emergency X-Radiography Utilization Low-Risk Criteria for C-spine radiography in young trauma patients. J Pediatr Surg. 2009;44:987–91.

41. Leonard JC, Kuppermann N, Olsen C, et al. Factors associated with cervical spine injury in children after blunt trauma. Ann Emerg Med. 2011;58:145–55.

42. Sixta S, Moore FO, Ditillo MF, Fox AD, Garcia AJ, Holena D, Joseph B, Tyrie L, Cotton B. Screening for thoracolumbar spinal injuries in blunt trauma: an Eastern Association for the Surgery of Trauma prac-tice management guideline. J Trauma Acute Care Surg. 2012;73:S326–32.

43. Daffner RH, Hackney DB. ACR appropriateness cri-teria® on suspected spine trauma. J Am Coll Radiol. 2007;4:762–75.

44. Patel MB, Humble SS, Cullinane DC, et al. Cervical spine collar clearance in the obtunded adult blunt trauma patient. J Trauma Acute Care Surg. 2015;78:430–41.

45. Resnick S, Inaba K, Karamanos E, Pham M, Byerly S, Talving P, Reddy S, Linnebur M, Demetriades D. Clinical relevance of magnetic resonance imag-ing in cervical spine clearance. JAMA Surg. 2014;149:934.

46. Schuster R, Waxman K, Sanchez B, Becerra S, Chung R, Conner S, Jones T. Magnetic resonance imaging is not needed to clear cervical spines in blunt trauma patients with normal computed tomo-graphic results and no motor deficits. Arch Surg. 2005;140:762.

47. Chew BG, Swartz C, Quigley MR, Altman DT, Daffner RH, Wilberger JE. Cervical spine clearance in the traumatically injured patient: is multidetector CT scanning sufficient alone? J Neurosurg Spine. 2013;19:576–81.

48. Tomycz ND, Chew BG, Chang Y-F, et al. MRI is unnecessary to clear the cervical spine in obtunded/comatose trauma patients: the four-year experience of a level I trauma center. J Trauma Inj Infect Crit

Care. 2008;64:1258–63.

49. Sundstrøm T, Asbjørnsen H, Habiba S, Sunde GA, Wester K. Prehospital use of cervical collars in trauma patients: a critical review. J Neurotrauma. 2014;31:531–40.

50. Morris CGT, McCoy E. Cervical immobilisation collars in ICU: friend or foe? Anaesthesia. 2003;58:1051–3.

51. Haut ER, Kalish BT, Efron DT, Haider AH, Stevens KA, Kieninger AN, Cornwell EE, Chang DC. Spine immobilization in penetrating trauma: more harm Than good? J Trauma Inj Infect Crit Care. 2010;68:115–21.

52. Barkana Y, Stein M, Scope A, Maor R, Abramovich Y, Friedman Z, Knoller N. Prehospital stabilization of the cervical spine for penetrating injuries of the neck—is it necessary? Injury. 2000;31:305–9.

53. Stelfox HT, Velmahos GC, Gettings E, Bigatello LM, Schmidt U. Computed tomography for early and safe discontinuation of cervical spine immobilization in obtunded multiply injured patients. J Trauma. 2007;63:630–6.

54. Panczykowski DM, Tomycz ND, Okonkwo DO. Comparative effectiveness of using computed tomography alone to exclude cervical spine injuries in obtunded or intubated patients: meta-analysis of 14,327 patients with blunt trauma. J Neurosurg. 2011;115:541–9.

55. Raza M, Elkhodair S, Zaheer A, Yousaf S. Safe cervical spine clearance in adult obtunded blunt trauma patients on the basis of a normal multidetector CT scan—A meta-analysis and cohort study. Injury. 2013;44:1589–95.

56. Badhiwala JH, Lai CK, Alhazzani W, et al. Cervical spine clearance in obtunded patients after blunt traumatic injury. Ann Intern Med. 2015;162:429.

57. Muchow RD, Resnick DK, Abdel MP, Munoz A, Anderson PA. Magnetic resonance imaging (MRI) in the clearance of the cervical spine in blunt trauma: a meta-analysis. J Trauma. 2008;64:179–89.

58. Schoenfeld AJ, Bono CM, McGuire KJ, Warholic N, Harris MB. Computed tomography alone versus computed tomography and magnetic resonance imaging in the identification of occult injuries to the cervical spine: a meta-analysis. J Trauma Inj Infect Crit Care. 2010;68:109–14.

59. Russin JJ, Attenello FJ, Amar AP, Liu CY, Apuzzo MLJ, Hsieh PC. Computed tomography for clearance of cervical spine injury in the unevaluable patient. World Neurosurg. 2013;80:405–13.

60. James IA, Moukalled M, Yu E, et al. A systematic review of the need for MRI for the clearance of cervical spine injury in obtunded blunt trauma patients after normal cervical spine CT. J Emerg Trauma Shock. 2014;7:251.

61. Malhotra A, Wu X, Kalra VB, Nardini HKG, Liu R, Abbed KM, Forman HP. Utility of MRI for cervical spine clearance after blunt traumatic injury: a meta-analysis. Eur Radiol. 2017;27:1148–60.

62. Selden NR, Quint DJ, Patel N, d'Arcy HS, Papadopoulos SM. Emergency magnetic resonance imaging of cervical spinal cord injuries: clinical correlation and prognosis. Neurosurgery. 1999;44:785–92.

63. Benedetti PF, Fahr LM, Kuhns LR, Hayman LA. MR imaging findings in spinal ligamentous injury. Am J Roentgenol. 2000;175:661–5.

64. Lensing FD, Bisson EF, Wiggins RH, Shah LM. Reliability of the STIR sequence for acute type II odontoid fractures. Am J Neuroradiol. 2014;35:1642–6.

65. Mauch JT, Carr CM, Cloft H, Diehn FE. Review of the imaging features of benign osteoporotic and malignant vertebral compression fractures. AJNR Am J Neuroradiol. 2018;39:1584–92.

66. Kaplan PA, Orton DF, Asleson RJ. Osteoporosis with vertebral compression fractures, retropulsed fragments, and neurologic compromise. Radiology. 1987;165:533–5.

67. An HS, Andreshak TG, Nguyen C, Williams A, Daniels D. Can we distinguish between benign versus malignant compression fractures of the spine by magnetic resonance imaging? Spine (Phila Pa 1976). 1995;20:1776–82.

68. Yamato M, Nishimura G, Kuramochi E, Saiki N, Fujioka M. MR appearance at different ages of osteoporotic compression fractures of the vertebrae. Radiat Med. 1998;16:329–34.

69. Thawait SK, Marcus MA, Morrison WB, Klufas RA, Eng J, Carrino JA. Research synthesis: what is the diagnostic performance of magnetic resonance imaging to discriminate benign from malignant vertebral compression fractures? Systematic review and meta-analysis. Spine (Phila Pa 1976). 2012;37:E736–44.

70. Thawait SK, Kim J, Klufas RA, Morrison WB, Flanders AE, Carrino JA, Ohno-Machado L. Comparison of four prediction models to discriminate benign from malignant vertebral compression fractures according to MRI feature analysis. AJR Am J Roentgenol. 2013;200:493–502.

71. Baur A, Stäbler A, Arbogast S, Duerr HR, Bartl R, Reiser M. Acute osteoporotic and neoplastic vertebral compression fractures: fluid sign at MR imaging. Radiology. 2002;225:730–5.

72. Castillo M, Arbelaez A, Smith JK, Fisher LL. Diffusion-weighted MR imaging offers no advantage over routine noncontrast MR imaging in the detection of vertebral metastases. AJNR Am J Neuroradiol. 2000;21:948–53.

73. Raya JG, Dietrich O, Reiser MF, Baur-Melnyk A. Methods and applications of diffusion imaging of vertebral bone marrow. J Magn Reson Imaging. 2006;24:1207–20.

74. Baur A, Stäbler A, Brüning R, Bartl R, Krödel A, Reiser M, Deimling M. Diffusion-weighted MR imaging of bone marrow: differentiation of benign versus pathologic compression fractures. Radiology. 1998;207:349–56.

75. Zhou XJ, Leeds NE, McKinnon GC, Kumar AJ. Characterization of benign and metastatic vertebral compression fractures with quantitative diffusion MR imaging. AJNR Am J Neuroradiol. 2002;23:165–70.

76. Tang G, Liu Y, Li W, Yao J, Li B, Li P. Optimization of b value in diffusion-weighted MRI for the differ-

ential diagnosis of benign and malignant vertebral fractures. Skelet Radiol. 2007;36:1035–41.

77. Abdel-Wanis M, Solyman MTM, Hasan NMA. Sensitivity, specificity and accuracy of magnetic resonance imaging for differentiating vertebral compression fractures caused by malignancy, osteoporosis, and infections. J Orthop Surg. 2011;19:145–50.

78. Baur A, Huber A, Ertl-Wagner B, Dürr R, Zysk S, Arbogast S, Deimling M, Reiser M. Diagnostic value of increased diffusion weighting of a steady-state free precession sequence for differentiating acute benign osteoporotic fractures from pathologic vertebral compression fractures. AJNR Am J Neuroradiol. 2001;22:366–72.

79. Baur-Melnyk A. Malignant versus benign vertebral collapse: are new imaging techniques useful? Cancer Imaging. 2009;9(Spec No A):S49–51.

80. Karchevsky M, Babb JS, Schweitzer ME. Can diffusion-weighted imaging be used to differentiate benign from pathologic fractures? A meta-analysis. Skelet Radiol. 2008;37:791–5.

81. Park S-W, Lee J-H, Ehara S, Park Y-B, Sung SO, Choi J-A, Joo YE. Single shot fast spin echo diffusion-weighted MR imaging of the spine; Is it useful in differentiating malignant metastatic tumor infiltration from benign fracture edema? Clin Imaging. 2004;28:102–8.

82. Biffar A, Baur-Melnyk A, Schmidt GP, Reiser MF, Dietrich O. Quantitative analysis of the diffusion-weighted steady-state free precession signal in vertebral bone marrow lesions. Investig Radiol. 2011. https://doi.org/10.1097/RLI.0b013e31821e637d.

83. Mubarak F, Akhtar W. Acute vertebral compression fracture: differentiation of malignant and benign causes by diffusion weighted magnetic resonance imaging. J Pak Med Assoc. 2011;61:555–8.

84. Wonglaksanapimon S, Chawalparit O, Khumpunnip S, Tritrakarn S-O, Chiewvit P, Charnchaowanish P. Vertebral body compression fracture: discriminating benign from malignant causes by diffusion-weighted MR imaging and apparent diffusion coefficient value. J Med Assoc Thail. 2012;95:81–7.

85. Sung JK, Jee W-H, Jung J-Y, Choi M, Lee S-Y, Kim Y-H, Ha K-Y, Park C-K. Differentiation of acute osteoporotic and malignant compression fractures of the spine: use of additive qualitative and quantitative axial diffusion-weighted MR imaging to conventional MR imaging at 3.0 T. Radiology. 2014;271:488–98.

86. Park HJ, Lee SY, Rho MH, Chung EC, Kim MS, Kwon HJ, Youn IY. Single-shot Echo-planar diffusion-weighted MR imaging at 3T and 1.5T for differentiation of benign vertebral fracture edema and tumor infiltration. Korean J Radiol. 2016;17:590–7.

87. Luo Z, Litao L, Gu S, Luo X, Li D, Yu L, Ma Y. Standard- b -value vs low- b -value DWI for differentiation of benign and malignant vertebral fractures: a meta-analysis. Br J Radiol. 2016;89:20150384.

88. Cuénod CA, Laredo JD, Chevret S, Hamze B, Naouri JF, Chapaux X, Bondeville JM, Tubiana JM. Acute vertebral collapse due to osteoporosis or malignancy: appearance on unenhanced and gadolinium-enhanced MR images. Radiology. 1996;199:541–9.

89. Dietrich O, Geith T, Reiser MF, Baur-Melnyk A. Diffusion imaging of the vertebral bone marrow. NMR Biomed. 2017;30:e3333.

90. Laredo JD, Lakhdari K, Bellaïche L, Hamze B, Janklewicz P, Tubiana JM. Acute vertebral collapse: CT findings in benign and malignant nontraumatic cases. Radiology. 1995;194:41–8.

91. Kubota T, Yamada K, Ito H, Kizu O, Nishimura T. High-resolution imaging of the spine using multidetector-row computed tomography: differentiation between benign and malignant vertebral compression fractures. J Comput Assist Tomogr. 2005;29:712–9.

92. Tan DYL, Tsou IYY, Chee TSG. Differentiation of malignant vertebral collapse from osteoporotic and other benign causes using magnetic resonance imaging. Ann Acad Med Singap. 2002;31:8–14.

93. Baker LL, Goodman SB, Perkash I, Lane B, Enzmann DR. Benign versus pathologic compression fractures of vertebral bodies: assessment with conventional spin-echo, chemical-shift, and STIR MR imaging. Radiology. 1990;174:495–502.

94. Jung H-S, Jee W-H, McCauley TR, Ha K-Y, Choi K-H. Discrimination of metastatic from acute osteoporotic compression spinal fractures with MR imaging. Radiographics. 2003;23:179–87.

95. Yuh WT, Zachar CK, Barloon TJ, Sato Y, Sickels WJ, Hawes DR. Vertebral compression fractures: distinction between benign and malignant causes with MR imaging. Radiology. 1989;172:215–8.

96. Yuzawa Y, Ebara S, Kamimura M, Tateiwa Y, Kinoshita T, Itoh H, Takahashi J, Karakida O, Sheena Y, Takaoka K. Magnetic resonance and computed tomography-based scoring system for the differential diagnosis of vertebral fractures caused by osteoporosis and malignant tumors. J Orthop Sci. 2005;10:345–52.

97. Moulopoulos LA, Yoshimitsu K, Johnston DA, Leeds NE, Libshitz HI. MR prediction of benign and malignant vertebral compression fractures. J Magn Reson Imaging. 1996;6:667–74.

98. Rupp RE, Ebraheim NA, Coombs RJ. Magnetic resonance imaging differentiation of compression spine fractures or vertebral lesions caused by osteoporosis or tumor. Spine (Phila Pa 1976). 1995;20:2499–503; discussion 2504

99. Shih TT, Huang KM, Li YW. Solitary vertebral collapse: distinction between benign and malignant causes using MR patterns. J Magn Reson Imaging. 1999;9:635–42.

100. Theodorou DJ. The intravertebral vacuum cleft sign. Radiology. 2001;221:787–8.

101. Blumenthal SL, Roach J, Herring JA. Lumbar Scheuermann's. A clinical series and classification. Spine (Phila Pa 1976). 1987;12:929–32.

102. Heithoff KB, Gundry CR, Burton CV, Winter RB. Juvenile discogenic disease. Spine (Phila Pa 1976). 1994;19:335–40.

103. Resnick D, Niwayama G. Intravertebral disk hernia-

tions: cartilaginous (Schmorl's) nodes. Radiology. 1978;126:57–65.

104. Daignault CP, Palmer EL, Scott JA, Swan JS, Daniels GH. Papillary thyroid carcinoma metastasis to the lumbar spine masquerading as a Schmorl's node. Nucl Med Mol Imaging. 2015;49:217–22.

105. Grivé E, Rovira A, Capellades J, Rivas A, Pedraza S. Radiologic findings in two cases of acute Schmörl's nodes. AJNR Am J Neuroradiol. 1999;20:1717–21.

106. Kyere KA, Than KD, Wang AC, Rahman SU, Valdivia–Valdivia JM, La Marca F, Park P. Schmorl's nodes. Eur Spine J. 2012;21:2115–21.

107. Takahashi K, Miyazaki T, Ohnari H, Takino T, Tomita K. Schmorl's nodes and low-back pain. Analysis of magnetic resonance imaging findings in symptomatic and asymptomatic individuals. Eur Spine J. 1995;4:56–9.

108. Pratt ES, Green DA, Spengler DM. Herniated intervertebral discs associated with unstable spinal injuries. Spine (Phila Pa 1976). 1990;15:662–6.

109. Davis SJ, Teresi LM, Bradley WG Jr, Ziemba MA, Bloze AE. Cervical spine hyperextension injuries: MR findings. Radiology. 1991;180:245–51.

110. Kerslake RW, Jaspan T, Worthington BS. Magnetic resonance imaging of spinal trauma. Br J Radiol. 1991;64:386–402.

111. Dai L, Jia L. Central cord injury complicating acute cervical disc herniation in trauma. Spine (Phila Pa 1976). 2000;25:331–5; discussion 336

112. Schaefer DM, Flanders A, Northrup BE, Doan HT, Osterholm JL. Magnetic resonance imaging of acute cervical spine trauma. Correlation with severity of neurologic injury. Spine (Phila Pa 1976). 1989;14:1090–5.

113. Rizzolo SJ, Piazza MR, Cotler JM, Balderston RA, Schaefer D, Flanders A. Intervertebral disc injury complicating cervical spine trauma. Spine (Phila Pa 1976). 1991;16:S187–9.

114. Kulkarni MV, McArdle CB, Kopanicky D, Miner M, Cotler HB, Lee KF, Harris JH. Acute spinal cord injury: MR imaging at 1.5 T. Radiology. 1987;164:837–43.

115. Mirvis SE, Geisler FH, Jelinek JJ, Joslyn JN, Gellad F. Acute cervical spine trauma: evaluation with 1.5-T MR imaging. Radiology. 1988;166:807–16.

116. Tubbs RS, et al. Ligaments of the craniocervical junction. J Neurosurg Spine. 2011;14(6):697–709.

117. Arakal RG, Mani M, Ramachandran R. Applied anatomy of the normal and aging spine. In: Yue JJ, Guyer RD, Johnson JP, Khoo LT, Hochschuler SH, editors. The comprehensive treatment of the aging spine. Philadelphia: WB Saunders; 2011. p. 9–15.

118. Allen BL Jr, Ferguson RL, Lehmann TR, O'Brien RP, Allen BL, Ferguson RL, Lehmann TR, O'Brien RP. A mechanistic classification of closed, indirect fractures and dislocations of the lower cervical spine. Spine (Phila Pa 1976). 1982;7:1–27.

119. Edeiken-Monroe B, Wagner LK, Harris JH Jr. Hyperextension dislocation of the cervical spine. AJR Am J Roentgenol. 1986;146:803–8.

120. Regenbogen VS, Rogers LF, Atlas SW, Kim KS. Cervical spinal cord injuries in patients with cervical spondylosis. AJR Am J Roentgenol. 1986;146:277–84.

121. Harris JH Jr, Edeiken-Monroe BS. The radiology of acute cervical spine trauma. Baltimore: Williams & Wilkins; 1987.

122. Goldberg AL, Rothfus WE, Deeb ZL, Frankel DG, Wilberger JE Jr, Daffner RH. Hyperextension injuries of the cervical spine. Magnetic resonance findings. Skelet Radiol. 1989;18:283–8.

123. Flanders AE, Tartaglino LM, Friedman DP, Aquilone LF. Magnetic resonance imaging in acute spinal injury. Semin Roentgenol. 1992;27:271–98.

124. Shah LM, Ross JS. Imaging of spine trauma. Neurosurgery. 2016;79:626–42.

125. McArdle CB, Crofford MJ, Mirfakhraee M, Amparo EG, Calhoun JS. Surface coil MR of spinal trauma: preliminary experience. Am J Neuroradiol. 1986;7:885–93.

126. Friedman DP, Flanders AE. Unusual dissection of the proximal vertebral artery: description of three cases. Am J Neuroradiol. 1992;13:283–6.

127. Friedman D, Flanders A, Thomas C, Millar W. Vertebral artery injury after acute cervical spine trauma: rate of occurrence as detected by MR angiography and assessment of clinical consequences. AJR Am J Roentgenol. 1995;164:443–7.

128. Simon LV, Mohseni M. Vertebral artery injury. Treasure Island: StatPearls Publishing; 2019.

129. Biffl WL, Moore EE, Offner PJ, Burch JM. Blunt carotid and vertebral arterial injuries. World J Surg. 2001;25:1036–43.

130. Shafafy R, Suresh S, Afolayan JO, Vaccaro AR, Panchmatia JR. Blunt vertebral vascular injury in trauma patients: ATLS® recommendations and review of current evidence. J Spine Surg (Hong Kong). 2017;3:217–25.

131. Mutze S, Rademacher G, Matthes G, Hosten N, Stengel D. Blunt cerebrovascular injury in patients with blunt multiple trauma: diagnostic accuracy of duplex Doppler US and early CT angiography. Radiology. 2005;237:884–92.

132. Utter GH, Hollingworth W, Hallam DK, Jarvik JG, Jurkovich GJ. Sixteen-slice CT angiography in patients with suspected blunt carotid and vertebral artery injuries. J Am Coll Surg. 2006;203:838–48.

133. Heiserman JE, Dean BL, Hodak JA, Flom RA, Bird CR, Drayer BP, Fram EK. Neurologic complications of cerebral angiography. AJNR Am J Neuroradiol. 1994;15:1401–7; discussion 1408-11

134. Hernández-Pérez M, Puig J, Blasco G, Pérez de la Ossa N, Dorado L, Dávalos A, Munuera J. Dynamic magnetic resonance angiography provides collateral circulation and hemodynamic information in acute ischemic stroke. Stroke. 2016;47:531–4.

135. Schnake KJ, Schroeder GD, Vaccaro AR, Oner C. AOSpine classification systems (subaxial, thoracolumbar). J Orthop Trauma. 2017;31:S14–23.

136. Vaccaro AR, Lehman RA, Hurlbert RJ, et al. A new classification of thoracolumbar injuries: the importance of injury morphology, the integrity of the

posterior ligamentous complex, and neurologic status. Spine (Phila Pa 1976). 2005;30:2325–33.

137. Reinhold M, Audigé L, Schnake KJ, Bellabarba C, Dai L-Y, Oner FC. AO spine injury classification system: a revision proposal for the thoracic and lumbar spine. Eur Spine J. 2013;22:2184–201.

138. Holdsworth F. Fractures, dislocations, and fracture-dislocations of the spine. J Bone Joint Surg Am. 1970;52:1534–51.

139. Harris JH, Edeiken-Monroe B, Kopaniky DR. A practical classification of acute cervical spine injuries. Orthop Clin North Am. 1986;17:15–30.

140. Moore TA, Vaccaro AR, Anderson PA. Classification of lower cervical spine injuries. Spine (Phila Pa 1976). 2006;31:S37–43.

141. Denis F. The three column spine and its significance in the classification of acute thoracolumbar spinal injuries. Spine (Phila Pa 1976). 1983;8:817–31.

142. Magerl F, Aebi M. A comprehensive classification of thoracic and lumbar injuries. In: AO ASIF principles in spine surgery. Berli/Heidelberg: Springer; 1998. p. 20–41.

143. Sethi MK, Schoenfeld AJ, Bono CM, Harris MB. The evolution of thoracolumbar injury classification systems. Spine J. 2009;9:780–8.

144. Bono CM, Vaccaro AR, Hurlbert RJ, Arnold P, Oner FC, Harrop J, Anand N. Validating a newly proposed classification system for thoracolumbar spine trauma: looking to the future of the thoracolumbar injury classification and severity score. J Orthop Trauma. 2006;20:567–72.

145. Wood KB, Khanna G, Vaccaro AR, Arnold PM, Harris MB, Mehbod AA. Assessment of two thoracolumbar fracture classification systems as used by multiple surgeons. J Bone Joint Surg Am. 2005;87:1423–9.

146. Mirza SK, Mirza AJ, Chapman JR, Anderson PA. Classifications of thoracic and lumbar fractures: rationale and supporting data. J Am Acad Orthop Surg. 2002;10:364–77.

147. Pizones J, Sánchez-Mariscal F, Zúñiga L, Álvarez P, Izquierdo E. Prospective analysis of magnetic resonance imaging accuracy in diagnosing traumatic injuries of the posterior ligamentous complex of the thoracolumbar spine. Spine (Phila Pa 1976). 2013;38:745–51.

148. Lee JY, Vaccaro AR, Schweitzer KM, et al. Assessment of injury to the thoracolumbar posterior ligamentous complex in the setting of normal-appearing plain radiography. Spine J. 2007;7:422–7.

149. Kirschner J, Seupaul RA. Does computed tomography rule out clinically significant cervical spine injuries in patients with obtunded or intubated blunt trauma? Ann Emerg Med. 2012;60:737–8.

150. Vaccaro AR, Hulbert RJ, Patel AA, et al. The subaxial cervical spine injury classification system. Spine (Phila Pa 1976). 2007;32:2365–74.

151. Vaccaro AR, Oner C, Kepler CK, et al. AOSpine thoracolumbar spine injury classification system. Spine (Phila Pa 1976). 2013;38:2028–37.

152. Vaccaro AR, Koerner JD, Radcliff KE, et al. AOSpine subaxial cervical spine injury classification system. Eur Spine J. 2016;25:2173–84.

153. Anderson PA, Montesano PX. Morphology and treatment of occipital condyle fractures. Spine (Phila Pa 1976). 1988;13:731–6.

154. Tuli S, Tator CH, Fehlings MG, Mackay M. Occipital condyle fractures. Neurosurgery. 1997;41:368–77.

155. Traynelis VC, Marano GD, Dunker RO, Kaufman HH. Traumatic atlanto-occipital dislocation. J Neurosurg. 1986;65:863–70.

156. Bellabarba C, Mirza SK, West GA, Mann FA, Dailey AT, Newell DW, Chapman JR. Diagnosis and treatment of craniocervical dislocation in a series of 17 consecutive survivors during an 8-year period. J Neurosurg Spine. 2006;4:429–40.

157. Anderson LD, D'Alonzo RT. Fractures of the odontoid process of the axis. J Bone Joint Surg Am. 1974;56:1663–74.

158. AOSpine Injury Classification Systems. https://aospine.aofoundation.org/clinical-library-and-tools/aospine-classification-systems. Accessed 28 June 2019.

159. Kulkarni MV, Bondurant FJ, Rose SL, Narayana PA. 1.5 tesla magnetic resonance imaging of acute spinal trauma. Radiographics. 1988;8:1059–82.

160. Schaefer DM, Flanders AE, Osterholm JL, Northrup BE. Prognostic significance of magnetic resonance imaging in the acute phase of cervical spine injury. J Neurosurg. 1992;76:218–23.

161. Marciello MA, Flanders AE, Herbison GJ, Schaefer DM, Friedman DP, Lane JI. Magnetic resonance imaging related to neurologic outcome in cervical spinal cord injury. Arch Phys Med Rehabil. 1993;74:940–6.

162. Hackney DB, Finkelstein SD, Hand CM, Markowitz RS, Black P. Postmortem magnetic resonance imaging of experimental spinal cord injury: magnetic resonance findings versus in vivo functional deficit. Neurosurgery. 1994;35:1104–11.

163. Flanders AE, Spettell CM, Tartaglino LM, Friedman DP, Herbison GJ. Forecasting motor recovery after cervical spinal cord injury: value of MR imaging. Radiology. 1996;201:649–55.

164. Metz GAS, Curt A, Van De Meent H, Klusman I, Schwab ME, Dietz V. Validation of the weight-drop contusion model in rats: a comparative study of human spinal cord injury. J Neurotrauma. 2000;17:1–17.

165. Flanders AE, Schaefer DM, Doan HT, Mishkin MM, Gonzalez CF, Northrup BE. Acute cervical spine trauma: correlation of MR imaging findings with degree of neurologic deficit. Radiology. 1990;177:25–33.

166. Bondurant FJ, Cotler HB, Kulkarni MV, McArdle CB, Harris JH Jr. Acute spinal cord injury. A study using physical examination and magnetic resonance imaging. Spine (Phila Pa 1976). 1990;15:161–8.

167. Sato T, Kokubun S, Rijal KP, Ojima T, Moriai N, Hashimoto M, Hyodo H, Oonuma H. Prognosis of cervical spinal cord injury in correlation with magnetic resonance imaging. Paraplegia. 1994;32:81–5.

168. Ramon S, Dominguez R, Ramirez L, Paraira M, Olona M, Castello T, Garcia Fernandez L. Clinical

and magnetic resonance imaging correlation in acute spinal cord injury. Spinal Cord. 1997;35:664–73.

169. Boldin C, Raith J, Fankhauser F, Haunschmid C, Schwantzer G, Schweighofer F. Predicting neurologic recovery in cervical spinal cord injury with postoperative MR imaging. Spine (Phila Pa 1976). 2006;31:554–9.

170. Cotler HB, Kulkarni MV, Bondurant FJ. Magnetic resonance imaging of acute spinal cord trauma: preliminary report. J Orthop Trauma. 1988;2:1–4.

171. Silberstein M, Tress BM, Hennessy O. Prediction of neurologic outcome in acute spinal cord injury: the role of CT and MR. AJNR Am J Neuroradiol. 1992;13:1597–608.

172. Shah LM, Flanders AE. Update on new imaging techniques for trauma. Neurosurg Clin N Am. 2017;28:1–21.

173. Barnett HJ, Botterell EH, Jousse AT, Wynn-Jones M. Progressive myelopathy as a sequel to traumatic paraplegia. Brain. 1966;89:159–74.

174. Quencer RM, Sheldon JJ, Post MJ, Diaz RD, Montalvo BM, Green BA, Eismont FJ. MRI of the chronically injured cervical spinal cord. AJR Am J Roentgenol. 1986;147:125–32.

175. Wang D, Bodley R, Sett P, Gardner B, Frankel H. A clinical magnetic resonance imaging study of the traumatised spinal cord more than 20 years following injury. Paraplegia. 1996;34:65–81.

176. Falcone S, Quencer RM, Green BA, Patchen SJ, Post MJ. Progressive posttraumatic myelomalacic myelopathy: imaging and clinical features. AJNR Am J Neuroradiol. 1994;15:747–54.

177. Pang D. Spinal cord injury without radiographic abnormality in children, 2 decades later. Neurosurgery. 2004;55:1325–43.

178. Zohrabian VM, Flanders AE. Imaging of trauma of the spine. Handb Clin Neurol. 2016;136:747–67.

179. Frankel HL. Ascending cord lesion in the early stages following spinal injury. Spinal Cord. 1969;7:111.

180. Yablon IG, Ordia J, Mortara R, Reed J, Spatz E. Acute ascending myelopathy of the spine. Spine (Phila Pa 1976). 1989;14:1084–9.

181. Belanger E, Picard C, Lacerte D, Lavallee P, Levi ADO. Subacute posttraumatic ascending myelopathy after spinal cord injury: report of three cases. J Neurosurg Spine. 2000;93:294–9.

182. Visocchi M, Di Rocco F, Meglio M. Subacute clinical onset of posttraumatic myelopathy. Acta Neurochir. 2003;145:799–804.

183. Al-Ghatany M, Al-Shraim M, Levi ADO, Midha R. Pathological features including apoptosis in subacute posttraumatic ascending myelopathy: case report and review of the literature. J Neurosurg Spine. 2005;2:619–23.

184. Schmidt BJ. Subacute delayed ascending myelopathy after low spine injury: case report and evidence of a vascular mechanism. Spinal Cord. 2006;44:322.

185. Planner AC, Pretorius PM, Graham A, Meagher TM. Subacute progressive ascending myelopathy following spinal cord injury: MRI appearances and clinical presentation. Spinal Cord. 2008;46:140.

186. Sureka J, Cherian RA, Alexander M, Thomas BP. MRI of brachial plexopathies. Clin Radiol. 2009;64:208–18.

187. Yoshikawa T, Hayashi N, Yamamoto S, Tajiri Y, Yoshioka N, Masumoto T, Mori H, Abe O, Aoki S, Ohtomo K. Brachial plexus injury: clinical manifestations, conventional imaging findings, and the latest imaging techniques. Radiographics. 2006;26:S133–43.

188. Aralasmak A, Karaali K, Cevikol C, Uysal H, Senol U. MR imaging findings in brachial plexopathy with thoracic outlet syndrome. Am J Neuroradiol. 2010;31:410–7.

189. van Es HW, Bollen TL, van Heesewijk HPM. MRI of the brachial plexus: a pictorial review. Eur J Radiol. 2010;74:391–402.

190. Doi K, Otsuka K, Okamoto Y, Fujii H, Hattori Y, Baliarsing AS. Cervical nerve root avulsion in brachial plexus injuries: magnetic resonance imaging classification and comparison with myelography and computerized tomography myelography. J Neurosurg. 2002;96:277–84.

191. Falconer JC, Narayana PA, Bhattacharjee MB, Liu SJ. Quantitative MRI of spinal cord injury in a rat model. Magn Reson Med. 1994;32:484–91.

192. Doran M, Bydder GM. Magnetic resonance: perfusion and diffusion imaging. Neuroradiology. 1990;32:392–8.

193. Hajnal JV, Doran M, Hall AS, Collins AG, Oatridge A, Pennock JM, Young IR, Bydder GM. MR imaging of anisotropically restricted diffusion of water in the nervous system: technical, anatomic, and pathologic considerations. J Comput Assist Tomogr. 1991;15:1–18.

194. Barkovich AJ. Concepts of myelin and myelination in neuroradiology. AJNR Am J Neuroradiol. 2000;21:1099–109.

195. Beaulieu C. The basis of anisotropic water diffusion in the nervous system – a technical review. NMR Biomed. 2002;15:435–55.

196. Ford JC, Hackney DB, Alsop DC, Jara H, Joseph PM, Hand CM, Black P. MRI characterization of diffusion coefficients in a rat spinal cord injury model. Magn Reson Med. 1994;31:488–94.

197. Facon D, Ozanne A, Fillard P, Lepeintre JF, Tournoux-Facon C, Ducreux D. MR diffusion tensor imaging and fiber tracking in spinal cord compression. AJNR Am J Neuroradiol. 2005;26:1587–94.

198. Shanmuganathan K, Gullapalli RP, Zhuo J, Mirvis SE. Diffusion tensor MR imaging in cervical spine trauma. AJNR Am J Neuroradiol. 2008;29:655–9.

199. Cheran S, Shanmuganathan K, Zhuo J, Mirvis SE, Aarabi B, Alexander MT, Gullapalli RP. Correlation of MR diffusion tensor imaging parameters with ASIA motor scores in hemorrhagic and nonhemorrhagic acute spinal cord injury. J Neurotrauma. 2011;28:1881–92.

200. Poplawski MM, Alizadeh M, Oleson CV, Fisher J, Marino RJ, Gorniak RJ, Leiby BE, Flanders AE. Application of diffusion tensor imaging in forecasting neurological injury and recovery after human cervical spinal cord injury. J Neurotrauma.

2019;36(21):3051–61. https://doi.org/10.1089/neu.2018.6092.

201. Shanmuganathan K, Zhuo J, Chen HH, Aarabi B, Adams J, Miller C, Menakar J, Gullapalli RP, Mirvis SE. Diffusion tensor imaging parameter obtained during acute blunt cervical spinal cord injury in predicting long-term outcome. J Neurotrauma. 2017;34:2964–71.

202. Sasiadek MJ, Szewczyk P, Bladowska J. Application of diffusion tensor imaging (DTI) in pathological changes of the spinal cord. Med Sci Monit. 2012;18(6):RA73–9.

203. Foltys H, Kemeny S, Krings T, Boroojerdi B, Sparing R, Thron A, Topper R. The representation of the plegic hand in the motor cortex: a combined fMRI and TMS study. Neuroreport. 2000;11:147–50.

204. Mikulis DJ, Jurkiewicz MT, McIlroy WE, Staines WR, Rickards L, Kalsi-Ryan S, Crawley AP, Fehlings MG, Verrier MC. Adaptation in the motor cortex following cervical spinal cord injury. Neurology. 2002;58:794–801.

205. Turner JA, Lee JS, Schandler SL, Cohen MJ. An fMRI investigation of hand representation in paraplegic humans. Neurorehabil Neural Repair. 2003;17:37–47.

206. Freund P, Weiskopf N, Ward NS, Hutton C, Gall A, Ciccarelli O, Craggs M, Friston K, Thompson AJ. Disability, atrophy and cortical reorganization following spinal cord injury. Brain. 2011;134:1610–22.

207. Lundell H, Christensen MS, Barthelemy D, Willerslev-Olsen M, Biering-Sorensen F, Nielsen JB. Cerebral activation is correlated to regional atrophy of the spinal cord and functional motor disability in spinal cord injured individuals. NeuroImage. 2011;54:1254–61.

208. Stroman PW, Tomanek B, Krause V, Frankenstein UN, Malisza KL. Mapping of neuronal function in the healthy and injured human spinal cord with spinal fMRI. NeuroImage. 2002;17:1854–60.

209. Stroman PW, Kornelsen J, Bergman A, Krause V, Ethans K, Malisza KL, Tomanek B. Noninvasive assessment of the injured human spinal cord by means of functional magnetic resonance imaging. Spinal Cord. 2004;42:59–66.

210. Kornelsen J, Stroman PW. Detection of the neuronal activity occurring caudal to the site of spinal cord injury that is elicited during lower limb movement tasks. Spinal Cord. 2007;45:485–90.

211. Cadotte DW, Bosma R, Mikulis D, Nugaeva N, Smith K, Pokrupa R, Islam O, Stroman PW, Fehlings MG. Plasticity of the injured human spinal cord: insights revealed by spinal cord functional MRI. PLoS One. 2012;7:e45560.

第 4 章

脊柱退行性疾病的 MRI

Alessandra J. Sax

引言

　　尽管脊柱易于出现各种各样的病变,但退行性变是脊柱磁共振成像最普遍和最常见的适应证[1,2]。椎间盘内发生变性,变得失水化,更容易出现裂隙和膨出。椎间盘退行性变将生物力学应力转移到其他关节,如滑膜小关节,这些关节可因反应性水肿而变窄,形成骨赘和肥大,并导致黄韧带出现褶皱。这种变化本身可能导致临床相关症状,或者它们可能接触附近的脊髓或神经,这可能是也可能不是患者症状的另一个潜在来源[3]。临床检查和影像学发现之间的相关性对于确定患者疼痛的位置和原因至关重要,以便开展适当的治疗[4-6]。

颈椎

　　颈椎是脊柱中最易活动的部分,它不仅

A. J. Sax (✉)
Department of Radiology, Thomas Jefferson
University Hospital, Philadelphia, PA, USA
e-mail: alessandra.sax@jefferson.edu

可以弯曲和伸展,而且要比其他脊柱部分拥有更大的侧向弯曲和旋转活动度。其中以下颈椎活动度最大,特别是 C4~C7,也是脊柱退行性变高发的节段,特别是在关节突部位,以及椎间盘[7]。此外,颈椎有一些独特的解剖结构,其中包括钩椎关节和横突孔也容易发生退行性变。

　　当第一次评估脊柱图像时,重要的是获得关于病变的一个大体图像。这通常在矢状面进行,观察脊柱的序列、骨髓信号异常和退行性疾病的严重程度。从那里开始,评估是在轴向平面上逐层进行的,参考矢状面从而实现问题的解决和完整性。

椎间盘骨赘复合体或突起

　　如前所述,正常椎间盘由中央髓核和周围纤维环组成。因为髓核主要由水组成,所以它在 T1 加权图像上表现为低信号,在 T2 加权图像上表现为高信号。这与纤维环形成对比,纤维环在 T1 加权像和 T2 加权像上都表现为低信号。正常情况下,椎间盘不会超出椎体的边缘(图 4.1)。然而,随着正常的老化和退行性变,髓核会逐渐失水并变平,导

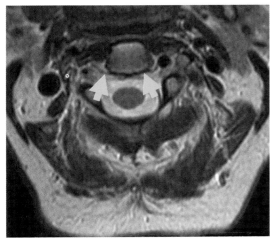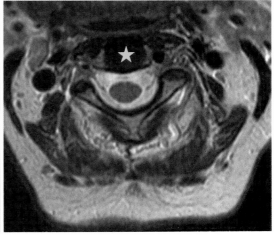

图 4.1　颈椎轴向 T2 加权像显示正常的椎间盘(黄色星号所示),不延伸到椎体边缘(箭头所示)。

致椎间盘高度丢失和 T2 加权图像上的正常高信号,超出相邻椎体的边缘[8]。

　　由于颈椎的活动度增加,随着椎间盘退化,生物力学应力增加,可能会形成椎间盘-骨赘复合体(DOC)。DOC 在颈椎更常见(而单纯的椎间盘突出在腰椎占主导地位)。DOC可以被识别为低信号(暗)线,其突出超过正常椎体的预期边缘(图 4.2)。这条低信号线代表骨皮质,而椎间盘材料(没有骨赘部分)轻度低信号,脂肪骨髓高信号(明亮)。当突出被描述大范围时,在相邻椎体的边缘之外有圆周样突出(>180°角)。当突出不是圆周形的,但仍然包含很大一部分椎间盘(90°~180°角)时,称为宽基底突出(图 4.3)。

　　在某些情况下,椎间盘突出可能更加集中 (涉及<25%的椎间盘周径或<90°角),而被描述为突出,其可以进一步分解为突出或脱出。突出是椎间盘的直接延续,有一个宽的底部,其与椎间盘连接处的横向尺寸大于其前后尺寸(图 4.4)。另一方面,脱出通常具

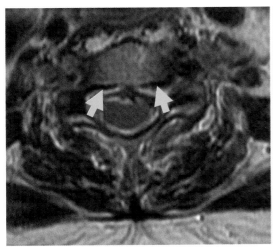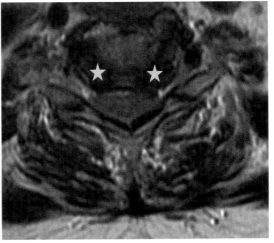

图 4.2　颈椎轴向 T2 加权像显示弥漫性椎间盘突出(星号所示),突出于椎体边缘(箭头所示)。

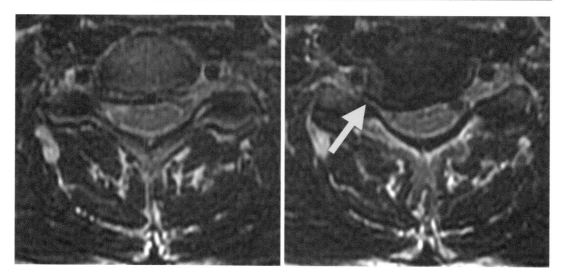

图 4.3　颈椎轴位 T2 加权像显示右侧旁中央型椎间盘膨出(箭头所示)。

有窄的底部,其横向尺寸小于其前后尺寸,并且可以稍微从椎间盘脱离或迁移(图4.5)。无论是哪种情况,都应该始终描述突出或脱出的位置。临床相关描述(因为它们与脊髓和神经根相关,可能导致临床症状)包括中央、旁中央、关节下和椎间孔。在其他情况下,椎间盘的一部分可能会分离,也可能会迁移。这被称为椎间盘脱垂。因为脱垂的椎间盘可能在 T2 加权像上表现出更高的强度,并表现出对比度增强,所以重要的是不要将这个椎间盘碎片误认为是一个肿块。在突出和脱垂的情况下,椎间盘突出的方向也应该总是被描述,例如向上或向下移位。

上述椎间盘膨出或突出的前体(通常)被

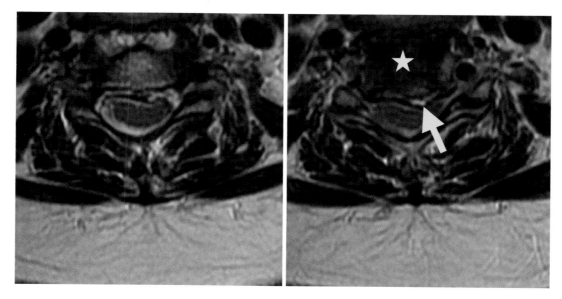

图 4.4　颈椎轴位 T2 加权像显示弥漫性椎间盘膨出(星号所示),伴左侧叠加的旁中央型椎间盘突出和纤维环裂隙(箭头所示)。

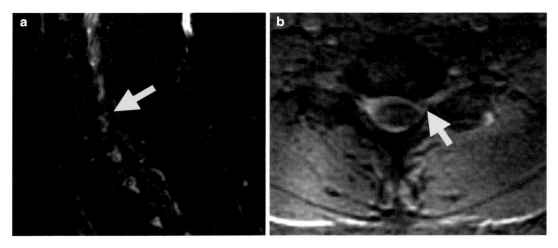

图 4.5　颈椎矢状(a)和轴向(b)T2 加权像显示左侧神经根孔的突出(箭头所示)。

称为环状裂隙,它是环状纤维从它们与椎体的连接中分离出来的。这可以在 T2 加权成像(图 4.4)上识别为沿纤维环延伸的高强度(亮)信号[9]。

除了上述椎间盘的变化,相邻的椎体也会发生退行性变。这可以被视为平行于终板的异常骨髓信号,并被指定为 Modic1、2 或 3 型改变。

Modic 1 型改变在病因上是炎性的,因此在 T2 加权成像上被视为高信号,在 T1 加权成像上为正常或低信号。Modic 2 型改变的特征是脂肪骨髓转化,因此在 T1 加权像和 T2 加权像上都表现为高信号。最后,Modic 3 型改变实际为硬化,表现为 T1 加权图像和 T2 加权图像的低信号强度[10,11](图 4.6)。

小关节

小关节可能是椎体退行性变的另一个来源。正常的小关节应该有一个薄而光滑的骨皮质,与更中心、更富含脂肪的骨髓腔不同。另一方面,小关节的退化表现为软骨纤维化、软骨下硬化和骨赘病,后两者在 T1 加权图像和 T2 加权图像上表现为低信号。这种具有不规则关节间隙的肥大小平面可

以侵犯关节间隙本身和神经孔。这些变化可以描述为轻度、中度和重度(图 4.7)。虽然这些名称没有正式的分级制度,一般来说,轻度小关节肥大由小骨赘和软骨下硬化定义,中度由关节不规则性和较大骨赘定义,重度由更大骨赘和更明显的软骨下硬化定义[12-15]。

韧带

脊柱韧带主要由胶原组成,在 T1 加权成像和 T2 加权成像中通常表现为低信号带。当椎间盘丢失其正常的高度和结构后会导致黄韧带内褶。椎间盘高度的丧失以及滑膜关节间隙的变窄,导致黄韧带褶皱,表现为椎体椎板之间的暗信号增加。这会进一步侵犯神经孔或中央椎管。

额外的变化可以发生在后纵韧带内,后纵韧带沿着连接椎体和椎间盘的椎体后部延伸。当韧带钙化时,称为后纵韧带骨化(OPLL)。这表现为 T1 加权成像和 T2 加权成像的低强度,也可能导致中央管狭窄(图 4.8)。它也使患者容易受到轻微创伤造成的脊髓损伤,这种损伤可能是毁灭性的,因为 OPLL 病在颈椎最常见。

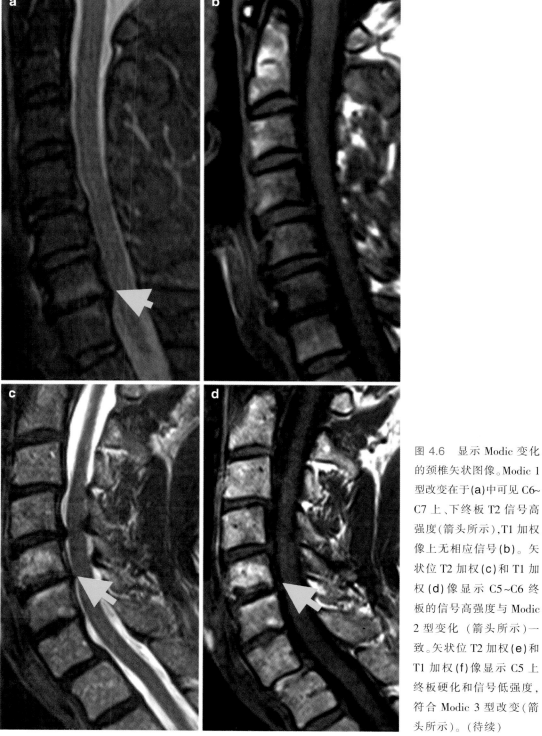

图 4.6　显示 Modic 变化的颈椎矢状图像。Modic 1 型改变在于(a)中可见 C6~C7 上、下终板 T2 信号高强度(箭头所示)，T1 加权像上无相应信号(b)。矢状位 T2 加权(c)和 T1 加权(d)像显示 C5~C6 终板的信号高强度与 Modic 2 型变化（箭头所示）一致。矢状位 T2 加权(e)和 T1 加权(f)像显示 C5 上终板硬化和信号低强度，符合 Modic 3 型改变(箭头所示)。(待续)

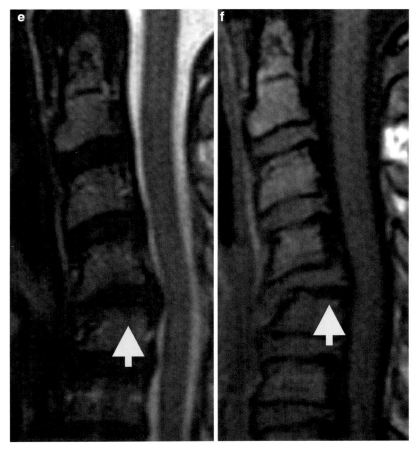

图 4.6(续)

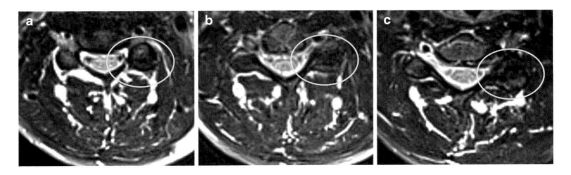

图 4.7　颈椎轴向 T2 加权像显示轻度(a)、中度(b)和重度(c)左侧小关节面的增生(椭圆形所示)。

钩椎关节

　　如前所述,钩椎关节是颈椎独有的,它们也可能增生。正常情况下,钩椎关节是不明显的、"猫耳"样的钩突关节和邻近椎体(图 4.8a)。然而,当它们增生时,它们变得庞大且不规则,并向后突出。这些变化也可以描述为轻度、中度和重度,这取决于它们的大小和增生程度,尽管这些名称没有明确的标准(图 4.9)。

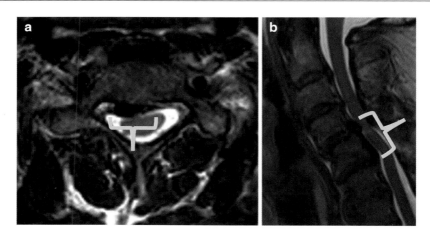

图 4.8　颈椎轴位(a)和矢状位(b)T2 加权像显示后纵韧带骨化,证据就是沿着椎体后部的低信号线(括号所示)。

中央椎管狭窄

　　所有上述退行性变都会产生累积效应,使中央椎管变窄,并侵犯神经孔和侧隐窝。通常,椎管在轴向图像上保持平滑的椭圆形。当它变得扁平或呈三角形时,表明狭窄。就像退行性变一样,中央管狭窄的程度可以量化为轻度、中度或重度,没有任何普遍认可的量化标准(图 4.10)。然而,一般来说,在轻度中央管狭窄中,椎管前后径尺寸<10mm,和(或)脊髓周围空间轻度被侵占。在中度的中央管狭窄中,脊髓前后径通常<7mm,脊髓周围的空间消失,并且有轻微的脊髓畸形。然而,当狭窄的程度导致异常的脊髓信号(T2 信号高强度),或脊髓软化(变薄的脊髓),这通常是在严重中央管狭窄的情况下脊髓缺血的结果。严重中央管狭窄的另一个标准是前后径<5mm。

神经根孔狭窄

　　神经孔是小关节和椎体后侧之间的空间。在神经孔内有神经根和背根神经节。通常,神经孔在矢状图像上表现为光滑的钥匙孔状形状,神经束倾斜穿过它们。退行性椎间盘疾病和骨赘可以消除这个间隙,影响孔上部和下部的神经根。缩小的程度也可以量化为轻度、中度和重度。在轻度的神经孔狭窄中,有轻微的侵犯。中度狭窄时,有明显得多的侵犯,但保留了神经孔内的脂肪。严重狭窄时, 神经孔内的脂肪完全消失 (图 4.11)。

　　侧隐窝位于椎弓根的内侧,在神经根穿过神经孔之前与神经根相邻。这个区域更容易发生小平面肥大和黄韧带褶皱。这里的狭窄通常表现为出口神经根的移位或压迫和(或)正常形状的丧失。

胸椎

　　与颈椎不同,胸椎的运动要有限得多。因此,患退行性疾病的风险较低。当退行性疾病确实发生时,它通常继发于椎间盘突出(图 4.12 至图 4.14),因为骨赘和 DOC 不太常见。此外,胸椎没有独特的解剖结构。因此,病理学在该脊柱水平,主要起源于椎间盘和小关节,并且以类似于颈椎和腰椎的方式量化。

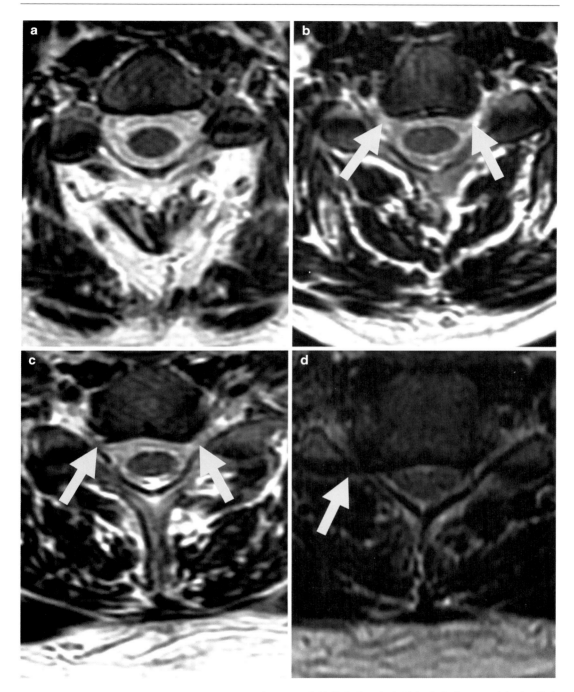

图 4.9　颈椎的轴向 T2 加权像首先显示了不可察觉的正常钩椎关节。轻度钩椎关节增生 (b) 略粗大 (箭头所示)，中度增生 (c) 开始突出且更不规则 (箭头所示)，重度左侧增生 (d) 更粗大且界限不清 (箭头所示)。

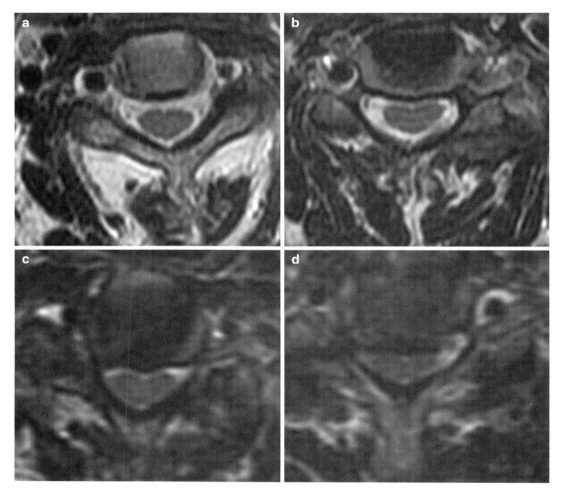

图 4.10 颈椎轴位(a~d)T2 加权像。与正常椎管(a)相比,在轻度椎管狭窄(b)中,周围脑脊液间隙轻度消失,可能是双侧的,也可能不是双侧的。在中度椎管狭窄(c)中,通常伴随有囊膜或脊髓的畸形。在严重的椎管狭窄(d)中,有明显的消失、畸形和异常信号,表示脊髓内水肿。随着时间的推移,脊髓变得缺血和萎缩,导致脊髓软化或脊髓变薄。

施莫尔结节

通常,当骨质疏松症、代谢疾病和先天性或浸润性肿瘤导致骨变弱时,椎间盘也可以突出到相邻的椎体中,而不是突出到椎管中(图 4.15a)。在这种情况下,它们被称为施莫尔结节,并被视为椎体中的"缺陷",其信号类似于椎间盘的信号。有时在骨内椎间盘突出周围有炎症反应,引起血管化和水肿(T1 加权成像为低信号,T2 加权成像为高信号),并可能感到疼痛(图 4.15b)。这些也可能发生在创伤的环境中,也与水肿和疼痛相关时。随着时间的推移,这种水肿演变成硬化(T1 加权成像和 T2 加权成像的低信号),与 Modic 改变进展的方式相似。偶尔,施莫尔结节也与终板不规则和椎间盘高度的丢失有关,导致了患椎后凸。在这种情况下,它被称为舒尔曼病(图 4.15c)。

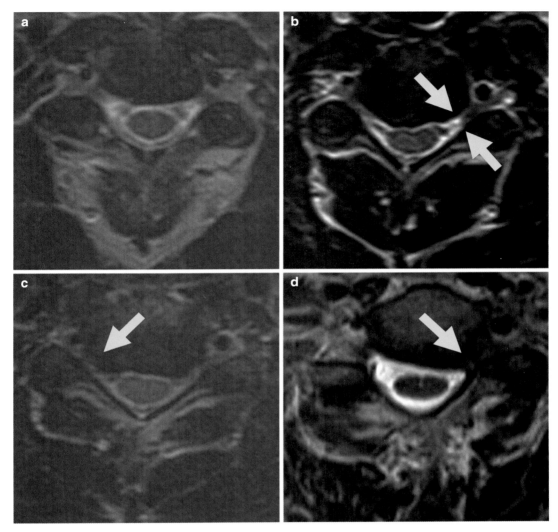

图 4.11　颈椎轴位 T2 加权像。正常的神经孔(a)是光滑的,有干净的脂肪围绕出口根神经。轻度狭窄(b)时,此间隙有轻微侵犯(箭头所示)。在中度狭窄(c)中,侵犯导致出口神经根的接触(箭头所示)。在严重狭窄(d)中,神经孔中的脂肪消失(箭头所示)。

腰椎

　　腰椎也是活动的,虽然活动度不如颈椎。然而,腰椎比其他脊柱节段更能承重,因此更容易发生退行性变。此外,腰椎也有一些独特的解剖结构,如圆锥和马尾,以及独特的病理结构,如峡部裂。

峡部裂

　　峡部裂是一种发生在关节间部的应力性骨折,通常发生在 L5,在其他较高的脊柱水平上不太常见。这在年轻运动员中最常见,当椎弓根因压力反应而水肿时,可能是主要的疼痛来源。这种缺陷本身在磁共振成像上很难识别,但是在矢状面 T1 加权图像

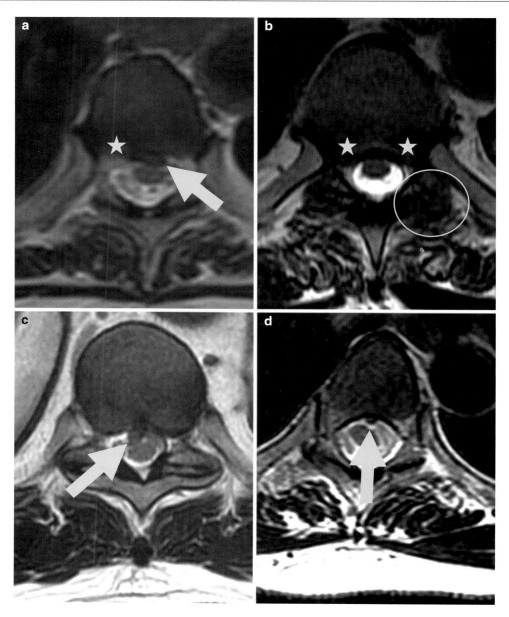

图 4.12　胸椎轴位 T2 加权像。在 (a) 中，有一个椎间盘突出 (星号所示)，并叠加有左侧中央椎间盘突出 (箭头所示)，导致轻度椎管狭窄。在 (b) 中，有弥漫性椎间盘突出 (星号所示) 和双侧小平面增生 (椭圆形所示)，导致双侧神经孔中度狭窄。在 (c) 中，有一个右侧中央盘突出 (箭头所示)，其底部在横向尺寸上比其轴向尺寸窄，而在 (d) 中，有一个中央盘突出 (箭头所示)，其底部比其轴向尺寸宽。

上，最清晰地显示为低信号病灶，伴有或不伴有反应性 Modic 型改变 (图 4.16)。此外，脊椎峡部裂还会导致椎管变宽 (定义为椎间孔直径比 L1 的椎间孔直径大 25%)，因为后部附件可以稍微向后自由移动。然而，在某些情况下，峡部裂实际上会导致脊椎前移，其中 L5 椎体相对于 S1 向前移动，实际上使椎管变窄。脊椎前移的程度是通过将下椎体

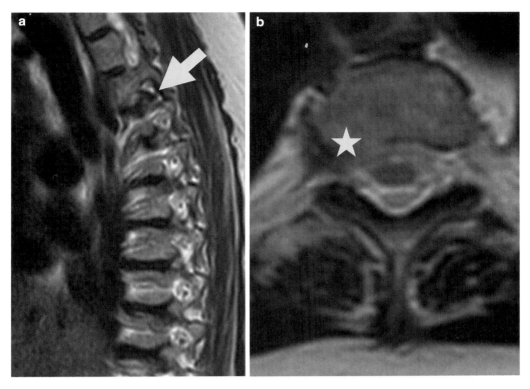

图 4.13　胸椎的矢状位(a)和轴位(b)T2 加权像显示右侧椎间孔处椎间盘突出(星号所示),导致中度右侧神经孔狭窄。

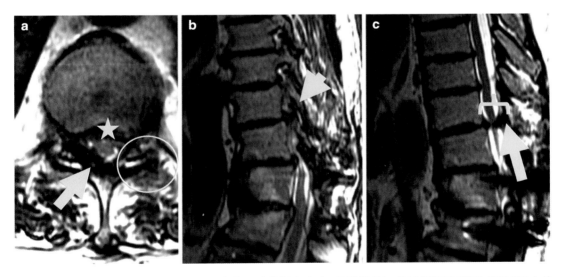

图 4.14　胸椎的轴位(a)和矢状位(b,c)成像显示椎间盘突出(星号所示)、黄韧带褶皱(箭头所示)和小关节增生(椭圆形所示),导致严重的椎管(方括号所示)和神经孔狭窄(三角箭头所示)。

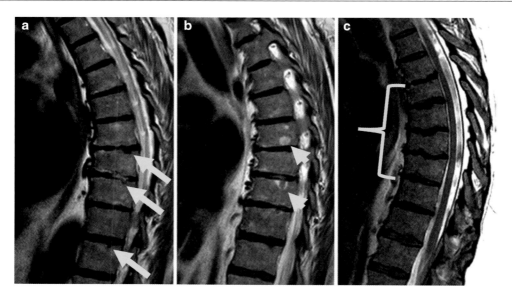

图 4.15   胸椎矢状位 T2 加权像。在(a)中,注意到多个施莫尔结节(箭头所示),而在(b)中,施莫尔结节与水肿相关,表现为高信号(三角箭头所示)。在(c)中,施莫尔结节(箭头所示)与终板不规则和几个毗邻椎体(大括号所示)的楔入有关,与舒尔曼病相符。

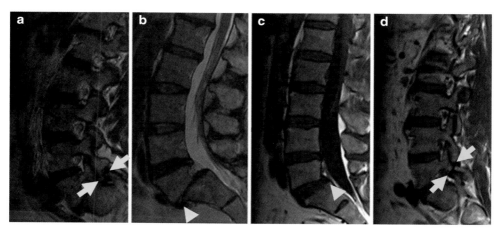

图 4.16   腰椎的矢状位 T1 加权(a,b)像显示 L5 处有一个峡部缺损(箭头所示),这导致 S1 上 L5 的二级前滑脱(三角箭头所示)。(c,d)中的矢状位 T1 加权像显示了另一个病例,即 L5(箭头所示)处的部分缺损和 S1(三角箭头所示)处 L5 的一级前滑脱。

的 AP 尺寸分成 4 个象限并确定上位椎体的后边界相对于这些象限的位置来分级的。在一级脊椎滑脱中,这种滑脱小于下椎体前后径的 25%;在二级,从 26%到 50 %;三级,从 51%到 75%;四级,从 76%到 100%;而在 V 级,则> 100%。此外,这种带有峡部裂缺陷的过度运动可导致假关节的形成,软骨、骨和纤维组织的炎性增生,进一步增加椎管狭窄的程度。

椎间盘-骨赘复合体或突出

就像颈椎一样,腰椎容易出现椎间盘突出和环状裂隙,突出通常是宽基底,并涉及超过 25% 的椎间盘周径。当一个突出像一个宽的颈部时,它也被称为凸起。突出可以是中央的、中央旁的、椎间孔或极外侧的。根据位置的不同,椎间盘突出物可以接触外侧隐窝中的神经根或神经孔中的出口神经根(图 4.17 和图 4.18)。当突出物颈部较窄时,称之为脱出。就像在颈椎中一样,椎间盘突出物能够向上、向下或侧向迁移到侧隐窝或神经孔中(图 4.19)。如果一块间盘分离,称之为脱垂,就像椎间盘突出一样,也可以迁移[16](图 4.20)。

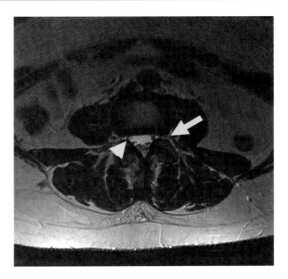

图 4.17　腰椎的轴向 T2 加权像,显示了神经孔中出口的神经根(箭头所示)和侧隐窝中穿过的神经根(三角箭头所示)。

椎间关节

小关节也容易退化。就像颈椎一样,正常的小关节薄而光滑,没有任何增生。轻度增生时,关节面看起来粗大,而中度增生时,增生变得更不规则,并可能导致撞击。在这两种情况下,关节本身都可能承受反作用应力,影像学上会有渗出证实这一点。在严重的增生中,严重的增生导致更明显的畸形,并且几乎总是与撞击有关[14,17,18](图 4.21)。

在腰椎内,小关节更容易发展成滑膜囊肿,这通常是小关节附近的明确病变关节。因为它们的内部成分不同(液体、血液、蛋白质碎片),它们的信号特征也不同。滑膜囊肿的位置也各不相同。它们可以是椎管内的,有可能撞击神经孔、侧隐窝或中央管。或者

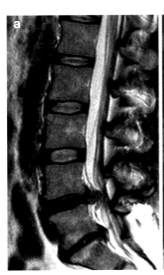
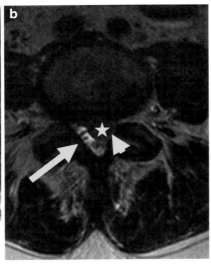

图 4.18　腰椎的矢状位(a)和轴向(b)T2 加权像显示弥漫性椎间盘突出,左侧中央旁椎间盘突出(星号所示)进入侧隐窝(三角箭头所示),并使硬脊膜囊倾斜(箭头所示)。

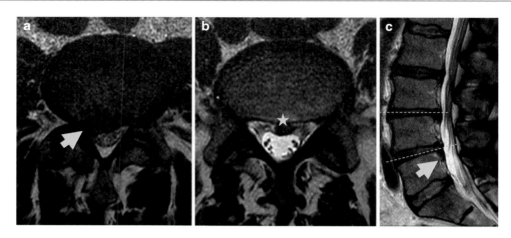

图 4.19　矢状位 T2 加权像(c)中指定的(a)和(b)水平的轴位 T2 加权像。在(a)中,在 L3~L4(箭头所示)处有一个弥漫性椎间盘突出,并有一个叠加的右侧椎间盘突出物,该突出物与侧隐窝中的出口神经根接触。在(b,c)中,L4~L5 处有一个中央间盘的挤压(星号所示),并有内部迁移(箭头所示)。

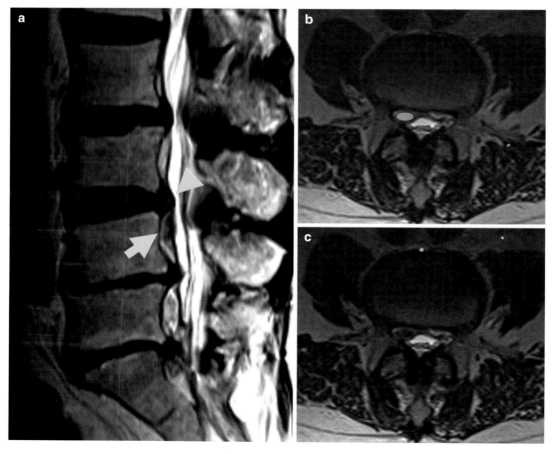

图 4.20　腰椎矢状位 T2 加权像(a)显示弥漫性椎间盘突出,伴有右侧关节下椎间盘突出(三角箭头所示)和合并椎间盘下垂(箭头所示)。L3~L4 腰椎的轴向 T2 加权像(b,c)显示向下迁移的椎间盘隔离(椭圆形所示)。

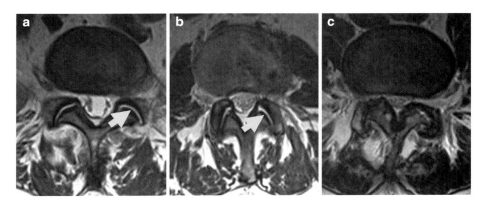

图 4.21 腰椎的轴位 T2 加权像。在(a)中,有轻度关节突增生,而在(b)中,有与中度增生相对应的骨赘和撞击。在(c)中,小关节甚至更大和不规则,与严重的小关节增生相适应的冲击增加。注意(a)和(b)中小平面关节内的液体(箭头所示)。

它们可以是管外的,在那里它们不太可能引起临床症状(图 4.22)。

就像颈椎一样,椎间盘退行性疾病和小关节病会导致黄韧带褶皱。正常情况下,黄韧带是一种光滑的低强度结构,位于后小关节之间。当椎间盘高度变窄时,韧带褶皱并伸入椎管,潜在地消除硬膜外脂肪(图

4.23)。

中央管和神经根孔狭窄

腰椎的上述变化会导致中央管和神经孔变窄。通常,中央管是椭圆形的,脊髓或神经根在脑脊液中自由浮动。中央管轻度狭窄,管呈三角形,但脊髓或神经根仍在脑脊

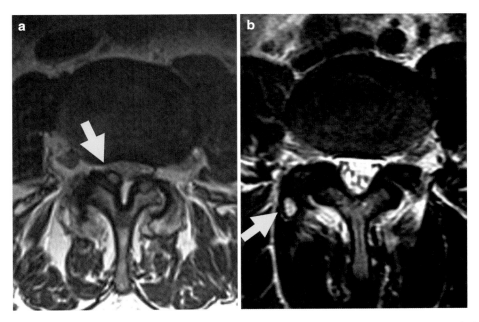

图 4.22 腰椎的轴位 T2 加权像显示(a)中的椎管内滑膜囊肿(箭头所示)和(b)中的椎管外滑膜囊肿(箭头所示)。

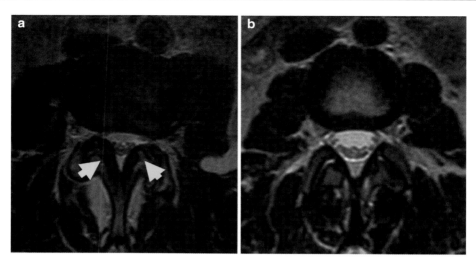

图 4.23　与正常黄韧带(b)相比,腰椎的轴位 T2 加权像显示黄韧带褶皱(图 a,箭头所示)。

液中自由浮动。随着中度狭窄,随着脑脊液间隙开始消失,中央管进一步变平,神经根聚集。在严重狭窄的情况下,脑脊液间隙完全闭塞,神经根聚集更明显(图 4.24)。

在腰椎内,神经孔在矢状图像上是光滑、细长的钥匙孔状,神经束倾斜穿过它们。当有轻度侵犯时,这个空间会稍微变窄,但会保留神经束周围的脂肪。在中度狭窄的情况下,由于退行性变侵犯了现有的神经根,脂肪信号几乎完全丧失。严重狭窄时,神经孔完全闭塞(图 4.25)。

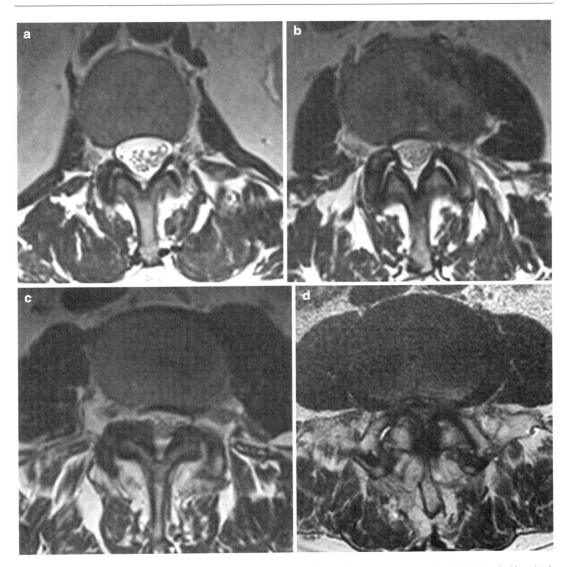

图 4.24　腰椎轴位 T2 加权像，比较正常中央管（a）和不同程度的狭窄。在（b）中，有轻度狭窄，但神经根在脑脊液中自由浮动。在中度狭窄（c）中，随着神经根的聚集和硬脊膜囊的变平，狭窄增加。在重度狭窄（d）中，脑脊液间隙完全闭塞，神经根紧密聚集。

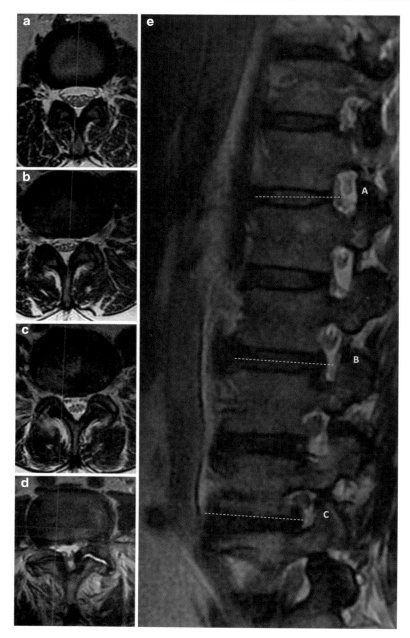

图 4.25　腰椎的轴位和矢状位 T2 加权像。注意（a）中的正常神经孔，矢状位图像上有拉长的锁眼形状，（e）中有边界线。轻度狭窄（b）时，周围脂肪几乎完全保留，有轻微狭窄。在中度狭窄（c）中，狭窄程度增加，并与神经根接触。在严重狭窄（d）中，神经根孔中的脂肪完全消失。

（张陇豫　译）

参考文献

1. Manelfe C. Imaging of degenerative processes of the spine. Curr Opin Radiol. 1992;4(1):63–70.
2. Izzo R, Popolizio T, D'Aprile P, Muto M. Spinal pain. Eur J Radiol. 2015;84(5):746–56. https://doi.org/10.1016/j.ejrad.2015.01.018.
3. Kelly JC, Groarke PJ, Butler JS, Poynton AR, O'Byrne JM. The natural history and clinical syndromes of degenerative cervical spondylosis. Adv Orthop. 2012;2012:393642. https://doi.org/10.1155/2012/393642.
4. Brinjikji W, Diehn FE, Jarvik JG, et al. MRI findings of disc degeneration are more prevalent in adults with low Back pain than in asymptomatic controls: a systematic review and meta-analysis. AJNR Am J Neuroradiol. 2015;36(12):2394–9. https://doi.org/10.3174/ajnr.A4498.
5. Petersen T, Laslett M, Juhl C. Clinical classification in low back pain: best-evidence diagnostic rules based on systematic reviews. BMC Musculoskelet Disord. 2017;18(1):188. https://doi.org/10.1186/s12891-017-1549-6.
6. Maus T. Imaging the back pain patient. Phys Med Rehabil Clin N Am. 2010;21(4):725–66.
7. Ferrara LA. The biomechanics of cervical spondylosis. Adv Orthop. 2012;2012:493605. https://doi.org/10.1155/2012/493605.
8. Pfirrmann CW, Metzdorf A, Zanetti M, Hodler J, Boos N. Magnetic resonance classification of lumbar intervertebral disc degeneration. Spine (Phila Pa 1976). 2001;26(17):1873–8.
9. Fardon DF, Williams AL, Dohring EJ, Murtagh FR, Gabriel Rothman SL, Sze GK. Lumbar disc nomenclature: version 2.0: recommendations of the combined task forces of the North American Spine Society, the American Society of Spine Radiology and the American Society of Neuroradiology. Spine J. 2014;14(11):2525–45. https://doi.org/10.1016/j.spinee.2014.04.022.
10. Tsuji T, Fujiwara H, Nishiwaki Y, et al. Modic changes in the cervical spine: prospective 20-year follow-up study in asymptomatic subjects. J Orthop Sci. 2019; https://doi.org/10.1016/j.jos.2018.12.015.
11. Modic MT, Steinberg PM, Ross JS, Masaryk TJ, Carter JR. Degenerative disk disease: assessment of changes in vertebral body marrow with MR imaging. Radiology. 1988;166(1 Pt 1):193–9. https://doi.org/10.1148/radiology.166.1.3336678.
12. Kettler A, Wilke H-J. Review of existing grading systems for cervical or lumbar disc and facet joint degeneration. Eur Spine J. 2006;15(6):705–18. https://doi.org/10.1007/s00586-005-0954-y.
13. Rydman E, Bankler S, Ponzer S, Jarnbert-Pettersson H. Quantifying cervical spondylosis: reliability testing of a coherent CT-based scoring system. BMC Med Imaging. 2019;19(1):45. https://doi.org/10.1186/s12880-019-0342-4.
14. Gellhorn AC, Katz JN, Suri P. Osteoarthritis of the spine: the facet joints. Nat Rev Rheumatol. 2013;9(4):216–24.
15. Kalichman L, Li L, Kim DH, et al. Facet joint osteoarthritis and low back pain in the community-based population. Spine (Phila Pa 1976). 2008;33(23):2560–5.
16. Kushchayev SV, Glushko T, Jarraya M, et al. ABCs of the degenerative spine. Insights Imaging. 2018;9(2):253–74.
17. Walraevens J, Liu B, Meersschaert J, et al. Qualitative and quantitative assessment of degeneration of cervical intervertebral discs and facet joints. Eur Spine J. 2009;18(3):358–69. https://doi.org/10.1007/s00586-008-0820-9.
18. Fardon DF, Milette PC. Nomenclature and classification of lumbar disc pathology. Recommendations of the Combined task Forces of the North American Spine Society, American Society of Spine Radiology, and American Society of Neuroradiology. Spine (Phila Pa 1976). 2001;26(5):E93–E113. https://doi.org/10.1097/00007632-200103010-00006.

第 **5** 章

脊柱感染的 MRI

M. K. Jesse, Corey K. Ho

引言

　　脊柱感染是一种罕见且常被误诊的疾病,对患者的护理具有重要意义。在过去的30年里,脊柱感染稳步增加,不仅由于静脉注射药物和免疫抑制剂的流行,而且是现代医学进步不可避免的副作用。患有衰弱性慢性病和严重免疫损害的患者的预期寿命越来越长,这导致更多的患者面临感染的高风险。脊柱外科手术和程序性器械操作正在稳步增加,为许多患者提供了足以改变人生的益处,但也增加了高危患者的数量[1]。及时识别和鉴定脊柱感染对优化患者的预后至关重要。脊柱感染性疾病和非感染性疾病的导航不仅由于临床症状学和实验室发现的大量重叠而造成临床困境,而且由于影像学特征的混淆重叠,也造成了确诊的困难。所有提供者都必须了解传染病病程影像学特征的细微差别,以确保准确诊断和治疗,尤其是在这种高风险患者群体中。

M. K. Jesse (✉) · C. K. Ho
University of Colorado Anschutz Campus,
Aurora, CO, USA
e-mail: mary.jesse@ucdenver.edu;
Corey.k.ho@ucdenver.edu

化脓性脊柱炎(细菌性脊柱炎)

病理生理学

　　化脓性脊柱炎是指椎体和椎间盘的感染,无论是否累及邻近的硬膜外间隙和椎旁软组织。不幸的是,这种情况很常见,每年每100 000人中就有2人感染,多为静脉吸毒者、糖尿病患者、免疫缺陷患者以及最近接受过手术或干预的患者[2,3]。男性受影响的概率比女性高2~3倍,原因尚不完全清楚[4]。根据一些研究,化脓性脊柱炎的早期诊断至关重要,因为有研究表明,其死亡率达到17%,与晚期并发症相关时甚至更高[4-6]。

　　金黄色葡萄球菌是最常见的致病菌,在40%~70%的病例中可见,通常通过血流(血行弥散)传播至脊柱[7,8]。当血液中的微生物沉积在成年人终板的小微动脉中以及幼儿椎间盘中时,就会发生感染的血行传播[9]。由于金黄色葡萄球菌等常见病菌产生的毒性蛋白水解酶,细菌在成年人终板的沉积迅速发展为椎间盘感染。

　　Batson描述了病原体转移到脊柱的另一种方式,这种方式是通过泌尿生殖道和胃肠道的逆向静脉流,将不常见的肠球菌和大肠杆菌属引入脊柱。假单胞菌和链球菌分别在有静脉注射用药史和糖尿病病史的患者中已被证明会在脊柱上定植。

对疑似脊柱炎患者进行血液培养至关重要,因为 50%~70%的脊柱炎患者培养阳性。从血液中分离出的生物体与从骨、椎间盘活检中分离出的生物体在 70%~80%里是相同的[4]。血液培养阳性可以证明在明确的病例中不需要进行骨活检。

化脓性脊柱炎的影像学表现

脊柱感染的评估可采用各种影像学检查方法,包括 X 线片、计算机断层扫描、磁共振成像和核医学骨扫描。每种成像方式都有其独特的优点和局限性, 在使用前应加以考虑。许多方法可以同时使用,以增加特异性和敏感性。

X 线片

化脓性脊柱炎患者的脊柱 X 线片是第一步合理的评估。提供快速而廉价的评估是 X 线片的一个有吸引力的好处。然而,在定植后的前 2 周内,X 线片可能不敏感[10]。可疑骨髓炎患者的正常 X 线片不应被视为缺乏疾病的迹象。化脓性脊柱炎影像学改变的时间演变开始于感染发病后约 7 天,此时人们可能只注意到椎间盘高度的轻微丢失。在接下来的 1~2 周内,椎间盘高度持续丢失,并会表现为更具特异性与敏感性的终板不规则以及前沿的侵袭[11](图 5.1)。

计算机断层扫描

计算机断层扫描可以作为 X 线片的辅助手段。影像学特征相似,包括局灶性骨质疏松、椎间盘高度丢失、皮质不规则和终板侵袭。然而,由于提供了更多的细节,CT 可以在疾病早期显示这些细微的发现。

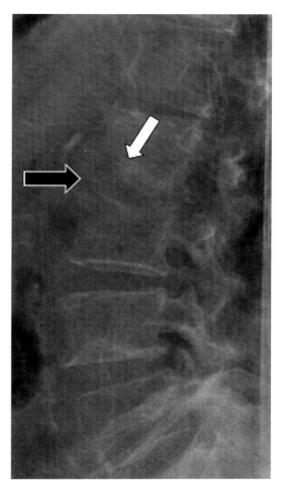

图 5.1　腰椎侧位片显示 L2~L3 早期椎间盘高度丢失(黑色箭头所示),并伴有界限不清的终板糜烂(白色箭头所示),表现与椎间盘炎一致。

请记住,在退行性疾病的背景下,终板下囊肿可能与感染引起的终板侵袭相似。尽管如此,这些发现可以通过对病理生理学的理解来区分。终板下退行性囊肿,与骨骼中几乎所有的退行性疾病过程一样,将显示一个明确的骨质增生硬化边缘,表明是一个慢性过程。相比之下,感染时终板下侵袭发生迅猛,以骨折破坏为主。因此,侵袭边缘轮廓不清且无硬化,表明为急性病变(图 5.2)。

椎旁黏液和软组织炎症在 CT 上表现为

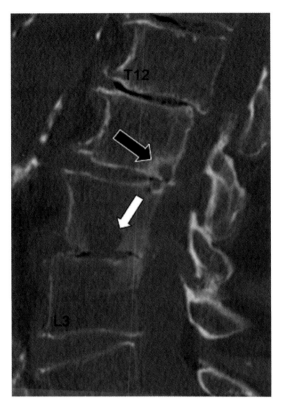

图 5.2 腰椎矢状位 CT 图像显示 L2~L3 椎间盘高度下降,L2 终板有局灶性急性侵袭(白色箭头所示)。L1 椎体后部非感染性退行性终板下囊肿可通过清晰界定的硬化边缘(黑色箭头所示)与感染性糜烂区分开来。

脊柱附近脂肪残留,肌内和肌周脂肪面丢失。增加对比剂有助于检测蜂窝织炎增强和硬膜外或椎旁脓肿形成。由于存在束硬化伪影和图像退化的可能性,CT 在评价脊柱融合术后患者的价值方面受到限制。

核医学

核医学锝 99 标记的亚甲基二磷酸盐(^{99m}Tc-MDP)骨扫描,或更广泛地称为骨闪烁扫描,可用于诊断化脓性脊柱炎,其敏感性高于 CT 和 X 线片。通过放射性示踪剂在骨基质羟基磷灰石晶体表面的吸附,骨闪烁扫描术以高敏感性识别出高成骨活性和骨

重建区域(图 5.3)。^{99m}Tc-MDP 骨扫描可在感染发生后 48 小时内检测出骨髓炎区域,敏感性为 70%~100%[12]。此外,^{99m}Tc-MDP 骨扫描也有助于克服术后患者脊柱硬件的局限性。与 CT 和 MRI 不同,骨扫描不易受到金属伪影的影响,因此可以作为术后脊柱炎患者评估的合理选择。骨显像的局限性在于特异性差,假阳性率高。任何导致成骨细胞活性相对增加和充血的疾病过程都将导致局部放射性示踪剂的摄取,使之难以区分感染和其他退化性、创伤性或恶性疾病过程。

^{67}Ga SPECT 显像可加入常规骨显像,以增加感染环境下检查的特异性。主要用于脊柱,柠檬酸 ^{67}Ga 通过结合中性粒细胞膜和细菌产生的铁载体螯合物来隔离潜在的感染。然而,由于有效剂量高、半衰期长和扫描的空间分辨率差,^{67}Ga SPECT 的常规使用受到限制[13]。还应考虑到,柠檬酸 ^{67}Ga 的靶器官是大肠,根据肠道的位置,大肠可以模糊感兴趣的区域。

^{18}F-FDG PET 对诊断化脓性脊柱炎具有极高的敏感性,可以说阴性扫描可以排除对化脓性脊柱炎的诊断。目前的文献表明 PET/CT 在特异性和敏感性方面优于 MRI[14]。随着这种方式的应用越来越广泛,我们可以看到 PET 作为一种选择替代 MRI,特别是对于有体内内植物和其他 MRI 限制的患者。

磁共振成像

由于磁共振成像具有高敏感性(96%)、高特异性(94%),以及能够对椎旁软组织和硬膜外间隙进行详细评估的能力,目前是脊柱骨膜炎评估的首选方法[15,16]。标准磁共振成像协议应包括流体敏感序列,如在轴向和矢状面上的 T2 加权自旋回波或 STIR,以检测液体和水肿。脂肪抑制通常用于流体敏感序列,以提高检测骨髓和软组织脂肪背景

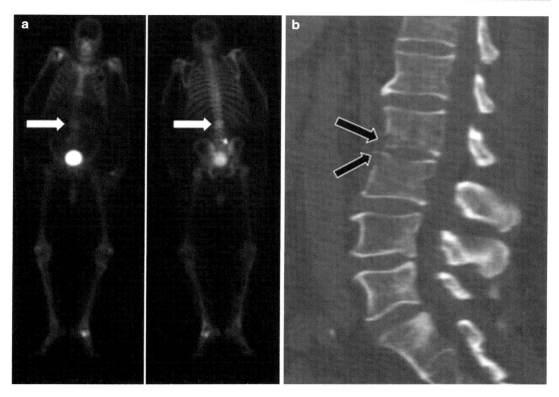

图 5.3　一例 46 岁男性患者,患有 L2~L3 化脓性脊柱炎。^{99m}Tc–MDP 全身骨扫描(a)显示 L2 和 L3 椎体内放射性示踪剂活性增加(白色箭头所示),与化脓性脊柱炎一致。矢状位 CT 图像(b)显示急性终板糜烂和相对骨质减少(黑色箭头所示),确认诊断为 L2~L3 感染性脊柱炎。

下水肿的敏感性[15]。在矢状面和(或)轴面增加 T1 加权脂肪敏感序列对于评估椎体和神经孔的解剖结构和检测骨髓和软组织脂肪的替代是很重要的。虽然这些序列可能足以诊断化脓性脊柱炎,但只要可能,应包括钆对比剂增强图像,以提高硬膜外和椎旁脓肿的检出率。MRI 协议示例如表 5.1 所示。

椎体的化脓性感染导致骨内渗出性增生,吸收并替代正常的骨内脂肪骨髓。骨内渗出物在两个连续椎体中表现为液体增多(T2 信号),同时在骨髓间隙出现融合的低信号 T1(图 5.3)。T2 高信号和融合 T1 低信号是骨骼内任何部位骨髓炎的典型影像学特征,但在脊柱中必须谨慎使用,因为在其他良性情况下容易误诊为感染。例如,退行性椎间盘疾病也可能导致类似的终板信号

表 5.1　**脊柱感染患者的磁共振成像方案**

流体敏感序列	脂肪敏感序列	后–对比序列
矢状位 T2 加权,有或没有脂肪抑制度	矢状位 T1 没有脂肪抑制	矢状位 T1 加权,脂肪抑制
脂肪抑制 STIR		轴向 T1 加权脂肪抑制
轴向 T2 加权无脂肪抑制		

特征,即 Modic 改变[17,18]。评估椎体内信号异常的横切面和颅尾侧的范围有助于提高诊断的特异性。在 Malgorzata 的一项研究中,在 89% 的化脓性脊柱炎病例中,T1 和 T2 加权序列上相应的信号异常涉及 50% 或更多的椎体。在退行性疾病中,高信号 T2 和低信号 T1 信号异常很少出现,累及超过一半的椎骨,更典型的是影响邻近受累终板的骨(图 5.4)。

椎体的钆增强可以在增强后成像中看到,并且有望与 T2 信号的模式相匹配。单纯的水肿椎体增强并不能帮助缩小鉴别诊断范围,因为无论水肿的起源,基本上所有骨髓水肿都会增强。然而,增强后图像有助于鉴别椎旁炎症以及腰大肌和硬膜外脓肿,这是诊断化脓性脊柱炎最特殊的发现[19]。脓肿,无论是在管外还是在管内,显示内部 T2 高信号,并伴有周围对比增强(图 5.5)。

椎间盘内的信号强度与骨信号强度相似。T2 加权图像显示椎间盘内 T2 高信号,通常伴有均匀的 T1 低信号和强化后增强图像。椎间盘增强包括均匀的椎间盘强化、斑块状不均匀的椎间盘强化或晚期疾病的非强化[20]。

一些作者将椎间盘髓核中央纤维带的消失,即核内裂,描述为椎间盘感染的一种迹象,尽管这种发现在疾病的早期阶段通常不存在[21](图 5.6)。

化脓性脊柱炎的动态变化

当典型的影像学表现为化脓性脊柱炎时,通常很少有诊断上的不确定性。然而,诊断问题出现在疾病的早期和晚期,影像学特征可能是微妙的,或与重叠的发现相混淆。了解化脓性脊柱炎的预期动态变化对确定适当的诊断和治疗方案至关重要。

毫不奇怪,化脓性脊柱炎在早期阶段可能非常轻微,可能会像其他疾病,如退行性椎间盘疾病、急性 Schmorl 淋巴结、恶性肿瘤或外伤。在化脓性脊椎炎的血行播散中,

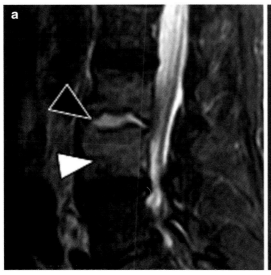
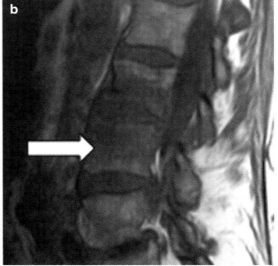

图 5.4　一例 56 岁男性患者,患有 L2~L3 型化脓性脊柱炎。矢状位脂肪抑制磁共振图像(a)显示弥漫性高信号>椎体高度的 50%(白色三角箭头所示)和在受累椎间盘内均匀增强的信号(黑色三角箭头所示)。矢状位非脂肪抑制 T1 图像(b)显示融合的低信号 T1 信号占椎体高度的 50%(白色箭头所示)。

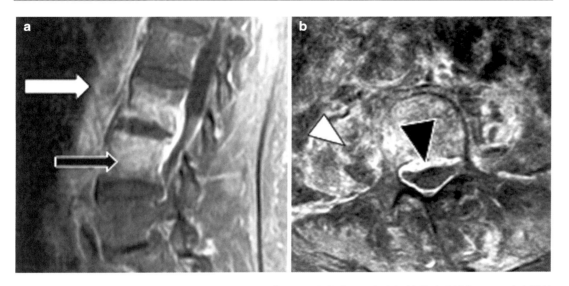

图 5.5　一例 56 岁男性患者，患有 L2~L3 型化脓性脊柱炎。矢状位 T1 脂肪抑制增强后图像(a)显示弥漫性椎体强化(黑色箭头所示)和椎旁软组织水肿或蜂窝织炎(白色箭头所示)。轴位 T1 脂肪抑制增强后图像(b)显示右椎旁脓肿周边强化(白色三角箭头所示)，硬膜外增厚并强化(黑色三角箭头所示)。

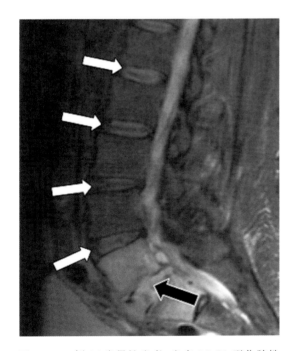

图 5.6　一例 44 岁男性患者，患有 L5~S1 型化脓性脊柱炎。矢状位的脂肪抑制磁共振图像显示在未涉及的椎间盘的正常纤维核内裂(白色箭头所示)。L5~S1 的核内裂消失(黑色箭头所示)。

定植的最早 MRI 表现包括单个椎体或两个连续椎体终板前后终板处的模糊高信号 T2 信号[21,22]。这种信号异常反映了酶促终板破裂前小动脉末端细菌沉积。其他细微发现包括轻微的椎旁软组织水肿和局灶性硬膜外强化。这些早期发现是一致的、非特异性的，只能提示感染，不能通过单一的 MRI 评估来确诊。对于有高风险病史或临床表现的患者，建议在 8 天内重复进行 MRI 检查，以排除 MRI 细微变化时的感染。在这 8 天的时间内，影像学特征的任何间隔变化都应高度可疑为感染[23]。

　　另一个诊断不确定的时期是在稍后的抗生素治疗开始后。对治疗后 MRI 结果的预期动态演变的误解是危险的，并可能导致不必要的手术[24]。最近的证据表明，尽管开始了适当的抗生素治疗和临床表现改善，但化脓性脊柱炎的许多磁共振成像特征在治疗后恶化[25-27]。骨髓水肿、椎体和椎间盘强化、终板侵袭和椎间盘高度丢失在恰当有效的抗生素治疗后可能仍会恶化4~6个月。适当治疗最可靠的特点是软组织和(或)硬膜外脓肿的改善或解决，这种脓肿往往发生在治疗的早期阶段。因此，治疗后脓肿的恶化是治疗失败的最可靠指标[25,26](图5.7)。

结核性脊柱炎

病理生理学

结核性(分枝杆菌)化脓性脊柱炎(TS)是一种罕见但严重的疾病，不幸的是，在不发达国家很常见，但在全世界所有国家的发病率都在稳步上升[28]。脊柱结核只占肺结核病例的1%，但却占该病骨骼病变的25%~60%[29]。TS的临床表现更为隐匿和温和，通常没有背痛和发热，也没有炎症标志物的深度升高或白细胞增多症，与化脓性脊柱炎相同。由于这一隐匿的过程，患有TS的患者可能直到疾病的非常晚期才出现，有时在初次感染后12个月或更长时间，通常是在发生实质性破坏之后[30,31]。

鉴别TS与化脓性脊柱炎是至关重要的，因为不能延误适当的治疗，但由于影像学特征有重叠，可能很困难。与化脓性脊柱炎不同，TS最常通过Batson静脉丛而不是通过末梢小动脉传导到脊柱。细菌的静脉传播导致松质椎体前下终板处的初次种植。结

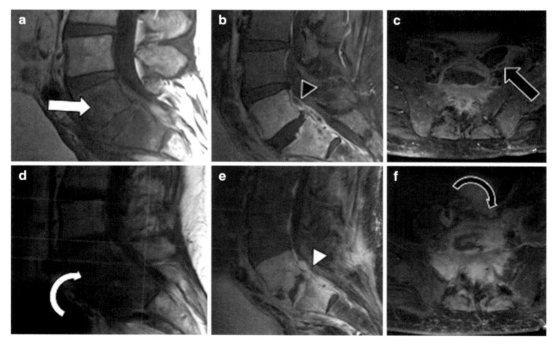

图5.7 一例54岁男性患者，患有L5~S1的金黄色葡萄球菌性脊柱炎。治疗前矢状位T1(a)、矢状位T1脂肪抑制增强后(b)和轴位T1脂肪抑制增强后(c)脊柱图像显示融合的T1低信号(白色箭头所示)和椎体强化，伴有小的硬膜外脓肿(黑色三角箭头所示)和大的椎旁脓肿(黑色箭头所示)。在适当的抗生素治疗和临床改善后5周，重复矢状位T1(d)、矢状位T1脂肪抑制增强后(e)和轴位T1脂肪抑制增强后(f)图像，显示T1信号减弱(白色三角箭头所示)，强化和终板破坏恶化(白色弧形箭头所示)。硬膜外小脓肿(白色三角箭头所示)和椎旁脓肿(黑色弧形箭头所示)完全消失。

核性脊柱炎与化脓性脊柱炎的不同之处在于它多发于胸椎。最大的队列显示胸椎占优势,56%的病例来自 T1~T12,只有大约 20%的病例出现在腰椎[32,33]。然而,这种胸椎偏好已经被一些报道所反对,证明在分枝杆菌病例中,胸椎和腰椎同样受累[34]。

结核性脊柱炎的影像学表现

鉴别结核性脊柱炎和化脓性脊柱炎的关键影像学特征之一是分枝杆菌不能产生蛋白水解酶,这种酶在该病的化脓形式中很常见。由于缺乏蛋白水解酶,分枝杆菌无法穿过脊柱周围密集的纤维结构,如椎间盘的纤维环和椎旁韧带[35]。分枝杆菌并没有进入并破坏椎间盘,而是通过一个典型的前纵韧带下向邻近椎体水平弥散,从而保留椎间盘直到疾病晚期。由于没有椎间盘破坏和韧带下传输,可以出现脊柱的多个连续节段(3 个或更多)同时受累[32,33]。这与化脓性疾病相反,后者通常包括不超过两个连续的脊柱水平,在疾病过程的早期有明显的椎间盘破坏。

X 线片

在结核性脊柱炎的评估中,X 线片是一种可接受的初步筛查工具,但在早期疾病中可能不敏感。TS 最早的发现包括椎骨相对骨质减少,当疾病由于软组织和骨重叠而局限于上胸椎或中胸椎时,这是一个非常难以判断的发现。在疾病的晚期,更典型的影像学特征是多节段椎体受累和弯曲畸形。吉布斯畸形是一个为晚期 TS 患者专用的术语,用于描述多节段椎体塌陷导致的严重后凸成角(图 5.8)。

磁共振成像

MRI 对结核性脊柱炎的诊断有重要价值。影像学特征将本病与化脓性脊柱炎区分

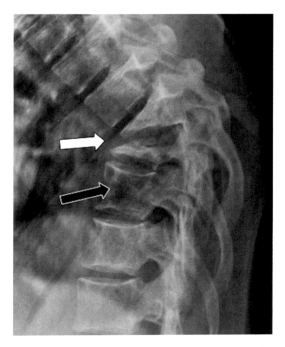

图 5.8　一例 37 岁女性脊柱结核分枝杆菌感染。侧位片显示多节段椎体塌陷(白色箭头所示),伴有严重的后凸畸形。可见相邻椎体骨质减少(黑色箭头所示)。

开来,很大程度上与上文所讨论的独特的韧带下感染弥散有关。通常,在 MRI 上可以看到高强度的 T2 信号在前纵韧带下跟踪到邻近椎体,保留了椎间盘,证实了这种独特的行为(图 5.9)。连续定植多个水平(3 个或更多)也暗示了一个分枝杆菌有机体超过了化脓性疾病。椎体内的影像学特征与化脓性脊椎炎相似,T2 信号呈高信号,增强,融合低信号 T1 信号占据椎体骨髓间隙的大部分[32,33]。

椎间脓肿表现为一个大小不等的 T2 骨髓高信号病灶,周围强化是 TS 的一个特征,应该被认为是非典型感染[32,33](图 5.10)。椎旁脓肿的 MRI 表现也有助于区分这两个疾病过程。特别是增强后边缘强化模式已被证明与潜在病因相关。结核感染的椎旁脓肿表现为一个薄的周边强化,在整个脓肿壁上均

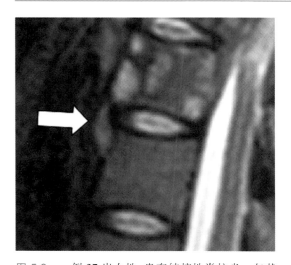

图 5.9 一例 37 岁女性，患有结核性脊柱炎。矢状位 STIR 脂肪抑制图像显示胸椎椎体内 T2 高信号。T2 高信号可显示破坏前纵韧带，与韧带下扩张一致（白色箭头所示）。

匀分布。这与化脓性脓肿不同，脓性脓肿通常表现为沿壁厚而不规则的强化[32]。

真菌性脊柱炎

病理生理学

与结核性脊柱炎相似，真菌性脊柱炎往往表现为无痛性病程，而化脓性脊柱炎则相反。免疫受损患者、糖尿病患者和术后患者患该病的风险更高，通常表现为背痛症状模糊，无发热或严重白细胞增多。化脓性脊柱炎中最常见的真菌是念珠菌属、曲霉属和毛霉属。然而，也有一些地区性的差别会引入

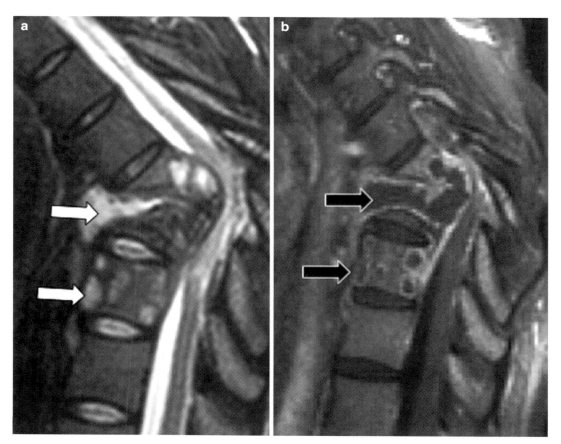

图 5.10 一例 37 岁女性患者，患有结核性脊柱炎。矢状位 STIR 脂肪抑制图像（a）和矢状 T1 脂肪抑制增强图像（b）显示胸椎中胸椎内 T2 高信号病灶（白色箭头所示），周围有薄强化，与骨内脓肿一致（黑色箭头所示）。

其他更外来的物种。例如，组织胞浆菌病感染在中西部各州（印第安纳州、阿肯色州）的发病率较高。芽生菌病在密西西比州和威斯康星州更为常见，在美国西部（亚利桑那州，加利福尼亚州）可以见到球孢子菌病[36]。尽管免疫功能受损的患者最常受到影响，但在其他健康的免疫功能正常的患者中，已经报道了侵袭性真菌感染，并且在所有患者群体中都应考虑真菌的病因。

真菌性脊柱炎的影像学表现

X 线片

脊柱真菌感染是脊柱感染的最佳模仿者，其影像学表现类似于化脓性感染、结核性感染，甚至在某些情况下是恶性肿瘤。因此，真菌性疾病的影像学表现相当广泛且无特异性。同样，由于缺乏蛋白水解酶，一种类似结核性脊柱炎的韧带下保留椎间盘的模式是最常见的表现。放射学检查可显示典型的椎体塌陷和 Gibbus 畸形。

磁共振成像

磁共振成像是检测真菌性疾病中经常出现的细微影像学表现的金标准成像。T1 和 T2 信号异常与其他感染相似，但由于真菌成分引起的相对温和的炎症反应，可能更加微弱[37]。不同的真菌有机体导致不同的成像表现。例如，念珠菌属是脊椎炎中分离出的最常见的真菌，通常累及腰椎和腰椎间盘，其化脓性感染主要表现为椎间盘受累和终板侵袭[37,38]（图 5.11）。在约 50% 的念珠菌病例中，椎间盘破坏被认为是许多真菌感染的共同特征。曲霉菌和芽生菌感染倾向于累及多个椎体水平，有时甚至是不相邻的椎体水平，结果除了韧带下弥散外，韧带结构本身也得到增强[39,40]（图 5.12）。

如果 MRI 显示相邻两个椎体有脊椎炎并伴有椎旁小脓肿，则更应警惕真菌感染。与化脓性或结核感染的高信号相比，真菌感染的脓肿在内部复杂程度和中等 T2 加权信号上可与典型和非典型细菌性脓肿相区别。椎间盘破坏明显，椎间盘受累内 T2 信号明显缺失，也可能提示真菌性而非化脓性脊柱炎[41]。椎间盘中 T2 信号的缺失被认为与真菌自身的顺磁性和铁磁性元素有关，这些元素改变了弛豫时间，从而改变了 T2 加权成像的信号强度[42]。

真菌病的一个罕见但有趣的表现是多灶性骨髓病变，很容易被误认为是转移性疾病[43]（图 5.13）。

布鲁菌性脊柱炎

病理生理学

脊柱感染是由多种生物引起的，包括布鲁菌属。布鲁菌病是由布鲁菌属的革兰阴性杆菌引起的人畜共患病。布鲁菌通过接触未经高温消毒、受污染的奶制品传播给人类[44,45]。

在流行地区，化脓性脊柱炎是由布鲁菌引起的，有 35%~48% 的病例是由布鲁菌引起的[46,47]。即使在像美国这样的非流行地区，这种有机体也应该在脊柱感染的鉴别中加以考虑。布鲁菌性脊柱炎是值得独立讨论的疾病，因为其独特的特点和治疗上的临床意义。布鲁菌性脊柱炎的最合适和有效的治疗仍然未知，患者的治疗可能很困难[46]。临床改善可能落后于治疗开始 12 周，并且最终治疗失败的患者比例很高（25%）[46-49]。

布鲁菌最常见于 50 岁以上的男性和典型的农村地区有职业危险因素的患者。尽管

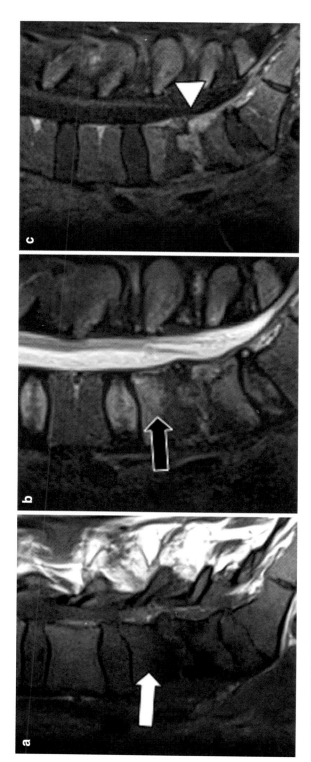

图 5.11　一例 67 岁男性患者,患有念珠菌性脊椎炎。矢状位 T1(a),STIR 脂肪抑制 (b) 和 T1 脂肪抑制增强后 (c) 图像显示与椎间盘高度降低的化脓性脊椎炎相似,T1 混合低信号 (白色箭头所示),T2 高信号 (黑色箭头所示),椎间盘和硬膜外强化 (三角白色箭头所示)。

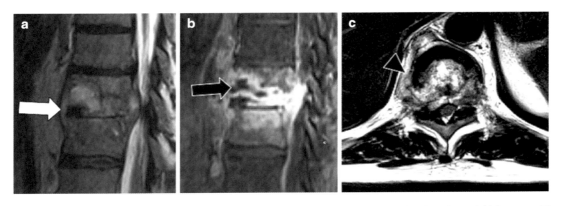

图 5.12　49 岁男性患者,患有曲霉菌性脊柱炎。脊柱矢状位 T2(a)、T1 脂肪抑制增强后(b)和轴位 T2(c)图像显示 T9 和 T10 椎体水肿,伴有强化和韧带亚高信号(白色箭头所示)以及周边强化椎体内脓肿(黑色箭头所示)。影像学模拟结核性脊柱炎,但其特征更符合真菌性疾病,包括椎间盘高度降低和复杂的 T2 椎旁脓肿(黑色三角箭头所示)。

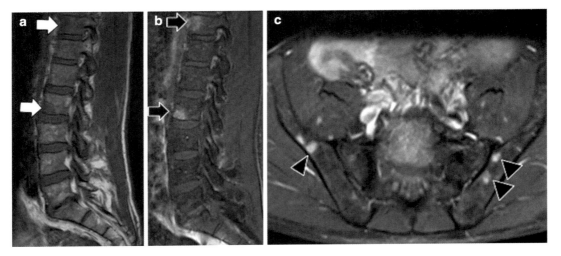

图 5.13　63 岁患者,患有播散性球虫病。矢状位 T1(a)、矢状 T1 脂肪抑制增强(b)和轴位 T1 脂肪抑制增强(c)图像显示多灶低信号 T1,整个脊柱和骨盆的病变增强,类似于转移性疾病。病变经活检证实为播散性球虫病。

如此,随着疾病进程和我们对疾病的理解的发展,典型的患者群体变得更加广泛,现在经常出现在没有疾病危险因素的城市地区的女性身上[46,48]。

　　最受影响的脊柱节段是腰椎(50%～80%),其次是胸椎和颈椎。最常见的表现是累及一个脊椎节段 (两个连续的椎骨)。然而, 多灶性连续和非连续性受累已被描述。

在脊柱布鲁菌感染的情况下,硬膜外和椎旁脓肿都已出现[46,48,49]。

布鲁菌性脊柱炎的影像学表现

　　由于影像学上的重叠,将布鲁菌性脊柱炎与其他感染性脊柱炎的鉴别非常困难。布鲁菌性脊柱炎最常见的 MRI 表现包括骨 T1 低信号、T2 高信号、弥漫性强化、椎间盘高度丢失伴终板破坏、硬膜外或椎旁脓肿的存在与否。布鲁菌性脊柱炎的 MRI 特征已被描述,包括尽管骨髓广泛受累,椎间盘信号显著增强,小关节受累,但仍然保留了脊椎结构[48,50]。不幸的是,这些特征都不是该病的特有征象,临床病史和危险因素可能是诊断的最重要特征。

感染性脊柱炎与退行性变

退行性椎间盘疾病和神经病变脊柱通常表现为与感染性脊柱炎相似的 MRI 信号改变,这使得鉴别这些疾病变得复杂。更复杂的是,细菌病原体倾向于定植于退化椎间盘而不是正常椎间盘。血管化肉芽组织的生长伴随椎间盘干燥发生,这是由于血流量增加导致细菌滋生的更高风险。上文已经讨论过感染或退行性脊柱炎,在缩小背痛鉴别诊断范围时,还有其他特征需要考虑。

神经病理性脊柱是一种由于脊柱快速而严重的退行性变而导致椎体小面和椎间盘失神经的疾病,随后伴有炎症影像学特征和疼痛。由于骨质破坏程度、终板不规则和炎症,很难将这种情况与侵袭性感染性脊柱炎区分开来。在 CT 和 X 线片上提示脊柱神经病变的特征包括椎体小关节受累、椎体周围的骨碎片、脊椎滑脱和椎间盘内真空现象[51](图 5.14)。

椎间盘内真空现象是一种常见的发现,值得多加留意。在这种情况下,气泡(通常是氮气)通过负压机制从溶液中排出,并在椎间盘内积聚[52]。真空现象排除了感染性椎间盘炎的可能性,这一观点在文献中引起了广泛的争论。许多报告表明,椎间盘内真空现象是良性疾病(即神经病变性脊柱、骨坏死和椎体压缩性骨折)的一种迹象,是由于椎间盘间隙内的负压而发生的[51,53,54]。在脊柱

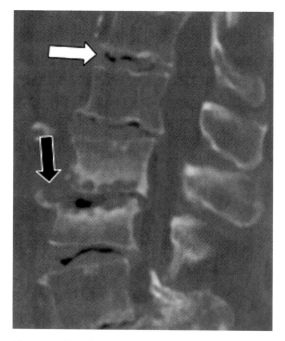

图 5.14　神经病理性或 Charcot 脊柱显示多水平椎间盘内真空现象(白色箭头所示)和骨质碎片(黑色箭头所示)。

感染中,炎症细胞涌入椎间盘、椎体和邻近软组织,形成一个不利于真空效应形成的正压环境。尽管存在感染情况下椎间盘内气体的病例报告,但这种发现的发生率极为罕见[55,56]。在一份对 307 例已知椎间盘感染患者进行检查的报告中,只有 1 例患者(0.003%)发现椎间盘内气体[53]。尽管感染性相关椎间盘内气体的发生率较低,但在解释这一发现时应谨慎,尤其是当气体的分布和形态是永恒的、非线性的或在外观上不典型的情况下。

文献中提出的几种先进的磁共振成像技术在鉴别退行性椎间盘炎和感染性椎间盘炎方面显示了前景。例如,弥散加权成像是脑成像中的一种成熟技术,最近被应用于脊柱,作为区分变性终板水肿和感染的一种手段。作者认为,退行性变性水肿限制在线性终板下形态,在 DWI 上形成"爪征"。相

比之下,感染更多地通过椎体弥散[57]。

　　Berry 等 2009 年描述了一种先进的磁共振成像技术,它使用氧化铁注射来帮助确定终板水肿。在这项技术中,超顺磁性氧化铁颗粒被静脉注射并被巨噬细胞吞噬,最终导致氧化铁沿着感染椎体的终板聚集。氧化铁的超顺磁性导致注射后 T2 信号沿着感染的终板丢失,这在退行性变性水肿的背景下是不存在的[58]。

骶髂关节化脓性关节炎

病理生理学

　　骶髂关节疾病包括退行性、外伤性、炎症性和感染性。炎症性骶髂炎在血清阴性和血清阳性的关节病中都有一定的发生率,并且几乎总是双侧对称的,这是该疾病过程的一个关键影像学特征。然而,单侧炎性骶髂炎在这两种情况下都有描述,这对区分炎症性关节炎和脓毒性关节炎提出了挑战[59]。

　　感染性骶髂关节炎是一种相对不常见的疾病,仅占骶髂关节炎所有病例的 1%~4%。大多数病例是由细菌的血行传播引起的,但是直接从邻近感染、骶骨深部溃疡或器械接种也被描述[61]。感染性骶髂关节炎的典型表现包括腰痛、坐骨神经痛、发烧和炎症标志物升高。这些相对非特定的发现通常与其他疾病的临床表现重叠,如急性脊椎关节病、腰椎退行性疾病、憩室炎或阑尾炎。MRI 或 CT 的评估已被证明在脓毒性关节炎的诊断中是有用的,但需要对成像细节有一个复杂的理解,以免将成像与单侧炎性骶髂关节炎的影像混淆[61,62]。

影像学

　　败血性骶髂关节炎的影像学表现通常很微妙,包括关节周围骨质减少和糜烂。在 X 线片上鉴别感染与炎性骶髂炎在很大程度上取决于骶髂关节受累的单侧性质。当考虑到单侧炎性疾病的可能性时,例如银屑病或单侧强直性脊柱炎,放射学检查可能是非特异性的。

　　MRI 是鉴别炎性和感染性骶髂关节炎最敏感的影像学检查方法。Kang 等发现,在这些患者中最准确的自变量是关节周围水肿和髂腰肌肿胀[63]。在流体敏感 MRI 序列上,沿着肌腹和骨盆侧壁肌间脂肪平面的液体信号追踪,在其他研究中对脓毒性关节炎的诊断具有较高的准确性和特异性[62-64](图 5.15)。

　　骨髓水肿的模式也可能有助于确定炎症的起源。血清阴性脊椎关节病的一个公认的特征是在疾病早期出现的以髂骨为主的骨髓水肿模式。髂骨占优势被认为与骶骨和髂骨软骨组成的差异有关,髂纤维软骨层作为一个附着物,在强直性脊柱炎等情况下容易发炎[63,65]。在感染的情况下,骶骨透明软骨和髂骨纤维软骨对炎症同样敏感。败血症性关节炎表现为独特的骶骨占优势或相等的骶骨和髂骨骨髓水肿模式[65](图 5.16)。

　　囊外积液仅见于化脓性关节炎,出现时应高度怀疑感染。其他有利于化脓性关节炎的特征包括软骨下大面积糜烂和缺乏关节强化的厚囊炎[62,63]。脓毒性与炎性骶髂关节炎的影像学表现如表 5.2 所示。

硬膜外脓肿

病理生理学

　　硬膜外脓肿是指硬脑膜和邻近骨的骨膜之间的感染性积液。硬膜外脓肿的发病率为每 10 万住院患者中的 2~3 例,最常见于

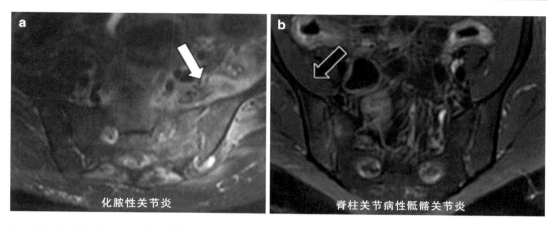

图 5.15 化脓性关节炎患者的轴位 T2 脂肪抑制图像(a)显示髂腰肌和骨盆侧壁内及周围的 T2 高信号(白色箭头所示)。强直性脊柱炎和炎性囊状炎(b)患者的 T2 脂肪抑制图像显示骨髓水肿,无明显关节周围盆腔侧壁水肿(黑色箭头所示)。

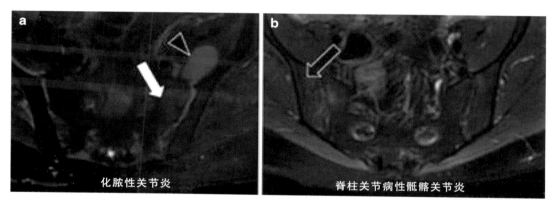

图 5.16 化脓性关节炎患者的轴位 T2 脂肪抑制图像(a)显示骶骨占优势的骨髓表现为 T2 高信号(白色箭头所示)。大面积的关节囊周围 T2 高信号积液(黑色箭头所示)有助于化脓性关节炎的诊断。强直性脊柱炎和炎性骶髂炎患者的 T2 脂肪抑制图像(b)显示典型的髂骨为主的骨髓水肿(黑色箭头所示)。

表 5.2 化脓性与炎症性骶髂关节炎的 MRI 影像学特征[63]

MRI 影像学特点	化脓性骶髂关节炎	炎性骶髂关节炎
骨髓水肿	骶骨占优势,骶骨和髂骨水肿相似	髂骨水肿为主
关节周围软组织水肿	严重,通常延伸到髂腰肌和骨盆侧壁	轻微,或没有
关节囊炎	严重	轻微
关节周围积液	有	无
软骨下侵袭	大(>1cm),不规则	小,规则

5~70 岁[66]。硬膜外脓肿形成的危险因素包括糖尿病、静脉药物滥用、免疫功能减退和近期干预。虽然硬膜外间隙血行播散确实发生，但硬膜外脓肿最常见的形式是邻近骨髓炎或椎间盘炎的直接感染[67]。

不幸的是，医疗失败是很常见的，尤其是在糖尿病和菌血症的情况下。及时发现硬膜外脓肿并开始治疗，无论是内科治疗还是外科治疗，对治疗成功至关重要[68]。硬膜外脓肿，当血液弥散时，通常发生在硬膜外背侧间隙，并有影响脊柱多个层面的倾向，导致沿神经轴的"跳跃性病变"。因此，建议对已知或怀疑有血源性硬膜外感染的患者进行全脊柱成像[68,69]。

影像学

MRI 是评估硬膜外脓肿的首选方法，具有优越的空间分辨率和敏感性[70]。尽管非增强 MRI 在检测硬膜外疾病方面具有合理的敏感性，但与单纯的非增强图像相比，增强后图像增加了敏感性和特异性，应优先在所有疑似硬膜外脓肿的病例中应用[71]。

硬膜外脓肿有两种主要的影像学表现，根据病变的年龄不同，信号特征不同，增强也不同。第一种影像学表现在感染的早期蜂窝织炎阶段。在这一阶段，硬膜外脓肿主要由增厚的肉芽组织构成，呈融合但常不均匀的 T2 信号的硬膜外肿块，内部弥漫强化（图 5.17）。随着硬膜外脓肿的成熟，肉芽组织的中心区域坏死并呈液体状，呈均匀的 T2 高信号，周围强化较厚[67,72]（图 5.18）。

结论

不幸的是，脊柱感染是一种常见的疾病，尤其是在易感人群中。虽然脊柱感染的影像学表现并不总是很微妙，但将感染的表现与其他疾病过程区分开来是非常困难的。对感染性和非传染性疾病过程中独特的影像学特征的深入了解，对于准确诊断和及时治疗这类高危患者至关重要。

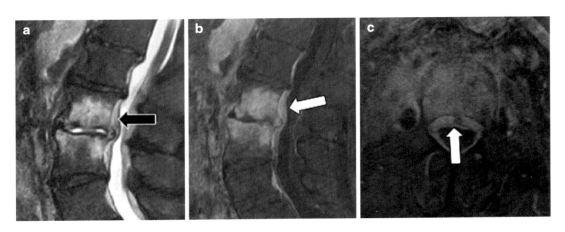

图 5.17 67 岁男性患者 L2~L3 腰椎间盘炎合并硬膜外脓肿。矢状位脂肪抑制（a）、矢状位 T1 脂肪抑制增强（b）和轴位 T1 脂肪抑制增强（c）显示 L2~L3 椎间盘后腹侧硬膜外间隙局灶性增厚。有异质性 T2 信号（黑色箭头所示）和内部增强（白色箭头所示）。

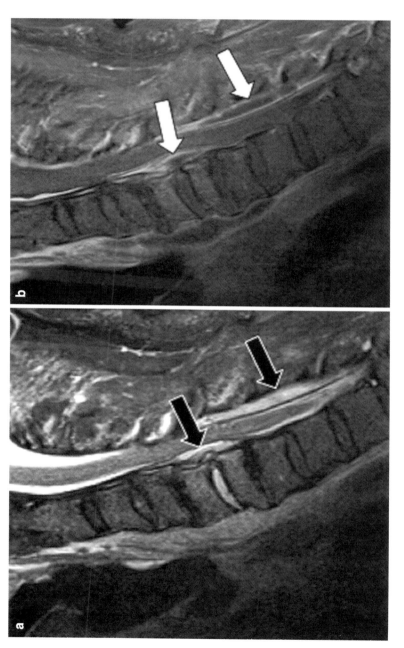

图 5.18 一例 50 岁男性静脉吸毒者,颈部疼痛。矢状位脂肪抑制(a)和 T1 脂肪抑制增强图像(b)显示 C5~C6 化脓性脊柱炎伴邻近腹侧硬膜外脓肿以及继发性背部脓肿"跳跃性病变"。脓肿成熟,显示 T2 高信号(黑色箭头所示),周围强化(白色箭头所示)表明中枢坏死性无血管组织。

(殷实 译)

参考文献

1. Berhouma M, Krolak-Salmon P, editors. Brain and spine surgery in the elderly. Cham: Springer; 2017. p. 305–27.
2. Cramer J, Haase N, Behre I, Ostermann PAW. Spondylitis und Spondylodiszitis. Trauma und Berufskrankheit. 2003;5:336–41.
3. Stoffel M, Hecker J, Ringel F, Meyer B, Stüer C. A staged treatment algorithm for spinal infections. J Neurol Surg Part A. 2013;74:087–95.
4. Nolla JM, Ariza J, Gómez-Vaquero C, Fiter J, Bermejo J, Valverde J, Escofet DR, Gudiol F. Spontaneous pyogenic vertebral osteomyelitis in nondrug users. Semin Arthritis Rheum. 2002;31:271–8.
5. Mchenry MC, Easley KA, Locker GA. Vertebral osteomyelitis: long-term outcome for 253 patients from 7 cleveland-area hospitals. Clin Infect Dis. 2002;34:1342–50.
6. Karadimas EJ, Bunger C, Lindblad BE, Hansen ES, Høy K, Helmig P, Kannerup AS, Niedermann B. Spondylodiscitis. A retrospective study of 163 patients. Acta Orthop. 2008;79:650–9.
7. Waldvogel FA, Medoff G, Swartz MN. Osteomyelitis: a review of clinical features, therapeutic considerations and unusual aspects. N Engl J Med. 1970;282:198–206.
8. Gouliouris T, Aliyu SH, Brown NM. Spondylodiscitis: update on diagnosis and management – authors responses. J Antimicrob Chemother. 2011;66:1200–2.
9. Ratcliffe JF. Anatomic basis for the pathogenesis and radiologic features of vertebral osteomyelitis and its differentiation from childhood discitis. Acta Radiologica Diagnosis. 1985;26:137–43.
10. Maiuri F, Laconetta G, Gallicchio B, Manto A, Briganti F. Spondylodiscitis~. Spine. 1997;22:1741–6.
11. Cheung WY, Luk KDK. Pyogenic spondylitis. Int Orthop. 2011;36:397–404.
12. Pineda C, Vargas A, Rodríguez AV. Imaging of osteomyelitis: current concepts. Infect Dis Clin N Am. 2006;20:789–825.
13. Hadjipavlou AG, Cesani-Vazquez F, Villaneuva-Meyer J. The effectiveness of gallium citrate Ga 67 radionuclide imaging in vertebral osteomyelitis revisited. Am J Orthop. 1998;27:179–83.
14. Smids C, Kouijzer IJE, Vos FJ, Sprong T, Hosman AJF, Rooy JWJD, Aarntzen EHJG, Geus-Oei L-FD, Oyen WJG, Bleeker-Rovers CP. A comparison of the diagnostic value of MRI and 18F-FDG-PET/CT in suspected spondylodiscitis. Infection. 2016;45:41–9.
15. Leone A, Dell'Atti C, Magarelli N, Colelli P, Balanika A, Casale R, Bonomo L. Imaging of spondylodiscitis. Eur Rev Med Pharmacol Sci. 2012;16(Suppl 2):8–19.
16. Modic MT, Feiglin DH, Piraino DW, Boumphrey F, Weinstein MA, Duchesneau PM, Rehm S. Vertebral osteomyelitis: assessment using MR. Radiology. 1985;157:157–66.
17. Modic MT, Steinberg PM, Ross JS, Masaryk TJ, Carter JR. Degenerative disk disease: assessment of changes in vertebral body marrow with MR imaging. Radiology. 1988;166:193–9.
18. Luoma K, Vehmas T, Grönblad M, Kerttula L, Kääpä E. Relationship of Modic type 1 change with disc degeneration: a prospective MRI study. Skelet Radiol. 2008;38:237–44.
19. Ledermann HP, Schweitzer ME, Morrison WB, Carrino JA. MR imaging findings in spinal infections: rules or myths? Radiology. 2003;228:506–14.
20. Varma R, Lander P, Assaf A. Imaging of pyogenic infectious spondylodiskitis. Radiol Clin N Am. 2001;39:203–13.
21. Yeom JA, Lee IS, Suh HB, Song YS, Song JW. Magnetic resonance imaging findings of early spondylodiscitis: interpretive challenges and atypical findings. Korean J Radiol. 2016;17:565.
22. Desanto J, Ross JS. Spine infection/inflammation. Radiol Clin N Am. 2011;49:105–27.
23. Dunbar J, Sandoe J, Rao A, Crimmins D, Baig W, Rankine J. The MRI appearances of early vertebral osteomyelitis and discitis. Clin Radiol. 2010;65:974–81.
24. Carragee EJ. The clinical use of magnetic resonance imaging in pyogenic vertebral osteomyelitis. Spine. 1997;22:780–5.
25. Zarrouk V, Feydy A, Salles F, Dufour V, Guigui P, Redondo A, Fantin B. Imaging does not predict the clinical outcome of bacterial vertebral osteomyelitis. Rheumatology. 2006;46:292–5.
26. Gillams AR, Chaddha B, Carter AP. MR appearances of the temporal evolution and resolution of infectious spondylitis. Am J Roentgenol. 1996;166:903–7.
27. Kowalski TJ, Berbari EF, Huddleston PM, Steckelberg JM, Osmon DR. Do follow-up imaging examinations provide useful prognostic information in patients with spine infection? Clin Infect Dis. 2006;43:172–9.
28. Watson JM. Tuberculosis in Britain today. BMJ. 1993;306:221–2.
29. Tsiodras S, Falagas ME. Clinical assessment and medical treatment of spine infections. Clin Orthop Relat Res. 2006;443:38–50.
30. Koo K-H, Lee H-J, Chang B-S, Yeom J-S, Park K-W, Lee C-K. Differential diagnosis between tuberculous spondylitis and pyogenic spondylitis. J Korean Soc Spine Surg. 2009;16:112.
31. Lee KY. Comparison of pyogenic spondylitis and tuberculous spondylitis. Asian Spine J. 2014;8:216.
32. Jung N-Y, Jee W-H, Ha K-Y, Park C-K, Byun J-Y. Discrimination of tuberculous spondylitis from pyogenic spondylitis on MRI. Am J Roentgenol. 2004;182:1405–10.
33. Chang M-C, Wu HTH, Lee C-H, Liu C-L, Chen T-H. Tuberculous spondylitis and pyogenic spondylitis. Spine. 2006;31:782–8.
34. Alothman A, Memish ZA, Awada A, Mahmood SA, Sadoon SA, Rahman MM, Khan MY. Tuberculous spondylitis. Spine. 2001;26:E565. https://doi.org/10.1097/00007632-200112150-00020.
35. Shanley DJ. Tuberculosis of the spine: imaging features. Am J Roentgenol. 1995;164:659–64.
36. Baddley J. Geographic distribution of endemic fungal infections among older persons, United States. Emerg

Infect Dis. 2011;17:1664–9.

37. Frazier DD, Campbell DR, Garvey TA, Wiesel S, Bohlman HH, Eismont FJ. Fungal infections of the spine. J Bone Joint Surg Am Vol. 2001;83:560–5.

38. Kim CW, Perry A, Currier B, Yaszemski M, Garfin SR. Fungal infections of the spine. Clin Orthop Relat Res. 2006;444:92–9.

39. Dotis J, Roilides E. Osteomyelitis due to Aspergillus species in chronic granulomatous disease: an update of the literature. Mycoses. 2011;54:e686. https://doi.org/10.1111/j.1439-0507.2010.02001.x.

40. Horn D, Sae-Tia S, Neofytos D. Aspergillus osteomyelitis: review of 12 cases identified by the prospective antifungal therapy Alliance registry. Diagn Microbiol Infect Dis. 2009;63:384–7.

41. Lee S-W, Lee SH, Chung HW, Kim MJ, Seo MJ, Shin MJ. Candida spondylitis: comparison of MRI findings with bacterial and tuberculous causes. Am J Roentgenol. 2013;201:872–7.

42. Williams RL, Fukui MB, Meltzer CC, Swarnkar A, Johnson DW, Welch W. Fungal spinal osteomyelitis in the immunocompromised patient: MR findings in three cases. AJNR Am J Neuroradiol. 1999;20:381–5.

43. Mcconnell MF, Shi A, Lasco TM, Yoon L. Disseminated coccidioidomycosis with multifocal musculoskeletal disease involvement. Radiol Case Rep. 2017;12:141–5.

44. Tekkök IH, Berker M, Özcan OE, Özgen T, Akalin E. Brucellosis of the spine. Neurosurgery. 1993;33:838–44.

45. Gotuzzo E, Seas C, Guerra JG, Carrillo C, Bocanegra TS, Calvo A, Castaneda O, Alarcon GS. Brucellar arthritis: a study of 39 Peruvian families. Ann Rheum Dis. 1987;46:506–9.

46. Colmenero JD, Jimenez-Mejias ME, Sanchez-Lora FJ, Reguera JM, Palomino-Nicas J, Martos F, Heras JGDL, Pachon J. Pyogenic, tuberculous, and brucellar vertebral osteomyelitis: a descriptive and comparative study of 219 cases. Ann Rheum Dis. 1997;56:709–15.

47. Sakkas LI, Davas EM, Kapsalaki E, Boulbou M, Makaritsis K, Alexiou I, Tsikrikas T, Stathakis N. Hematogenous spinal infection in Central Greece. Spine. 2009;34:E513. https://doi.org/10.1097/brs.0b013e3181a9897e.

48. Kaptan F, Gulduren HM, Sarsilmaz A, Sucu HK, Ural S, Vardar I, Coskun NA. Brucellar spondylodiscitis: comparison of patients with and without abscesses. Rheumatol Int. 2012;33:985–92.

49. Solera J, Lozano E, Martinez-Alfaro E, Espinosa A, Castillejos ML, Abad L. Brucellar spondylitis: review of 35 cases and literature survey. Clin Infect Dis. 1999;29:1440–9.

50. Özaksoy D, Yücesoy K, Yücesoy M, Kovanlıkaya I, Yüce A, Naderi S. Brucellar spondylitis: MRI findings. Eur Spine J. 2001;10:529–33.

51. Wagner SC, Schweitzer ME, Morrison WB, Przybylski GJ, Parker L. Can imaging findings help differentiate spinal neuropathic arthropathy from disk space infection? Initial experience. Radiology. 2000;214:693–9.

52. Resnick D, Niwayama G, Guerra J, Vint V, Usselman J. Spinal vacuum phenomena: anatomical study and review. Radiology. 1981;139:341–8.

53. Feng S-W, Chang M-C, Wu H-T, Yu J-K, Wang S-T, Liu C-L. Are intravertebral vacuum phenomena benign lesions? Eur Spine J. 2011;20:1341–8.

54. Libicher M, Appelt A, Berger I, Baier M, Meeder P-J, Grafe I, Dafonseca K, Nöldge G, Kasperk C. The intravertebral vacuum phenomenon as specific sign of osteonecrosis in vertebral compression fractures: results from a radiological and histological study. Eur Radiol. 2007;17:2248–52.

55. Pate D, Katz A. Clostridia discitis: a case report. Arthritis Rheum. 1979;22:1039–40.

56. Bielecki D, Sartoris D, Resnick D, Lom KV, Fierer J, Haghighi P. Intraosseous and intradiscal gas in association with spinal infection: report of three cases. Am J Roentgenol. 1986;147:83–6.

57. Patel KB, Poplawski MM, Pawha PS, Naidich TP, Tanenbaum LN. Diffusion-weighted MRI "claw sign" improves differentiation of infectious from degenerative Modic type 1 signal changes of the spine. Am J Neuroradiol. 2014;35:1647–52.

58. Bierry G, Jehl F, Holl N, Sibilia J, Froelich S, Froehlig P, Dietemann J-L, Kremer S. Cellular magnetic resonance imaging for the differentiation of infectious and degenerative vertebral disorders: preliminary results. J Magn Reson Imaging. 2009;30:901–6.

59. Canella C, Schau B, Ribeiro E, Sbaffi B, Marchiori E. MRI in seronegative spondyloarthritis: imaging features and differential diagnosis in the spine and sacroiliac joints. Am J Roentgenol. 2013;200:149–57.

60. Forrester D, Kilcoyne R. Osteomyelitis and septic arthritis. Musculoskelet Dis. 2005:138–42.

61. Resnick D, Kransdorf MJ. Osteomyelitis, septic arthritis, and soft tissue infection: axial skeleton. Bone Joint Imaging. 2005:743–52.

62. Klein MA, Winalski CS, Wax MR, Piwnica-Worms DR. MR imaging of septic sacroiliitis. J Comput Assist Tomogr. 1991;15:126–32.

63. Kang Y, Hong SH, Kim JY, Yoo HJ, Choi J-Y, Yi M, Kang HS. Unilateral sacroiliitis: differential diagnosis between infectious sacroiliitis and spondyloarthritis based on MRI findings. Am J Roentgenol. 2015;205:1048–55.

64. Sandrasegaran K, Saifuddin A, Coral A, Butt WP. Magnetic resonance imaging of septic sacroiliitis. Skelet Radiol. 1994;23:289–92.

65. Prabhu S, Irodi A, Prakash D. Seronegative spondyloarthropathy-related sacroiliitis: CT, MRI features and differentials. Indian J Radiol Imaging. 2014;24:271.

66. Reihsaus E, Waldbaur H, Seeling W. Spinal epidural abscess: a meta-analysis of 915 patients. Neurosurg Rev. 2000;23:175–204.

67. Darouiche RO. Spinal epidural abscess. N Engl J Med. 2006;355:2012–20.

68. Patel AR, Alton TB, Bransford RJ, Lee MJ, Bellabarba CB, Chapman JR. Spinal epidural abscesses: risk factors, medical versus surgical management, a retrospective review of 128 cases. Spine J. 2014;14:326–30.

69. Ju KL, Kim SD, Melikian R, Bono CM, Harris MB. Predicting patients with concurrent noncontiguous

spinal epidural abscess lesions. Spine J. 2015;15:95–101.

70. Laur O, Mandell JC, Titelbaum DS, Cho C, Smith SE, Khurana B. Acute nontraumatic back pain: infections and mimics. Radiographics. 2019;39(1):287–8.

71. Dillon WP, Norman D, Newton TH, Bolla K, Mark A. Intradural spinal cord lesions: Gd-DTPA-enhanced MR imaging. Radiology. 1989;170:229–37.

72. Numaguchi Y, Rigamonti D, Rothman MI, Sato S, Mihara F, Sadato N. Spinal epidural abscess: evaluation with gadolinium-enhanced MR imaging. Radiographics. 1993;13:545–59.

第 6 章

非感染性炎症和关节病的 MRI

Sachin Dheer

风湿性关节炎

风湿性关节炎(RA)是一种慢性进展性、与自身免疫相关的炎症性关节病,在女性更为常见,会影响滑膜关节,并且发生在脊柱时会有特征性表现。尽管 X 线片可以筛查 RA 和评估脊柱不稳,但用于诊断 RA 的敏感性较差,尤其是在疾病早期的敏感性更差。CT 是术前最常用的检查,并且适用于 RA 患者的外伤后评估。MRI 能够更详细地评估炎症病灶,包括骨质侵袭,血管翳形成,脊髓、神经根和相关的损伤等。此外,增强 MRI 的表现与 RA 的活动度和疗效相关,并且 MRI 相比于 X 线片和 CT,在评估病变累及范围方面更有优势 (图 6.1 和图 6.2)[1,2]。

RA 在脊柱主要发生于颈椎(40%~86% 的患者)和上胸椎(30%的患者),在齿突

水平会出现骨质侵袭伴血管翳形成的特征性表现,能够影响后方的横韧带,造成脊柱不稳,并且可能导致严重的上颈髓损伤(图 6.3)[3-5]。

在下颈椎和上胸椎的 RA 称为轴下性疾病,严重的 RA 可引起进展性的阶梯样椎体前滑脱,这是由椎间关节和钩椎关节的炎症性改变引起的(图 6.3)[6]。

MRI 影像上可观察到明显的滑膜强化和骨髓水肿(T1 低信号,T2 高信号)。通常也会出现特征性的边缘性骨质侵袭表现。血管翳形成可表现为多种 MRI 信号,T1 像为等或低信号,T2 像低、等或者高信号都有可能,提示血管翳内存在的纤维化、细胞结构和血管形成的多样性和相对量(图 6.1 至图 6.3)[3,6]。

考虑到从影像评估脊柱不稳定程度的局限性,特别是严重骨质侵袭情况下垂直方向(又名颅脑下沉)的稳定性,一般会将 CT 和 MRI 联合运用于评估脊柱不稳的程度和监测病情的进展。相比于 CT,MRI 还可以评估脊髓和其他部位的炎症[3,5]。

此外,非特异性的 RA 表现还包括棘突

S. Dheer (✉)
Department of Radiology, Thomas Jefferson
University Hospital, Jefferson Health,
Philadelphia, PA, USA

骨质侵袭、棘间韧带周围的软组织炎症性改变和血管翳形成以及非感染性椎间盘炎[3]。非活动性或者过于严重的毁坏性 RA 能够导致纤维化、软组织(韧带和肌腱)骨化、椎体骨质硬化侵袭和强直[3],但随着目前更有效的针对性治疗方案的出现,这些情况越来越少见。

血清阴性类脊柱关节病(SpA)

强直性脊柱炎

强直性脊柱炎(AS)是最常见的 SpA,与 HLA–B27 基因有关(>80％的 AS 患者

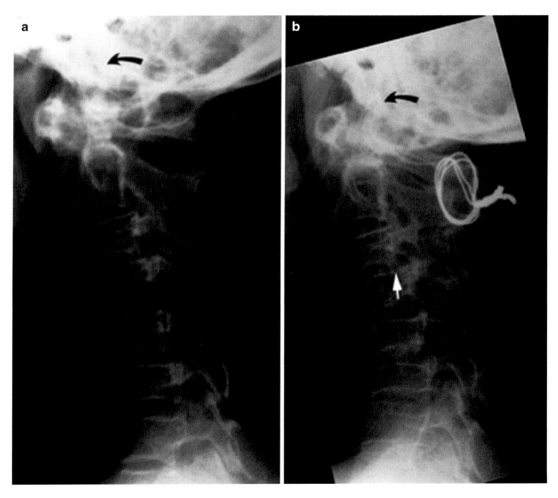

图 6.1　图像所示为一例 64 岁女性 RA 患者的颈椎 X 线片(a,b)、CT(c)、MRI(d~h)。术前的 X 线片(a)表现为特征性的阶梯样椎体前滑脱,提示椎体不稳,C1~C2 后路复位固定术后,C3 椎体前滑脱进行性加重。C1、齿突和 C3 的冠状位(c)可见影像学缺损部位的特征性骨质侵袭表现。矢状位 STIR 像(d)、T1 加权像(e)和增强 MRI(f~h)可见齿突周围明显的炎症性血管翳,这种表现在 X 线片和 CT 上不明显。注意此例不存在脊髓占位效应、颅骨下沉和颈椎管狭窄[6]。(待续)

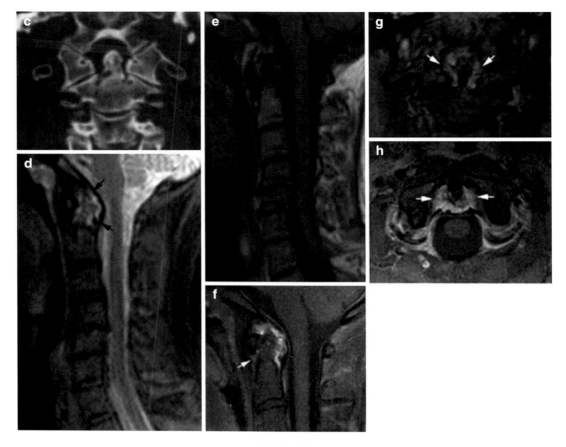

图 6.1（续）

存在 HLA－B27 基因），致残性强。AS 一般发病于青年人，呈现慢性进展性的病程，对称性的骶髂关节受累可作为诊断依据之一，这一点可与其他的关节炎相鉴别。MRI 相比于 X 线片和 CT 对于 AS 的早期诊断和病变累及范围的评估在敏感性方面更具有优势[6-8]。增强 MRI 的表现与疾病的活动度和疗效有关[1-2]。骶髂关节炎能够导致关节周围的骨髓水肿（低 T1、高 T2 和STIR 信号）和骨质侵袭，注入对比剂之后会出现明显强化（图 6.4）。

除了双侧的骶髂关节炎之外，特征性的表现还包括椎体边缘纤维环嵌入点的炎症性起止点病，称为"Romanus 病变"，表现为

T1 低信号、T2 和 STIR 高信号（图 6.5），还会出现"方形"椎体和韧带骨赘（纤维环的薄层钙化，通常表现为 MRI 低信号），之后发生硬化（也表现为 T1 像和 T2 像的低信号）。随着疾病进展，会发生骨赘融合和骶髂关节融合以及棘间韧带的骨化，形成典型的"竹节椎"（图 6.6）。

很显然，单纯从 MRI 上很难鉴别这种薄层的钙化骨赘与正常的前纵韧带和后纵韧带骨化（图 6.6）。在慢性 AS 患者中，之前发生炎症的部位也能观察到慢性的脂肪化改变（表现为 T1 和 T2 高信号，脂肪抑制像和 STIR 低信号），包括骶髂关节和椎体边缘的附着点（图 6.7）。

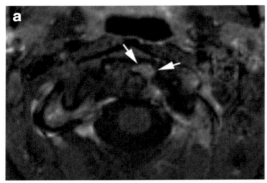

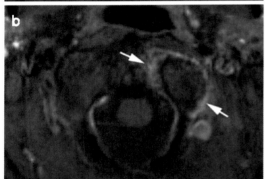

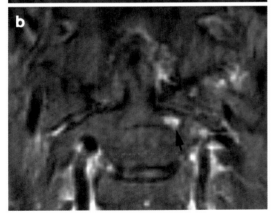

图 6.2 图像所示为一例 42 岁女性 RA 患者伴有颈部疼痛，X 线片检查未见明显异常（无图像），T1 脂肪抑制像轴位（a,b）和矢状位（c）MRI 上齿突表现为强化的血管翳（白色箭头所示）和软骨下强化（黑色箭头所示），都没有骨质侵袭改变，提示早期病变或者侵袭前改变，此时在 X 线片和 CT 上都很难发现[6]。

椎间隙的骨质侵袭性改变（Andersson 病变）是由非感染性的椎间盘炎造成的，相比于 X 线片，MRI 更容易发现这种病变[6-8]，

60%以上的 AS 患者和大约 33%的其他类型的 SpA 患者会出现这些表现[8]。Andersson 病变通常会造成椎体终板和椎间盘水肿（T1低信号、T2 和 STIR 高信号），并且最终会导致终板的骨质侵袭。此外，还有钩椎关节（椎体后缘）和关节突关节等也会出现炎症性改变和骨质侵袭（图 6.8 和图 6.9）。

慢性的生物力学并发症包括骨质疏松症以及与之相关的压缩性骨折。脊柱强直节段的脊柱承受过大的机械性负荷和扭曲会导致假关节形成。常常非暴力的脊柱创伤即可导致潜在危及生命的脊柱骨折（图 6.10）。

尤其是在创伤的情况下，MRI 不仅可以发现 X 线片难以发现的骨折，还能同时评估重要的软组织并发症，包括硬膜外或椎旁血肿、脊髓出血和伴随的损伤，如韧带和肌肉的扭伤或拉伤。需要注意的是，横向穿过椎间盘的骨折在 MRI 上可以只表现为椎间盘区域的积液（T2 高信号），这一般是由脊柱的过伸伤引起的，有时可出现椎间盘前方间隙变大。

银屑病关节炎

银屑病关节炎（PsA）也是一种自身免疫性的关节病，可以发生在任何关节，7%~36%的患者伴随有牛皮癣，而且关节炎表现要早于皮肤的表现，一般早 10 年左右。大约 50%具有四肢（手和脚）表现的 PsA 患者之后会出现脊柱受累（轴性 PsA）[2,9]。PsA 患者的韧带骨赘的体积一般比 AS 患者更大，除了向椎体边缘的头尾端发展，还会向两侧延伸（图 6.11）。此外，骶髂关节的受累更多是不对称的。

和 RA 一样，PsA 最常累及颈椎，特别是 C1~C2 前方的关节。然而，PsA 的特征性表现包括齿突区域的新骨形成，这与骨质侵袭刚好相反。而 CT 是发现新骨形成最敏感的

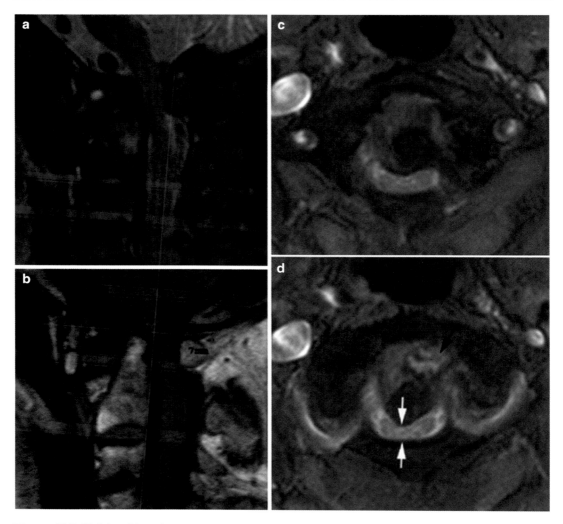

图 6.3　图像所示为一例 69 岁的女性患者，患有 RA 和脊髓病。STIR(a) 和 T1(b) 的矢状位及 T2 脂肪抑制像的轴位(c,d)MRI 上轴突出现骨质侵袭(图 a,黑色箭头所示)，伴齿突尖凸入枕骨大孔，造成椎管狭窄和上颈髓损伤(b)。注意血管翳的不均匀强化(轴位，图 c 和 d,黑色箭头所示)提示了组织纤维化和活动性炎症反应的存在，还要注意由于血管翳所引起的 C1 前弓和齿突之间间隙的增大[6]。

检查，MRI 可以显示更早期的炎症性改变(图 6.12)。PsA 患者脊柱受累最常见的是颈椎，其次是腰椎，胸椎和肋椎关节受累更少见[7,9]。

反应性关节炎

　　反应性关节炎(ReA)是胃肠道和泌尿生殖道感染继发的一种免疫反应，一般包括衣原体、弯曲杆菌、沙门菌、志贺杆菌和耶尔森鼠疫杆菌，经常是自限性的，会造成椎体边缘起止点的急性炎症性改变(T1 低信号、T2 和 STIR 高信号)，少数患者会发展成慢性反应性关节炎，这些患者一般具有 HLA-B27 基因，被归类为"由感染引起的强直性脊柱炎"。尽管 ReA 的骶髂关节炎和非感染性椎间盘炎相比于 PsA 更常见，而且脊柱

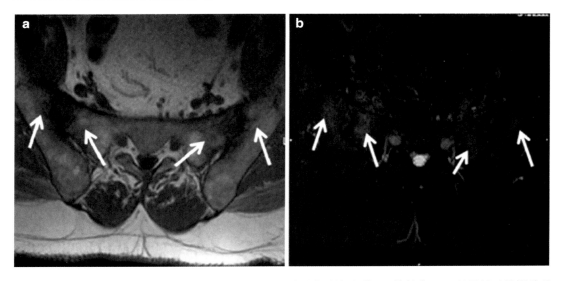

图 6.4　图像所示为一例 58 岁的 AS 患者,T1(a)和 T2 脂肪抑制加权像(b)的轴位 MRI 显示活动性骶髂关节炎所导致的对称性的、关节下的骨髓水肿样信号(T1 加权像上为黑色,T2 加权像上高亮)。(With permission from[8])

或骶髂关节强直不常见,但 ReA 的影像学检查包括 MRI 并不能与其他的血清阴性的脊柱关节病相鉴别[2,7]。

炎症性肠病性关节炎(EnA)

20%的炎症性肠病患者会出现 EnA,与 AS 的对称性的骶髂关节炎和起止点炎相似,在发生明显的骨质疏松之后,会出现椎体和骶髂关节的慢性骨融合,这些影像学的变化无法与典型的 AS 相鉴别。然而,EnA 既会影响四肢骨,也会影响中轴骨,包括骶髂关节和脊柱,但两者同时存在的情况很少见[2,7]。

此外,在中轴骨部位更倾向于影响棘间韧带和棘突可以作为 EnA 的一个鉴别点(图 6.13)[6,7]。有趣的是,尽管四肢末端的关节病的病程与结肠疾病的病程同步,但脊柱和骶髂关节炎症的严重程度和病情进展却与结肠疾病完全不相关[2]。

滑膜炎、痤疮、脓疱病、骨肥厚、骨髓炎综合征(SAPHO 综合征)

在 1987 年,SAPHO 首次被作为一种单独的综合征提出,现在大部分作者将 SAPHO 视为一大类疾病,属于骨关节疾病相关皮肤病的范畴,其中最有名的就是慢性复发性多病灶性骨髓炎(CRMO)和 SAPHO。尽管 SAPHO 的发病机制仍不明确,可能的病因包括低毒性的病原体感染和自身的免疫反应,类似于 SpA,后来有证据支持了这一理论,13%~30%的 SPAHO 患者 HLA-B27 基因阳性,而且症状表现与 AS 和 PsA 患者相似[10]。

最主要的和最具特征性的表现是无菌性的炎症性骨炎,而这一般与皮肤表现相关,典型受累部位与患者年龄有关,成年人的症状主要表现在前胸壁(一般是胸锁关节,发生于 65%~90%的患者)、椎间盘(非感

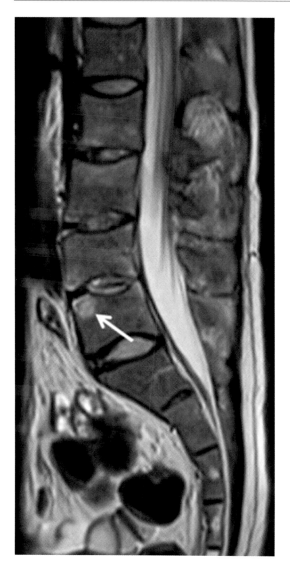

图 6.5 图像所示为 T2 矢状位 MRI，Romanus 病变表现为 L5 椎体特征性的骨髓水肿样信号。（With permission from [8]）

染性椎间盘炎）、骶髂关节和四肢的关节，四肢关节受累的范围要小一些，而儿童的症状主要表现在前胸壁（一般是锁骨）和长骨的对称性病灶，骨关节的表现包括滑膜炎、骨质增生和骨炎，后者一般表现为慢性的炎症性反应，累及骨皮质和骨髓腔[11]。

X 线片和 CT 可发现骨皮质增厚、骨髓腔狭窄、硬化和骨溶解，MRI 可出现明显的局限性骨髓水肿，包括韧带起止点炎、骨膜周围明显的软组织水肿，注射钆对比剂后可有明显强化，尽管骨外缘弥漫性低信号的缺失提示存在骨溶解，但 MRI 还是很难发现细微的骨质变化[10]。

SAPHO 患者脊柱受累一般是节段性的，最常发生在胸椎，出现于约 33% 的成年患者中。疾病初期表现为一种非感染性和非特异性的椎间盘炎（图 6.14）和起止点炎，MRI 上最为清楚（靠近椎体边缘和终板的骨髓水肿，椎间盘区域的水肿），表现为 T1 低信号和 T2 高信号以及相应的强化表现，CT 和 X 线片表现为椎体终板的不规则、骨质侵袭和硬化（图 6.15），经常还会出现椎间盘区域的消失。在慢性患者中，会出现越过椎间盘和关节突关节的椎体强直，椎旁的骨化一般是单侧的，与 PsA 相似。13%~52% 的病例会出现骶髂关节受累，而且一般是两侧不对称的。此外，据报道偏髂骨侧的骨质硬化可作为 SAPHO 的一个特征性改变（图 6.16）[10]。

在 SAPHO 儿童患者中，脊柱受累较少发生，即使发生也局限于单个节段，表现为非感染性的椎间盘炎（图 6.17）和起止点炎，包括靠近椎体边缘和终板的骨髓水肿（T1 低信号、T2 高信号和钆对比剂强化表现）、骨质侵袭和硬化[10]。

特发性弥漫性骨肥厚症

特发性弥漫性骨肥厚症（DISH）也称为 Forestier 病，是一种特发性疾病，在成年人中的发生率为 4%~7%，这种疾病的特点是至少连续 4 个节段的椎体前外侧出现显著的"波浪样"骨化[11]。尽管颈椎和腰椎也会受累，但最常累及的节段是 T4~T11（图 6.18）。

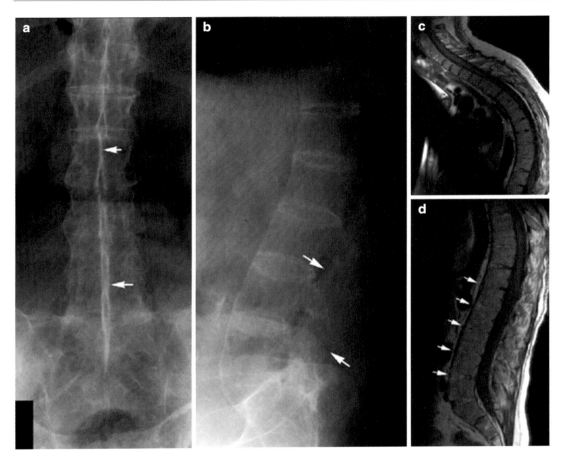

图 6.6　图像所示为一例进展期 AS 的 55 岁男性患者。腰椎正位(a)和侧位(b)X 线片显示特征性的方形椎体、韧带骨赘和关节突关节的融合(箭头所示),形成"竹节样脊柱",相应的矢状位 T1 像 MRI(c,d)也出现了同样的表现,注意韧带骨赘都表现为低信号,在 MRI 上很难与正常的前纵韧带和后纵韧带相鉴别[6]。

该疾病的特点还包括前纵韧带和后纵韧带 (OALL 和 OPLL,最常发生在颈椎)、椎旁连接组织、黄韧带(最常发生于腰椎)和椎间盘纤维环等组织的骨化,骶髂关节之间的桥连骨化也很常见(图 6.19)[12]。

　　就这一点而言,DISH 病与 PsA 和 ReA 很相似,然而,与 SpA 相反的是,DISH 病的特点却不包括关节突关节、骶髂关节和钩椎关节的强直,与 SpA 和晶体沉积病都不同的是,DISH 病的患者仍然会保留一定的椎间盘空间,不会出现椎间盘炎、钙质沉积和侵袭性或炎症性疾病,而且,DISH 病不会导致骨质疏松[12]。

　　DISH 病能够导致轻度疼痛和强直,也能与引起根性和髓性的症状和体征,这取决于 DISH 病的程度和发病位置,一般来说 X 线片和 CT 就足够评估脊柱的受累和病变范围,MRI 可用于评估神经损伤[11]。

　　与 SpA 相似的是,DISH 病患者的急性脊柱骨折能够导致很严重的后果,骨折通常直接穿过椎体中央区域,发生于融合节段上方或下方的椎体与"波浪样"骨化相连

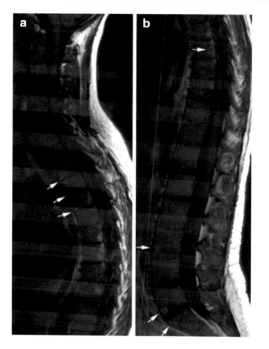

图6.7　图像所示为慢性(炎症后)AS。颈胸段(a)和腰椎(b)矢状位的 T1 加权像表现为椎体的韧带起止点处的骨髓脂肪化改变(箭头所示)[6]。

的部位(图 6.20)。与其他位置创伤的评估一样,MRI 常规用于评估软组织受累的情况(韧带断裂、硬膜外或者椎旁血肿、脊髓或者神经根损伤,图 6.21),而 CT 在评估骨质受损的范围方面更有优势。与 SpA 患者相似,DISH 病患者的椎体骨折也会出现假关节形成的并发症,骨折穿过椎间盘时椎间盘的损伤有时会很微小,伴随水肿或者积液的发生(T2 高信号),而且即使发生脱位也不严重[12]。

晶体沉积病

痛风

　　痛风是一种嘌呤代谢紊乱疾病,有遗传易感性,能够导致尿酸以尿酸钠的形式沉积在软组织中,典型部位是关节和肌腱。尿酸

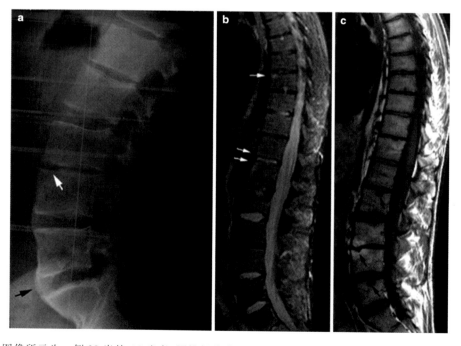

图6.8　图像所示为一例 29 岁的 AS 患者,腰椎侧位片(a)上不仅出现了韧带骨赘(黑色箭头所示),还出现了 L3~L4 的 Anderson 病变(终板骨质侵袭,白色箭头所示),矢状位 STIR(b)和增强后的 T1 脂肪抑制像(c)也都出现 L3~L4 对应的水肿和强化表现(黑色箭头所示)[6]。

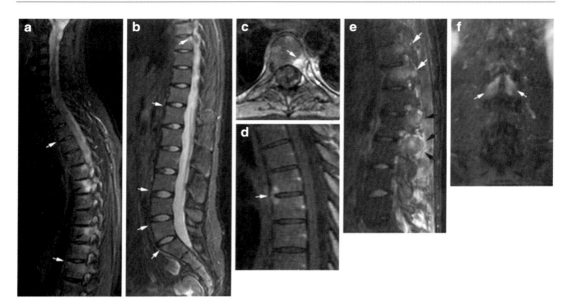

图 6.9　图像所示为 AS 患者出现明显影像学改变之前 3 年的颈胸腰椎 MRI。STIR 矢状位(a,b)出现椎体前方的骨髓水肿区域,这与 Anderson 病变相符合,椎体后方的钩椎关节炎症性反应在轴位 STIR 像上很明显(白色箭头所示,图 c)。注射静脉钆对比剂之后,T1 脂肪抑制像(d,e)出现椎体前方韧带起止点下的强化(图 d,白色箭头所示)以及关节突关节(图 c,白色箭头所示)和棘间韧带(图 e,黑色箭头;图 f,白色箭头所示)的明显强化。

盐结晶能够导致急性的炎症性反应,而进行性的尿酸盐结晶沉积可以导致结节形成、炎性假性囊肿(痛风石)、软组织包括骨和软骨的破坏。一般来说,出现沙粒状沉积和相关痛风性关节病的患者,至少有长达 10 年以上的高尿酸血症病史[8,13]。

相比于手和足,脊柱和骶髂关节的受累相对少见,但也偶有相关报道[13,14]。脊柱受累的患者中,腰椎受累最常见,沙粒状沉积可以发生于硬膜外区域、椎间盘内(非感染性椎间盘炎)和关节突关节,导致这些部位的骨质侵袭和软骨下囊肿(图 6.22)。痛风石也可以导致脊髓和神经根的压迫,出现髓性或根性的神经损害症状,需要进行 MRI 检查确诊。增强 MRI 有助于发现较小的结晶沉积和炎症性改变[8,13]。

与其他形式的骶髂关节炎和椎体的炎症性改变一样,痛风也会导致骨质侵袭、关节和关节周围的骨髓水肿(低 T1 信号、高 T2 和 STIR 信号),并且有明显的钆对比剂强化表现。痛风石对于确诊痛风为炎症性改变的病因也很有帮助,可表现为多种 MRI 信号(常表现为 T1 等至低信号和 T2 的低或中或高信号),这取决于沙粒状沉积累及范围内的纤维化、炎症细胞聚集和血管化的程度。同样,痛风石既能表现为不均匀低度强化,也能表现为均匀强化,鉴别诊断需要考虑淀粉样沉积[8,13]。

焦磷酸钙沉积症

焦磷酸钙沉积症(CPPD)是一种代谢紊乱性疾病,在女性中较为常见,而且发病率与年龄相关,焦磷酸盐结晶沉积在关节和关节周围的软组织,可以不引起症状(称为软

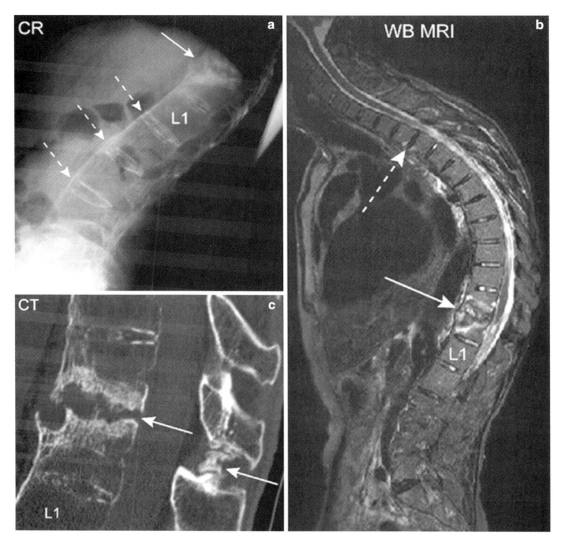

图 6.10　图像所示为一例 57 岁男性患者，无外伤史，AS 病史大约 32 年，为接受 TNF-α 治疗进行评估。侧位片（a）显示特征性的韧带骨赘（虚线箭头所示）和 T11~T12 的假关节形成（实线箭头所示），相应的 STIR 矢状位 MRI（b）显示 Romanus 病变（虚线箭头所示），以及骨髓和椎间盘水肿，伴随与假关节形成相关的骨质侵袭（实线箭头所示）。CT 随访（c）更清楚地显示了骨质侵袭、硬化和慢性骨膜反应，以及特征性的假关节形成（白色箭头所示），这是由陈旧的脊柱横向骨折穿过韧带骨赘、椎间盘和后方结构所致。（With permission from[2]）

骨钙质沉积症）或者偶尔发作的疼痛与炎症反应（称为假性痛风）。这种软骨钙质沉积最常影响非承重关节的透明软骨和纤维软骨，包括肩关节、肘关节、腕关节、髋股关节和掌指关节，一般是对称性的，而且有特征性的

线状或者薄片状影像表现[13]。

　　脊柱相比于四肢较少受累及，而且很少引起临床症状。当出现脊柱受累时，CPPD 会导致非特异性和非感染性的椎间盘炎（图6.23），并且能累及关节突关节和钩椎关节，

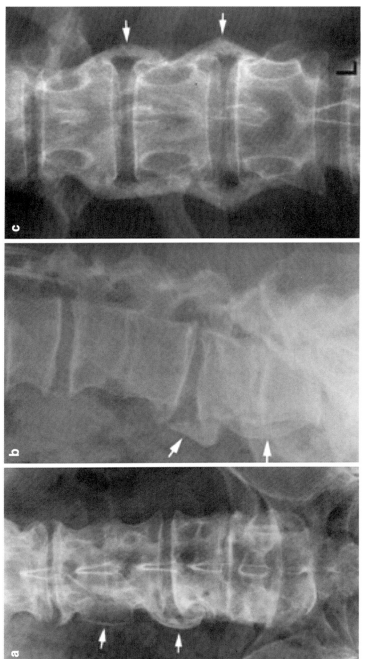

图 6.11　图像所示为一例 48 岁的 PsA 患者。腰椎正位片 (a,c) 和侧位片 (b) 上出现明显的韧带骨赘 (箭头所示)。这些骨赘与 AS 患者相比体积更大，而且更向外侧突出[6]。

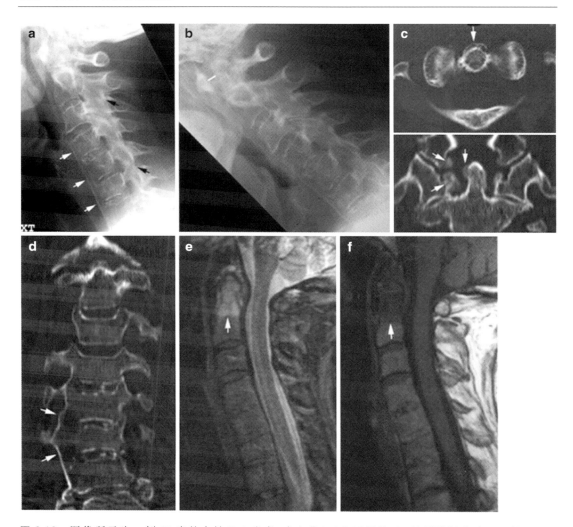

图 6.12　图像所示为一例 65 岁的女性 PsA 患者，中立位（a）和过屈位（b）的颈椎侧位片显示较厚的前纵韧带骨赘（白色箭头所示）、关节突关节融合（黑色箭头所示）和过屈位 X 线片 C1 前弓与齿突之间距离的异常增加（4mm，图 b 中白线所示），提示不稳定。相应的轴位（c）和冠状位（d）CT 影像显示有新骨形成、体积较大的韧带骨赘（白色箭头），而且没有 PsA 常见的骨质侵袭表现。STIR（e）和 T1（f）矢状位的颈椎 MRI 出现相应由炎症性改变引起的骨髓和周围软组织水肿（白色箭头所示）。注意突出的前纵韧带骨赘并不常出现[6]。

据报道，颈椎受累较胸椎和腰椎更常见。CPPD 关节病相对特别的一个临床表现是 C1~C2 的 "齿突加冠综合征"，出现齿突的骨质侵袭，表现为钙化或者部分钙化的炎症性软组织，伴或不伴特征性的线状或点状钙化改变。这些表现可与疼痛和（或）不稳定的症状相关（图 6.24）[13]。

一般来说，与 CPPD 相关的钙化在常规的脊柱 MRI 影像上是看不到的，在特定的序列如梯度回波序列上可以出现 "花朵征" 或者磁敏感伪影，钙化很明显，即在 T1 和 T2 加权像上明显而且均匀的低信号区域。然而，与 CPPD 相关的钙化也可以表现为 T1 等信号甚至是高信号[13]。注入对比剂之后，

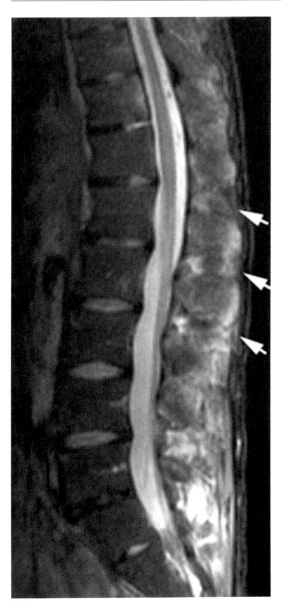

图 6.13 图像所示为一例 27 岁的男性患者，患有溃疡性结肠炎和弥漫性的背部疼痛。胸腰段的 STIR 像 MRI 显示明显的韧带起止点下和韧带的水肿，累及棘突和棘间韧带（白色箭头所示）。椎体后方存在相对较小的活跃病灶[6]。

关节和关节周围的软组织和相邻骨组织一般都会出现强化[8,13]。

对于这些非特异性的表现，结合 X 线片和 CT 检查很有帮助，能够发现特异性的软

骨钙质沉积和更少见的表现，如韧带和肌腱的钙化。特别提一下，CPPD 相关的椎间盘炎，可能发生椎间盘真空现象（与年龄相关的脊柱关节病的一种表现），也可以表现为均匀的 T1 和 T2 低信号。但椎间盘内的气体（真空现象）和 CPPD 相关的钙化都可以导致梯度回波序列的磁敏感伪影（或"花朵征"），在这种情况下，需要结合 X 线片和 CT 检查加以鉴别[14]。

羟磷灰石沉着病

羟磷灰石沉着病（Ca-HADD）是一种特异性疾病，发病率随着年龄增大而升高，羟磷灰石钙沉积在关节内或靠近关节的位置，经常沿着肌腱和滑囊沉积或者沉积于肌腱和滑囊内。Ca-HADD 可能的病因包括慢性的、反复的微创伤或者坏死性结缔组织改变。尽管羟磷灰石沉积（Ca-HA）的特点是非结晶性的、"云状"或者"牙膏状"的，但钙化沉积可以发生在身体的任何部位，肩关节、臀部、肘关节和膝关节是最常受累的部位，因此，Ca-HADD 表现与上文提到的 CP-PD 有所不同。脊柱的受累也有报道，累及范围包括椎间盘（非感染性椎间盘炎，图6.25）、硬膜外区域和棘突间。颈椎的椎前软组织和颈长肌或者周围是一个特征性的受累部位，一般发生在 C2 水平（图 6.26）[8,13]。

Ca-HA 本身也能导致疼痛明显的炎症性反应，特别是当炎症性反应从特定的组织如肌腱转移到邻近组织时，如关节囊或关节腔。事实上，这种炎症性反应可以很强烈，就像软组织感染一样[8,14]。

在 MRI 上，钙化灶在 T1 和 T2 加权像一般是低信号，任何相关的软组织炎症改变表现出明显的 T2 像强化信号，有时伴有相关的滑囊炎、关节腔积液和相邻骨的骨髓水肿。在某些情况下，结合 X 线片和 CT

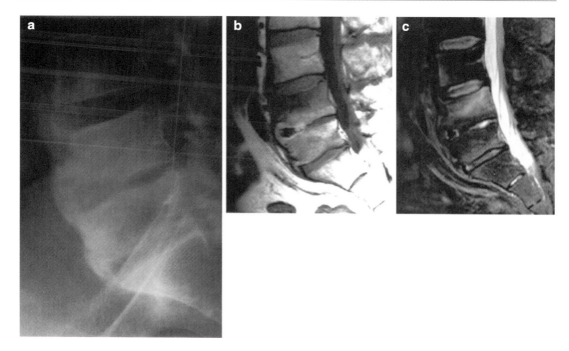

图 6.14　图像所示为一例有 SAPHO 和下腰部疼痛病史的患者,下腰椎侧位片(a)和相应的 T1 加权(b)和 STIR 矢状位(c)MRI 显示明显的非特异性的前纵韧带骨赘和 L4~L5 椎间盘的椎间盘炎。(With permission from[10])

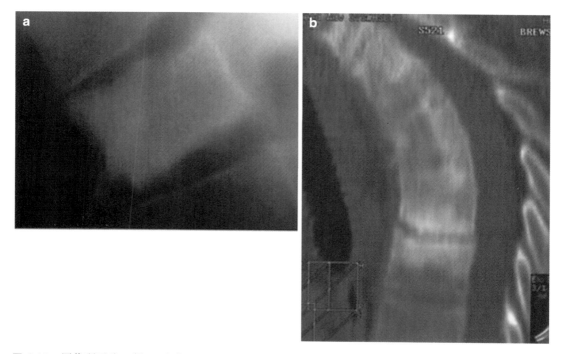

图 6.15　图像所示为一例 18 岁的 SAPHO 男性患者,矢状位断层扫描图像(a)显示 T4 椎体的骨质硬化,17 年后随访复查的矢状位 CT(b)显示 T4 的骨质硬化得到缓解,但出现了 4 个节段的强直融合和 T6~T7 水平的椎间盘炎和假关节形成。(With permission from[10])

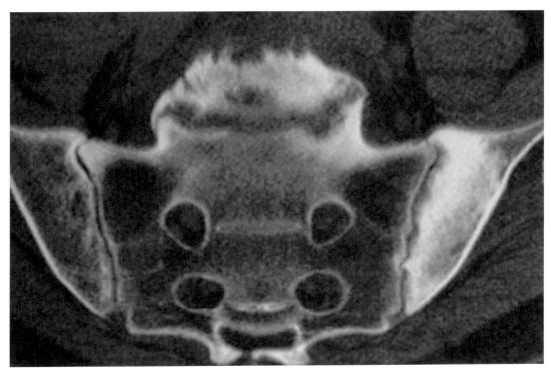

图 6.16 图像所示为一例 SAPHO 患者,骶骨的冠状位 CT 显示单侧骶髂关节炎以及偏髂骨侧的硬化。

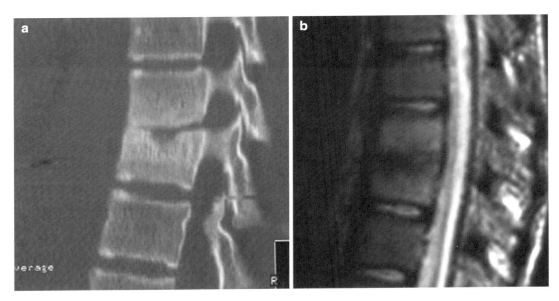

图 6.17 胸椎的矢状位重建 CT(a) 显示单节段细微的终板不规则表现,与非感染性的椎间盘炎一样,相应的 T2 矢状位 MRI(b) 不能发现这种骨质侵袭,但其优势在于能发现明显的水肿,提示存在炎症。(With permission from[10])

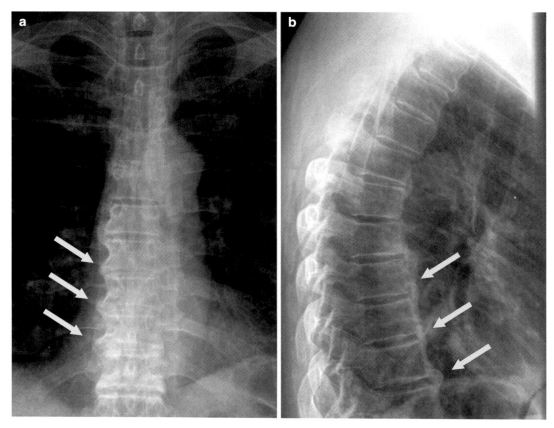

图 6.18　胸椎正位片(a)和侧位片(b)出现特征性的"波浪样"骨化(箭头所示),提示 DISH 病。

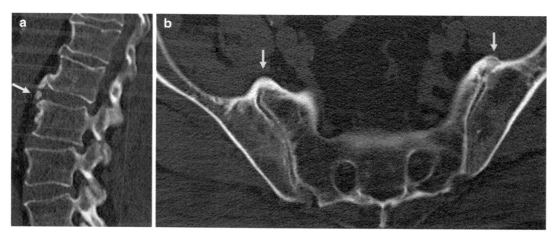

图 6.19　图像所示为一例 73 岁的 DISH 病患者,矢状位(a)和轴位(b)CT 显示颈椎间盘前方和骶髂关节(箭头所示)的特征性骨肥厚表现。

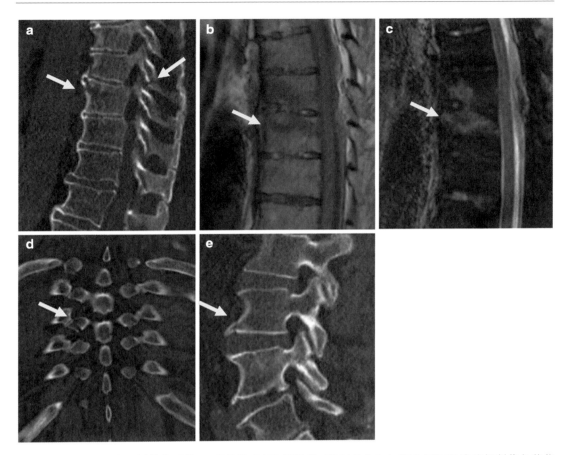

图 6.20　图像所示为一例外伤后的 52 岁男性 DISH 病患者,CT 矢状位(a)、T1(b)和 T2 脂肪抑制像矢状位(c)MRI 显示横向骨折穿过 T9 椎体,延伸至 T8 后方附件(箭头所示),并且存在轻度的前移。MRI 的优势还在于能显示微小的硬膜损伤,并且可以评估脊髓的受损情况。此外,冠状位 CT(d)进一步显示了后方附件受累,并且腰椎的矢状位 CT(e)显示 L3 椎体前下方也存在压缩性骨折。

检查对于发现可能存在的钙化以及钙化的评估有较大的帮助。因为 Ca-HA 的自发吸收过程漫长,所以炎症性改变和症状的消退也较慢[8,13,14]。

感染性椎间盘炎和脊柱关节病和结晶沉积所导致的 Modic 病变之间的鉴别

将与 SpA 和结晶沉积关节病相关的非感染性椎间盘炎和假关节与感染性椎间盘炎相鉴别时,要注意患者的病史、实验室检查和随访的影像学检查。

感染性的椎间盘炎一般表现为环状(前方、后方和双侧)的炎症性改变,可累及脊柱旁和(或)硬膜外,而且一般是单节段的。与之相反,Andersson 病损(与 SpA 相关的椎间盘炎)和继发于结晶沉积的椎间盘炎一般是多病灶性的,而且没有感染所导致的明显的软组织炎症性改变(图 6.27)。此外,四肢有时存在特征性的关节病有助于诊断[7]。

Modic 病变一般与其他的椎间盘退行性变有关,如脱水、真空现象和椎间盘高度降

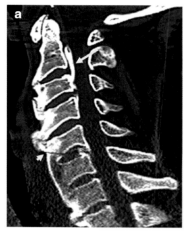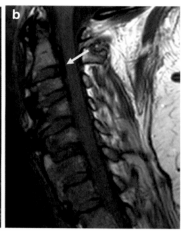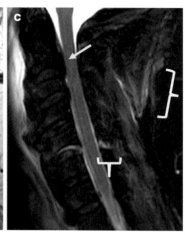

图 6.21　图像所示为一例从台阶上摔下来的 53 岁男性 DISH 病患者。矢状位 CT(a)显示前方存在特征性的条纹状骨肥厚伴 C5 椎体前方骨折(三角箭头所示)和节段型后纵韧带骨化(黄色箭头所示)。相应的 T1(b)和脂肪抑制 T2 加权像(c)矢状位 MRI 显示 C5~C6 水平的棘间韧带水肿，而且与后方肌腱的扭伤或拉伤一样(括号所示)。请注意，C6~C7 的后纵韧带骨化在 MRI 上更难发现(黄色箭头所示)。

低等，而 Andersson 病变一般会存在 SpA 的其他表现[7](图 6.27)。

特征性改变有助于与结晶沉积病相关的炎症性脊柱关节病的患者鉴别。痛风性关节病会出现痛风石，一般表现为 T1 低信号和 T2 低或等或高信号，伴或不伴静脉碘剂造影后混杂或均质性边缘性强化。痛风极少出现单独脊柱受累或者首先累及脊柱的情况。四肢的影像学检查和血尿酸水平测定也是常用的检查项目[7]。

焦磷酸钙沉积难以单用 MRI 检查发现，X 线片和 CT 检查上特征性透明软骨和纤维软骨的线状钙化有助于诊断。此外，CPPD 关节病很少累及上肢的小关节，通过 X 线片即可明确[8]。

羟磷灰石钙沉积的一个特点是非结晶的，形状不定，在 MRI 的序列中都表现为低信号，一般伴有周围明显的炎症性改变，会出现钆对比剂强化表现。羟磷灰石沉积的小病灶在 MRI 上很难发现，X 线片和 CT 检查可以辅助诊断。HADD 可以出现脊柱单发病灶，因此四肢骨骼的评估不是必需的[8]。

色素沉着绒毛结节性滑囊炎

色素沉着绒毛结节性滑囊炎(PVNS)是一种不常见的良性特异性肿瘤，不过也存在局部侵袭的可能性，会出现滑膜的绒毛和(或)团块状结节的过度生长，一般位于大的关节和滑囊，特别是膝关节和髋关节。有一种特殊情况发生于关节外，也称为腱鞘巨细胞瘤，更常见于手和足。PVNS 也可累及脊柱，但不常见，脊柱中最常受累的区域是颈椎，90% 以上的 PVNS 都累及脊柱后方结构，特别是关节突关节、椎旁软组织、椎间孔、椎弓根和椎板。棘突的受累非常少见[15-17]。

CT 常表现为边界清楚的骨囊性病灶，表现为中等密度的软组织影。钙化不是 PVNS 的特点，出现钙化提示可能存在别的病因(见下一章)。PVNS 在 MRI 上可有特征性表现，常表现为 T1 等信号和 T2 等至低信

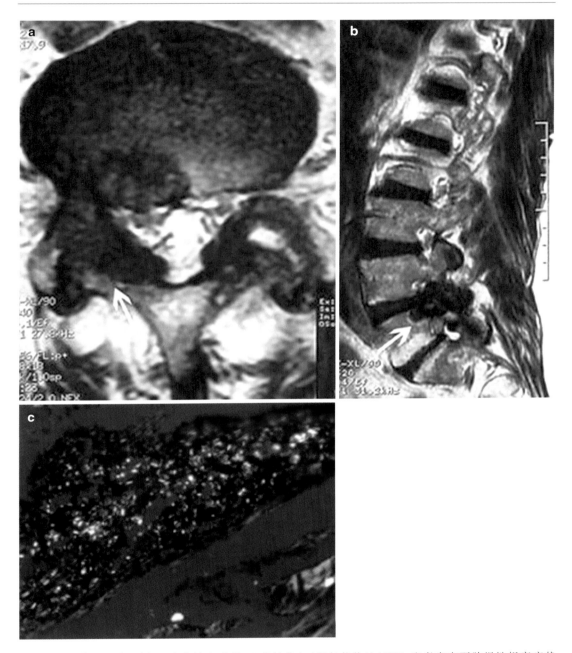

图 6.22　图像所示为一例 77 岁女性患者的 T2 的轴位 (a) 和矢状位 (b) MRI, 患者有右下肢根性损害症状和长期的手和足痛风性关节炎病史。右侧 L4~L5 关节突关节、椎间盘后方和邻近椎体 (白色箭头所示) 的不规则的弥漫性低信号影与痛风石沉积的影像学表现一致, 相应的轴位 CT (c) 显示由慢性的进展性的痛风石沉积所导致的骨质硬化侵袭和重建 (白色箭头所示)。[With permission from Springer: Hasturk AE, Basmaci M, Vural C (2012) Spinal Gout Tophus: a very rare cause of radiculopathy. European Spine Journal, supplement 4: pages 400–403]

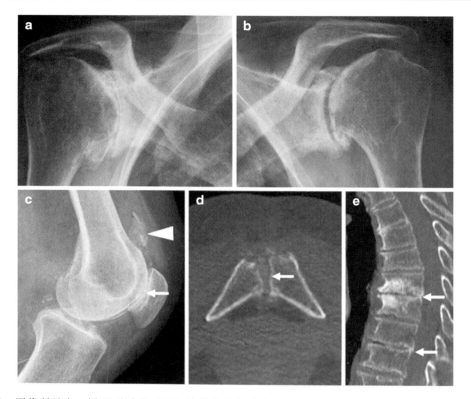

图 6.23　图像所示为一例 79 岁女性 CPPD 关节病患者,包括双侧肩关节(a,b)和膝部的髌股关节(图 c,箭头所示)。在髌上的凹陷处可见典型的线状薄片状的焦磷酸钙沉积(图 c,三角所示),轴位 CT 上趾骨联合之间也可以发现(图 d,箭头所示)。由其他原因检查的矢状位 CT(e)发现了非特异性椎间盘炎,伴骨质侵袭和硬化(白色箭头所示)。(With permission from Elsevier)

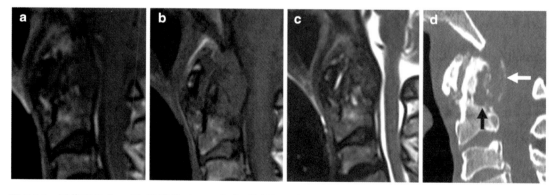

图 6.24　图像所示为一例 62 岁的 CPPD 患者,伴慢性颈部疼痛。(a)是增强之前的 T1 矢状位 MRI,(b)是增强之后,(c)是 T2 像,C1~C2 关节和齿突存在明显的骨质侵袭和破坏,表现为弥漫性低信号影和轻度强化。对应的 CT(d)表现为齿突骨质侵袭(黑色箭头所示)和钙化点(白色箭头所示),提示受到 CPPD 累及。(With permission from Elsevier)

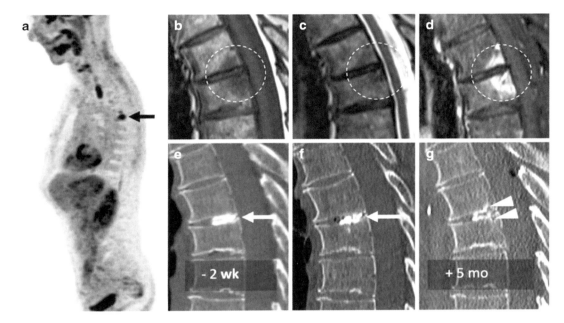

图 6.25 图像所示为一例 56 岁的男性患者,为评估食管癌行 PET 检查(a),显示胸椎摄取增高(黑色箭头所示),怀疑胸椎转移。相应的 T1(b)、T2(c)和增强后 T1(d)矢状位 MRI 的改变提示炎症性的椎体韧带起止点炎,而不是肿物。对应的 5 个月之后的矢状位 CT(e~g)显示不规则的椎间盘钙化,可进展为更加规则和部分吸收的典型的 Ca-HADD 的钙化。(With permission from Elsevier)

号,病灶内信号不均匀。有时,梯度回波序列可以出现病灶内含铁血黄素沉积所导致的"花朵征"或者磁敏感伪影,在新的快速自旋回波序列和等密度 MRI 技术中,这种情况较为少见。不均匀强化一般出现在较大的病灶中(>2cm),小的病灶一般表现为均匀性强化[18-20]。

在脊柱区域的鉴别诊断需要考虑骨母细胞瘤、动脉瘤样骨囊肿、骨巨细胞瘤和关节突关节滑膜囊肿,这些都有其特征性的影像学特点,但在大部分情况下,需要进行活检确诊[19,20]。

滑膜骨软骨瘤病

滑膜骨软骨瘤病(SOC)是一种相对少见的良性但有复发可能的单关节肿瘤病变,可导致滑膜内壁的增生性软骨细胞岛的形成。SOC 最常见于四肢的大关节,如肩关节、膝关节和髋关节,一般发生于 30~50 岁的患者。如软骨细胞游离到关节腔内,可以形成骨软骨性关节游离体,造成特征性的表现,包括大量大小一致的游离体、中度滑膜增生和一些特定情况下的关节内骨质的压力性侵袭和重建[21,22]。

脊柱受累有少量的病例报道,大约一半发生于颈椎,而且大部分(约 96%)会累及关节突关节,出现一定程度的侵袭性改变。值得注意的是,报道的病例中有将近一半(44%)没有出现明显的钙化,小部分病例(28%)出现不连续的圆形钙化的典型表现,在没有出现钙化的病例中,SOC 表现为非特异性的关节突关节周围肿块。神经根管内的病灶可以导致神经压迫的症状和体征[22,23]。

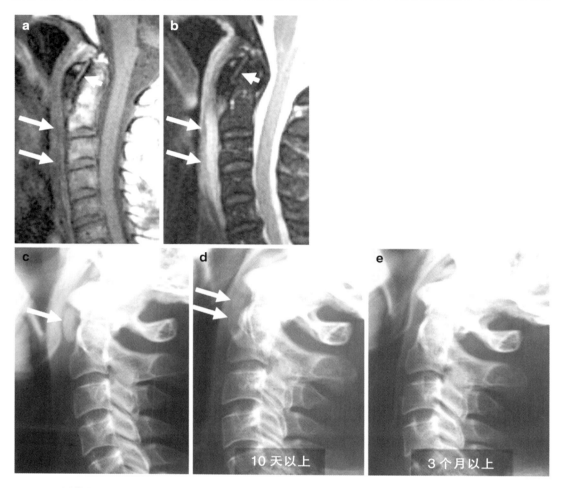

图 6.26　图像所示为一例 60 岁患者，诉吞咽困难。T1(a)和 STIR(b)矢状位 MRI 显示椎前软组织的异常增厚和炎症性改变，特别是颈长肌(白色箭头所示)。需要注意还存在 C1~C2 的关节病变(短箭头所示)。后续 3 个月随访的 X 线片(c~e)显示特征性的 Ca-HA 沉积发生了逐渐转归。

　　常规的 X 线片可能并不能发现范围较小或体积较小的钙化病灶，常需辅助 CT 检查，以显示脊柱受累的范围，并精确地评估钙化，尽管这种钙化可以没有或者很模糊。MRI 上 SOC 可表现为不均匀或者均匀的信号，这取决于是否存在钙化和钙化的程度，在没有明显钙化的病例中，SOC 表现为 T1 等至低信号，T2 低或等或高信号。对于存在钙化的患者，MRI 序列都表现为低信号，在梯度回波序列上还会出现相关的磁敏感伪影。一般情况下，大约 83% 的 SOC 会表现为

明显的环形强化(薄层或者结节性的)，无散在游离体或者钙化的 SOC 与非特异性的滑膜肿块相似，能观察到更明显的均匀强化(图 6.29)[21-23]。

　　由于 SOC 在脊柱的发生率低且表现多样，很难与关节突关节的滑膜囊肿鉴别。滑膜囊肿常与关节突关节的骨关节炎改变相关，在病情复杂时，会出现环形强化。但钙化不是滑膜囊肿的典型表现[18]。

　　继发性 SOC 是指原发性骨关节炎和既往关节损伤中出现类 SOC 样改变。SOC 样

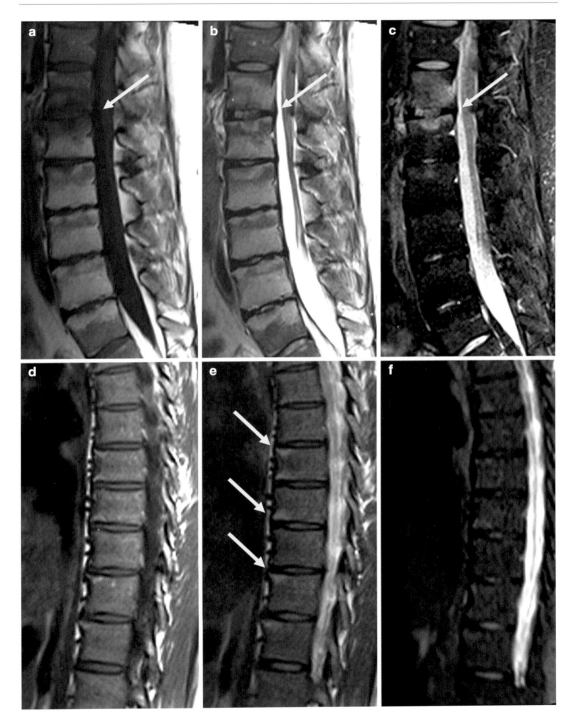

图 6.27　(a~c)所示为一例 41 岁的脊柱关节炎患者:腰椎的 T1(a)、T2(b)和 STIR(c)矢状位 MRI 显示骨髓水肿累及椎体终板、T12~L1 椎间盘周围,伴随非感染性的脊柱关节病(黄色箭头所示为 Andersson 病变)。(d~f)所示为一例 27 岁的脊柱关节炎患者:胸椎的 T1(d)、T2(e)和 STIR(f)矢状位 MRI 可见 Romanus 病变(黄色箭头所示)累及 T7~T12,和 SpA 患者一样。要注意椎间盘本身没有退行性变,这可以排除 Modic 1 型改变。还需要注意椎间盘和周围软组织没有更多明显的炎症性改变也提示感染的可能性很小。(待续)

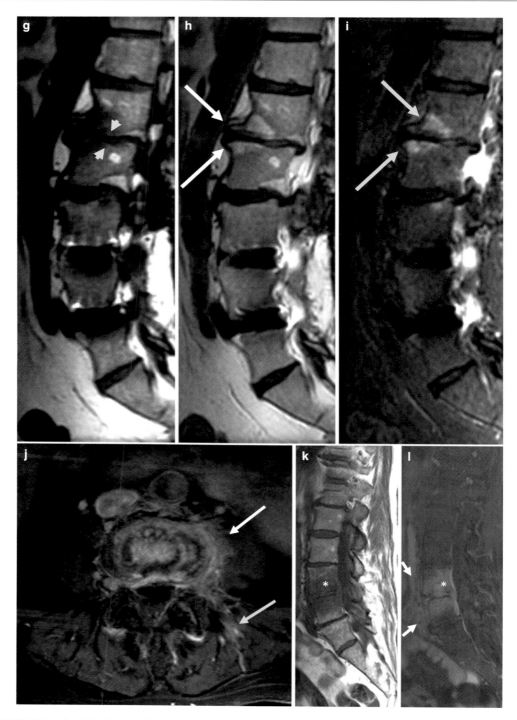

图 6.27（续）　与之相反，(g~i)所示为一例 71 岁的诉背部疼痛的患者：腰椎的 T1(g)、T2(h)和 STIR(i)矢状位 MRI 显示终板水肿（黄色箭头所示）和骨赘（白色箭头所示），引起椎间盘的水分减少和高度降低（三角箭头所示），这些都与 Modic 1 型改变一致。最后，一例 26 岁的背痛患者：轴位(j)和静脉注射钆对比剂前(k)和后(l)矢状位 T1 加权脂肪抑制像 MRI 显示椎体和周围、椎旁（白色箭头所示）和后方（黄色箭头所示）软组织明显增强，并伴有终板侵袭（星号所示）。这些发现都与感染性脊柱炎相一致。

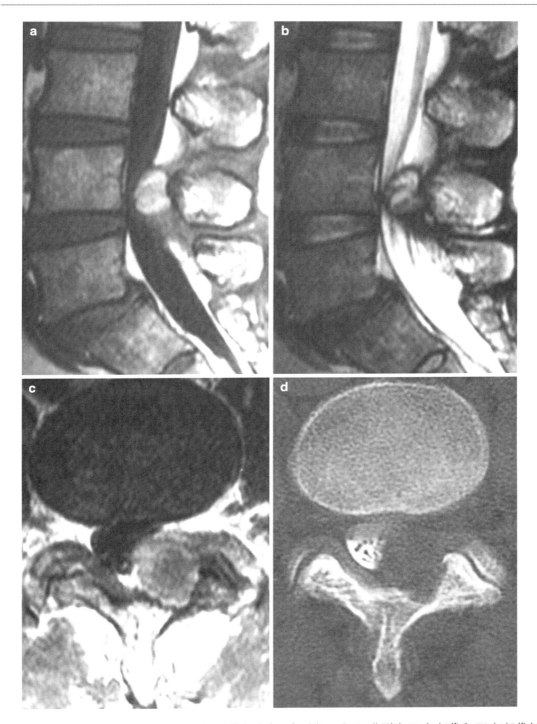

图 6.28　图像所示为一例 43 岁男性患者,下背部疼痛 2 年,图(a)和(b)分别为 T1 加权像和 T2 加权像矢状位 MRI,T1 脂肪抑制像增强之后的轴位 MRI 显示硬膜外肿物来自左侧关节突关节。这个部位的常见的肿物是滑膜囊肿。然而,该病变在静脉碘剂造影后表现为增强信号(c),该表现不支持滑膜囊肿。对应的 CT 造影(d)没有出现囊内增强,且椎板的慢性压迫性骨质侵袭,提示疾病进展较慢,手术标本提示 PVNS。(With permission from[20])

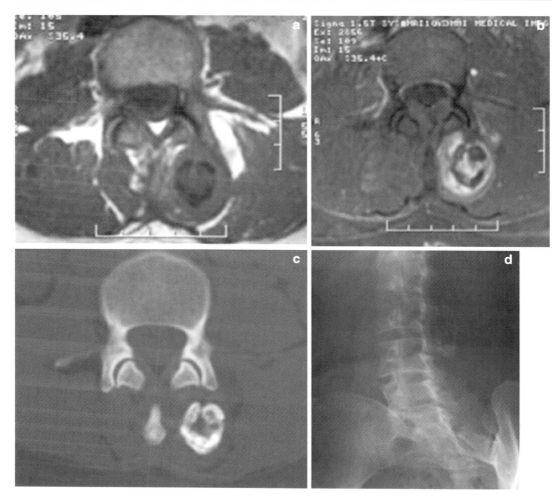

图 6.29　图像所示为 3 例不同的脊柱 SOC 患者。第一例患者腰椎的 T1(a)和增强后 T1 脂肪抑制像(b)的轴位 MRI、轴位 CT(c)和斜位 X 线片(d)都显示 L3~L4 左侧关节突关节后方较大的孤立性钙化灶。另一例 SOC 患者显示腰椎右侧关节突关节周围多发的大小各异的钙化,CT 上最为清楚(e)。第 3 例 SOC 患者表现为颈椎硬膜外软组织肿块影的均匀强化,其 T1 脂肪抑制像增强的轴位 MRI 也没有出现提示钙化的低信号灶(f,g)。(With permission from[21])(待续)

表现可出现于脊柱的峡部裂病例,这种骨软骨游离体一般大小不一,而且与关节突关节的骨关节炎改变相关[23]。

关节突关节的其他更少见的肿瘤病变包括骨母细胞瘤和其他软骨样病变,例如软骨肉瘤。这些病变一般较大,而且都具有各自特别的影像学特点,但还是常需活检确诊。SOC 恶变为滑膜软骨肉瘤鲜有报道,估计发生率

不超过 6%。软组织团块如神经鞘瘤和脑膜瘤也非特异性 SOC 相似的表现。然而,这些病变在脊柱更为常见,而且一般不伴有关节突关节的侵袭性改变或者钙化游离体[21-23]。

致谢:图 6.18 至图 6.21 和图 6.27 由 Alessandra J. Sax 医生免费提供。作者承认并感谢 Alessandra J. Sax 医生在准备和提供图像中给予的帮助。

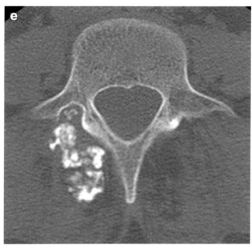

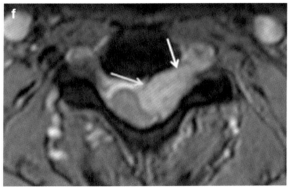
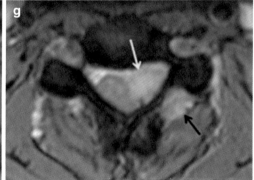

图 6.29(续)

（张有余　李彦　译）

参考文献

1. Bierry G, Dietemann JL. Imaging evaluation of inflammation in the musculoskeletal system: current concepts and perspectives. Skelet Radiol. 2013;42:1347–59.
2. Weber U, et al. The impact of MRI on the clinical management of inflammatory arthritides. Skelet Radiol. 2011;40:1153–73.
3. Bouchaud-Chabot A, Liote F. Cervical spine involvement in rheumatoid arthritis. Joint Bone Spine. 2002;69:141–54.
4. Gillick JL, Wainwright J, Das K. Rheumatoid arthritis and the cervical spine: a review on the role of surgery. Int J Rheumatol. 2015;2015:1–12.
5. Redlund-Johnell I, Larsson EM. Subluxation of the upper thoracic spine in rheumatoid arthritis. Skelet Radiol. 1993;22:105–8.
6. Jurik AG. Imaging the spine in arthritis – a pictorial review. Insights Imaging. 2011;2:177–91.
7. Canella C, Schau B, Ribeiro E, et al. MRI in seronegative spondyloarthritis: imaging features and differential diagnosis in the spine and sacroiliac joints. Am J Roentgenol. 2013;200:149–57.
8. Soldatos T, et al. Cross-sectional imaging of adult crystal and inflammatory arthropathies. Skelet Radiol. 2016;45:1173–91.
9. Lee EY, Sundel RP, Kim S, et al. MRI findings of juvenile psoriatic arthritis. Skelet Radiol. 2008;37:987–96.
10. Earwaker JWS, Cotton A. SAPHO: syndrome of concept? Imaging findings. Skelet Radiol. 2003;32:311–27.
11. Mader R, Verlaan JJ, Eshed I, et al. Diffuse idiopathic skeletal hyperostosis (DISH): where we are now and where to go next. RMD Open. 2017;3:e000472.
12. Taljanovic MS, Hunter TB, Wisneski RJ, et al. Imaging characteristics of diffuse idiopathic skeletal hyperostosis with an emphasis on acute spinal fractures: review. Am J Roentgenol. 2009; 193:S10–9.

13. Omumi P, Zufferey P, Malghem J, et al. Imaging in Gout and other crystal-related arthropathies. Rheum Dis Clin N Am. 2016;42:621–44.
14. Lam HY, Cheung KY, Law SW, et al. Crystal arthropathy of the lumbar spine: a report of 4 cases. J Orthop Surg. 2007;15:94–101.
15. Koontz NA, Quigley EP, Witt BL, et al. Pigmented villonodular synovitis of the cervical spine: case report and review of the literature. BJR Case Rep. 2016;2:20150264.
16. Parmar HA, Sitoh YY, Tan KK, et al. MRI imaging features of pigmented villonodular synovitis of the cervical spine. Am J Neuroradiol. 2004;25:146–9.
17. Celiktas M, Asik MO, Gezercan Y, et al. Pigmented villonodular synovitis of the thoracic vertebra presenting with progressive spastic paraparesis. Case Rep Orthop. 2013;2013:1–4.
18. Musluman AM, Causoglu H, Yilmaz A, et al. Pigmented villonodular synovitis of a lumbar inter-vertebral facet joint. Spine J. 2008;9:e6–9.
19. Woon S, Lee MH, Eoh W, et al. Pigmented villonodular synovitis on lumbar spine: a case report and literature review. J Korean Neurosurg. 2014;56:272–7.
20. Oe K, et al. Pigmented villonodular synovitis originating from the lumbar facet joint: a case report. Eur Spine. 2007;16(Suppl 3):S301–5.
21. Littrell LA, Inward CY, Sim FH, et al. Imaging features of synovial chondromatosis of the spine: a review of 28 cases. Skelet Radiol. 2016;45:63–71.
22. Moody P, Bui MM, Vrionis F, et al. Synovial chondromatosis of the spine: case report and review of the literature. Ann Clin Lab Sci. 2010;40:71–3.
23. Takeshima Y, Hanakita J, Takahashi T, et al. Multiple osseous loose bodies associated with lumbar isthmic spondylolisthesis. World Neurosurg. 2016;95:623e1–4.

第 **7** 章

代谢性疾病的 MRI

Ricardo Hernandez, Philip K. Wong, Monica Umpierrez,
Felix M. Gonzalez

引言

　　脊柱代谢性疾病的病理生理学取决于骨组织的动态特性, 而骨组织是不断变化和调节的以响应体内的负荷变化。成骨细胞和破骨细胞组成性、同时性地调节维持机械稳定所需的一系列合成代谢和分解代谢反应。当这种生物化学过程的脆弱平衡受到干扰时, 脊柱的结构受到损害, 从而转变为力学功能异常。在本章中, 我们将深入探讨骨科医生遇到的一些最常见的脊柱代谢性疾病: 骨质疏松症和 Paget 病。我们将简要回顾每

种疾病的病理生理、美国放射学会 (ACR) 适宜标准, 以及如何利用磁共振成像来指导我们的诊断和治疗。

骨质疏松症

引言

　　骨质疏松症被定义为一种骨骼疾病, 其特征是由于钙和骨蛋白的消耗导致骨量减少, 从而使人的骨折风险增加[1]。

病理生理学

　　骨质疏松症患者骨强度的下降是由于数量上的不足, 而不是质量上的不足。骨质疏松骨可以被比作一座用数量不足的钢梁建造的桥。你可以想象, 尽管工程师们可能已经使用了最好的材料来完成这项工作, 但即使是最精选的材料, 其数量不足将限制桥梁的承载能力, 最终导致力学失败。同样, 骨质疏松性骨中骨小梁的缺乏也损害了骨的承载能力, 增加了骨折的易感性。椎体压缩性骨折是由骨质疏松引起的最常见的功能不全性骨折[2]。这被认为是由于中轴骨主要由松质骨组成, 比皮质骨代谢更活跃[3]。

R. Hernandez
Philadelphia College of Osteopathic Medicine,
Suwanee, GA, USA
e-mail: ricardohe@pcom.edu

P. K. Wong · M. Umpierrez
Department of Radiology and Imaging Sciences,
Emory University Hospital, Atlanta, GA, USA
e-mail: philip.kin-wai.wong@emory.edu;
monica.umpierrez@emory.edu

F. M. Gonzalez (✉)
Department of Radiology and Imaging Sciences,
Emory University Hospital, Atlanta, GA, USA
Emory University Orthopaedics & Spine Center,
Atlanta, GA, USA
e-mail: Felix.m.gonzalez@emory.edu

骨质疏松症的 ACR 适宜标准

磁共振成像能够检测到水分含量,甚至是最微小的变化。这使其成为软组织病理和水肿成像一个非常宝贵的工具。美国放射学会公布了骨质疏松症成像的适宜标准。MRI 的适应证汇总见表 7.1。在这些适应证中,基于可疑骨质疏松症患者或服用皮质类固醇超过 3 个月患者的症状学来评估可能的椎体骨折时,初始 X 线片检查阴性后,无对比剂的腰椎 MRI 获得最高的等级[4]。

MRI 在椎体强化术中的作用

MRI 的实用性超出了它的诊断能力。椎体压缩性骨折确诊后,MRI 检查结果可作为外科医生术前计划和术中治疗的指导[5]。在本书出版时,疼痛性骨质疏松性椎体压缩骨折的首选外科治疗方法是椎体强化术。椎体强化术是一个总括性术语,包括所有经皮通过骨水泥注射过程达到椎体内部稳定的技术[6]。最常用的椎体强化技术是椎体成形术和后凸成形术。这两种技术都涉及将聚甲基丙烯酸甲酯骨水泥注入椎体,通过提供椎体支撑来限制骨塌陷,从而防止椎体高度进一步塌陷并减轻疼痛[7,8]。椎体成形术包括经皮向椎体松质骨内注射骨水泥,目的是减轻疼痛,防止椎体进一步塌陷。另一方面,后凸成形术采用一个可膨胀球囊为骨水泥创造一个空腔,有可能恢复椎体丢失,重建更好的脊柱序列。椎体成形术和后凸成形术是减少椎体压缩性骨折疼痛的有效治疗方法。尽管这两种手术都有良好的疗效,但与经皮椎体成形术相比,后凸成形术可以降低骨水泥渗漏的发生率[9]。MRI,尤其是 STIR 序列,是术前评估椎体强化术候选椎体的首选影像学检查。这些方式可以显示椎体骨髓水肿,通常在最近骨折或微骨折的情况下可见,如表 7.2 所示。

慢性椎体骨折通常很难仅从 X 线片上完全评估和推断。流体敏感磁共振成像(例如 STIR 和 T2 FS-MRI)对骨髓水肿的检测非常敏感。这一发现与急性骨折密切相关[14-16]。创伤后水肿可在引发事件后持续长达一年[17]。因此,在评估慢性损伤方面,与临床检查的相关性是至关重要的。流体敏感磁共振成像技术也提高了对椎体裂隙的诊断,而椎体裂隙是椎体压缩性骨折的并发症,可

表 7.1 骨质疏松症 MRI 的 ACR 适宜标准

变量	模式	分级	RRL
基于可疑骨质疏松症患者或激素治疗(>3 个月)患者的急性或亚急性症状的椎体可疑骨折(非筛选性);初次检查	无 IV 对比的脊柱 MRI 的感兴趣区域	2	O
	无 IV 对比的脊柱 MRI 的感兴趣区域	1	O
基于可疑骨质疏松患者或激素治疗(>3 个月)患者的急性或亚急性症状的椎体可疑骨折(非筛选性);初次放射学检查阴性	无 IV 对比的腰椎 MRI	9	O
	无或有 IV 对比的腰椎 MRI	1	O
长期(3~5 年)双膦酸盐治疗患者伴有大腿或腹股沟疼痛;初次检查	无 IV 对比的双侧大腿 MRI	1	O
	无或有 IV 对比的双侧大腿 MRI	1	O
长期(3~5 年)双膦酸盐治疗患者伴有大腿或腹股沟疼痛和放射学检查阴性	无 IV 对比的双侧大腿 MRI	9	O
	无或有 IV 对比的双侧大腿 MRI	1	O

ACR,美国放射学会;MRI,磁共振成像;RRL,相对放射水平;IV,静脉注射。

表 7.2 在椎体强化术中术前 MRI 的优势

急性与慢性骨折的鉴别
辨别骨折裂隙[10,11]
辨别额外骨折
辨别细微骨折
骨质疏松性与肿瘤性骨折的鉴别[12,13]
评估后韧带复合体的稳定

导致椎体进一步塌陷[10,11]。椎体裂隙可见于多达 1/3 的椎体压缩性骨折,可能是椎体畸形愈合的一种表现,导致症状性假关节形成(骨折不愈合;图 7.1)[18,19]。这些充满空气的裂缝可能被液体填充,在 MRI 上表现为液体强度,在 STIR 图像上被低信号的边缘围绕[20]。MR 上这些征象的识别是重要的,因为有椎体裂隙的患者在球囊后凸成形术后更易于再次塌陷,可能需要更长的术后康复过程[21]。

最后,MRI 有助于鉴别恶性椎体骨折和骨质疏松性骨折。脊柱是继肺和肝之后第三位常见的转移性疾病的部位。这在老年人中尤其重要,因为骨质疏松症和椎体转移瘤均比在普通人群中更常见。计算机断层扫描可以检测包括皮质和髓质破坏在内的骨异常,与此不同的是,MRI 可以检测早期骨髓沉积(图 7.2)。椎体后缘突出、椎弓根受累或任何恶性肿物或椎旁转移的迹象都是危险信号,应提示医生调查恶性病因[22]。MR 成像还可以表征受累节段和任何相关的脊髓或神经压迫。无增强 T1 加权自旋回波和 STIR 序列的组合已被证明是检测骨髓异常最有用的方法,并且能够区分良性和可疑、恶性骨髓改变[3]。异常骨髓信号强度区域可以作为目标影像引导活检的指导。相反,椎体后缘骨折块、多处良性骨折和上述充满液体的"裂隙征"都提示是由骨质疏松所致的

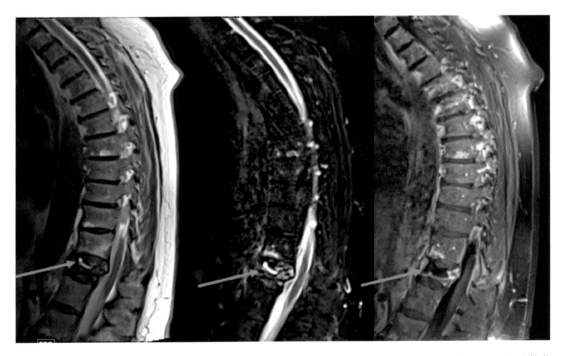

图 7.1 矢状位 T2、STIR 和 T1 脂肪抑制(FS)后钆磁共振(MR)图像显示塌陷的 T12 椎体内相应的液体信号(箭头所示),提示假关节形成和骨坏死。

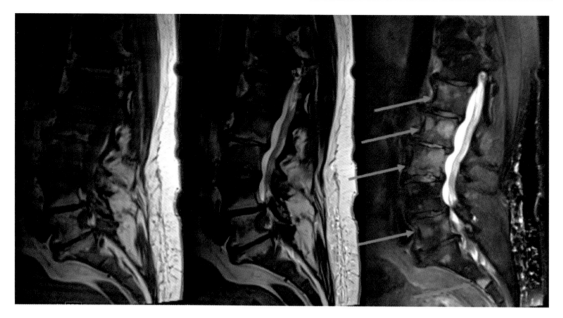

图 7.2   矢状位 T1、T2 和 T2-FS 显示腰椎和骶骨的广泛转移性疾病。请注意 T1 图像上较暗的骨髓替代椎体区域，L5 相对不受损害。在 T2-FS 图像上，转移性疾病表现为明亮或高信号（箭头所示）。

骨折[15,22-24]。

Paget 病

引言

骨的 Paget 病最初称为变形性骨炎，是一种以病理性骨重塑为特征的代谢性骨病[25]。它是影响脊柱的第二种最常见的代谢性疾病。与骨质疏松症部分中讨论的原因相同，Paget 病也有影响中轴骨的倾向。因此，脊柱是一个常见的受累部位，仅次于骨盆。这种疾病的病因尚不清楚，但文献中提出了许多假说[25,26]。

病理生理学

与骨质疏松症所见的骨质不足不同，Paget 病的病理不是由于数量不足，而是由于质量不足。在 Paget 病中，成骨细胞和破

骨细胞的过度活化导致最终产物不平衡，易发生骨折。本病的进展分为 3 个不同的时期，每个时期都有特征性的影像学表现，这将在本章后面讨论。不同的时期是根据起作用的主要细胞类型来描述。该病开始于破骨细胞占优势的时期，发展到破骨细胞和成骨细胞都活跃的混合时期，最后是成骨细胞过度活跃，形成上述骨组织破坏[26]。

MRI 在 Paget 病中的作用

MRI 常被用于 Paget 病，作为新发症状和体征患者的辅助成像方式，因为 MR 提供了骨髓可视化的更多好处。Paget 病骨的放射学表现是根据疾病的分期表现的。然而，疾病的各个时期往往不是分离的或相互独立的，因此很难分离出与特定时期相关的改变。因此，文献中报告了大量不同的发现，并在表 7.3 中进行了总结。

在疾病的溶骨期，在脊柱发现改变是格

表 7.3　Paget 病不同时期的磁共振表现

疾病分期	MR 表现
溶骨期	正常或轻微受累的骨髓，轻微的椎体前后膨胀和皮质增厚[26-28]
混合期	T2 相骨髓高信号；低信号在 T1 相上有对比增强[26-28]
成骨期	T1 和 T2 相均为低信号；椎体形状异常[26-28]

外罕见的。其他检查方式如 CT 或传统的 X 线片可能在评价椎体的硬化性改变方面更有用。可以发现椎体细微的前后膨胀性改变以及皮质增厚[27]。MR 中正常骨髓可能有助于鉴别溶解性 Paget 病骨和恶性溶骨性改变。在恶性溶骨性改变中，骨髓是浸润的而不是被保留的[28]。

在脊柱中，最早的影像学改变通常出现在混合期[29]。T2 相上可能有高强度骨信号，T1 上有低信号，而 T1 脂肪抑制序列上有钆增强，与骨髓血管增多相对应。最后，在成骨时期，T1 和 T2 均显示低强度信号，与纤维化和骨髓硬化相对应。

虽然大多数 Paget 病患者无症状，但也有许多并发症的报道。并发症包括但不限于背痛、椎管狭窄、神经功能障碍、压缩性骨折、关节突关节病、峡部裂、椎体滑脱、椎间盘受累或肿瘤转化[29-31]。

肾性骨营养不良/CKD–MBD

引言

慢性肾脏疾病矿物质和骨疾病(CKD–MBD)是 2006 年引入的一个术语，用于描述慢性肾脏疾病骨的病理结果。这是系统性代谢紊乱如何在骨病理上表现的另一个例子。更具历史性的术语"肾性骨营养不良"被推荐仅用于在 CKD-MDB 下骨异常的特定组织病理学表现[32,33]。本部分将简要介绍该病的病理生理学，并概述与 CKD–MBD 影响脊柱相对应的 MRI 表现。

病理生理学

肾脏在钙、磷和维生素 D 稳态中起着关键作用。具体而言，肾脏是负责维生素 D (25-羟基胆钙化醇)储存形式到其活性形式 1,25-二羟基胆钙化醇(骨化三醇)的最后羟基化步骤的部位。在慢性肾衰竭的情况下，低骨化三醇水平导致钙和磷的减少(通过一系列复杂的超出本章讨论范围的反馈回路)，甲状旁腺激素水平的升高。继发性甲状旁腺功能亢进是 CKD–MBD 中骨代谢紊乱的主要驱动力[33]。这种受损的骨骼骨折的风险增加，这种风险与肾小球滤过率(GFR)测量的肾功能成反比[34]。

MRI

如前所述，术语"肾性骨营养不良"是指骨定量组织形态计量学的病理性骨活检表现，这是诊断肾性骨营养不良的金标准[35]。然而，因为骨活检的侵入性、费用和操作的专业性，所以骨活检有许多局限性。MRI 为临床医生提供了一种无创、非电离的方法来评估慢性肾脏疾病患者的骨微结构形态学改变、软组织改变和治疗反应[36]。

橄榄球球衣脊柱

肾性骨营养不良的典型脊柱表现是"橄榄球球衣脊柱"。这一术语来源于橄榄球球衣上明暗相间的水平线的特征[37]。尽管这一发现在简单的 X 线片上有典型的描述，但在 MRI 上也可以看到椎体终板上的骨硬化模式(图 7.3)。

淀粉样变

维持性血液透析(HD)患者发生淀粉样变的风险增加[38]。淀粉样变是不溶性蛋白原纤维，即 β-2 微球蛋白(B2M)的细胞外沉积。长期 HD 的患者 GFR 明显降低，因此不能充分过滤这些蛋白质。这导致 B2M 在包括脊柱在内的多种肌肉骨骼组织上积聚和沉积(图 7.4)。

脊髓淀粉样变可表现为滑膜增厚、病理性骨折、神经血管损害，或继发于沉淀物致椎管狭窄的神经压迫(图 7.4；看是否能找到显示这一点的图像)。CKD 患者的 T1 和 T2 加权脊柱 MR 上的低密度信号应引起 HD 诱发淀粉样变的怀疑[39,40]。这是一个重要的区别，因为脊柱溶骨性病变的鉴别诊断相当广泛，其中许多病变(如感染性脊柱椎间盘炎、滑膜软骨瘤病)在 T2 加权像上的信号强度增强[41]。

棕色瘤

破骨细胞瘤或棕色瘤是肾性骨营养不良的另一种表现。这些病变通常是甲状旁腺功能亢进的结果，但在继发性甲状旁腺功能亢进的病例中更为普遍[42]。尽管在脊柱非常罕见，但是肿瘤浸润可导致椎管狭窄和神经系统损害。棕色瘤是 T1 等信号或低信号，但在 T2 加权像上，由于其形成囊性病变的倾向导致会出血，其信号强度可能多样(图 7.5)[43]。

高分辨率磁共振成像

最近的研究表明，高分辨率磁共振成像(HR-MRI)在测量 CKD 患者的各种肌肉骨骼参数方面具有实用价值。CKD 患者 HR-MRI 的表现包括骨折的鉴别、皮质厚度的降低、骨小梁的破坏，以及刚度和失效强度的下降[44]。虽然这些研究主要集中在外周骨骼，但是这些将成为未来研究的初步研究，评价

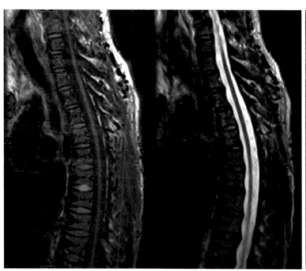
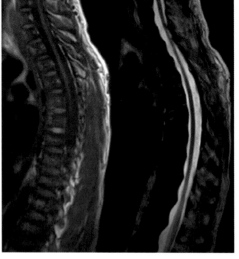

图 7.3　矢状位 T1 和 T2-FS 显示肾性骨营养不良(又名橄榄球球衣脊柱)患者超过 4 年的颈胸椎骨质改变的进展。注意 T1 和 T2 相所有椎体终板信号缺失，产生交替的"环"，像老式橄榄球衣上衣一样。

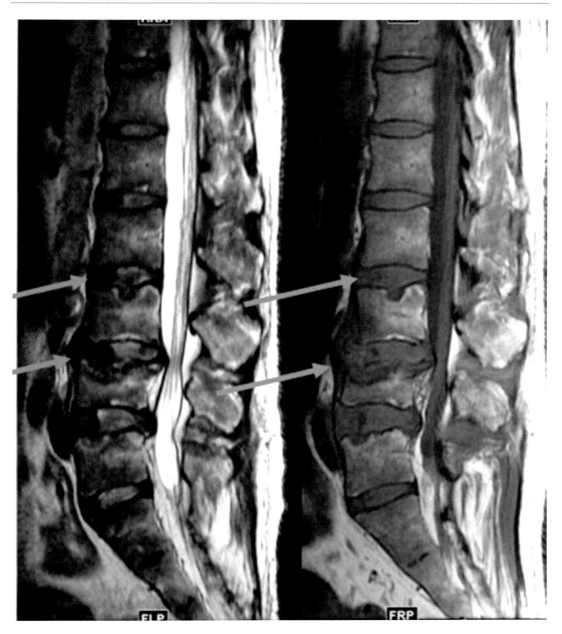

图 7.4 矢状位 T2 和 T1 相显示淀粉样沉积的进行性暗区(箭头所示)。透析相关的脊柱关节病很可能与椎间盘和黄韧带的淀粉样沉积有关。在 X 线片和 CT 上,终板破坏和严重的椎间盘狭窄可以模拟感染性椎间盘炎。

这些影像学模式在中轴骨代谢性疾病中的实用性。

为方便起见,表 7.4 总结了与肾性骨营养不良对应的 MRI 表现。

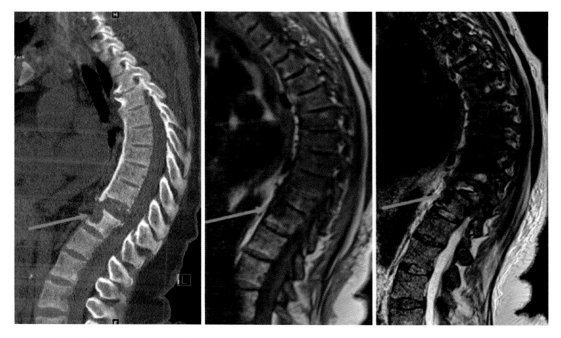

图 7.5　矢状位 CT、T1 和 T2 加权像显示一个棕色瘤（箭头所示）累及 T12 椎体前部，伴有该肾性骨营养不良表现患者上节段明显的塌陷和骨坏死。

表 7.4　肾性骨营养不良并发症的磁共振表现

并发症	MR 表现
橄榄球球衣脊柱	继发于椎体终板硬化性改变的高信号和低信号的交替样式
淀粉样变和破坏性脊柱关节病	T1 和 T2 相多关节低信号溶解性病变
棕色瘤	T1 相等信号或低信号病变，T2 相多样的信号强度

（贾治伟　林海　译）

参考文献

1. NIH Consensus Development Panel on Osteoporosis Prevention, Diagnosis, and Therapy. Osteoporosis prevention, diagnosis, and therapy. JAMA. 2001;285:785–95.
2. Copper C, Atkinson EJ, O'Fallon WM, Melton LJ III. Incidence of clinically diagnosed vertebral fractures: a population based study in Rochester, Minnesota, 1985–1989. J Bone Miner Res. 1992;7:221–7.
3. Pope T, Bloem H, Beltran J, et al., editors. Musculoskeletal imaging. 2nd ed. Philadelphia: Elsevier/Saunders; 2015.
4. American College of Radiology. ACR Appropriateness Criteria: Osteoporosis and Bone Mineral Density. Available at: https://acsearch.acr.org/docs/69358/Narrative/. Accessed 18 Feb 2019.
5. American College of Radiology. ACR Appropriateness Criteria: Management of Vertebral compression fractures.
6. American College of Radiology. ACR–ASNR–ASSR–SIR–SNIS Practice Parameter for the Performance of Vertebral Augmentation. Available at: https://www.acr.org/-/media/ACR/Files/Practice-Parameters/VerebralAug.pdf.
7. Cloft HJ, Jensen ME. Kyphoplasty: an assessment of a new technology. Am J Neuroradiol. 2007;28:200–3.
8. Garfin SR, Yuan HA, Reiley MA. New technologies

in spine: kyphoplasty and vertebroplasty for the treatment of painful osteoporotic compression fractures. Spine. 2001;26:1511–5.

9. Jung JY, Lee MH, Ahn JM. Leakage of polymethylmethacrylate in percutaneous vertebroplasty: comparison of osteoporotic vertebral compression fractures with and without an intravertebral vacuum cleft. J Comput Assist Tomogr. 2006;30:501–6.

10. Wang G, Yang H, Chen K. Osteoporotic vertebral compression fractures with an intravertebral cleft treated by percutaneous balloon kyphoplasty. J Bone Joint Surg Br Vol. 2010;92:1553–7.

11. Stäbler A, Schneider P, Link TM, et al. Intra-vertebral vacuum phenomenon following fractures: CT study on frequency and etiology. J Comput Assist Tomogr. 1999;23:976–80.

12. Pozzi G, Garcia Parra C, Stradiotti P, Tien TV, Luzzati A, Serbi A. Diffusion weighted MR imaging in differentiation between osteoporotic and neoplastic vertebral fractures. Eur Spine J. 2012;21(Suppl 1):S123–7.

13. Jung HS, Jee WH, McCauley TR, Ha KY, Choi KH. Discrimination of metastatic from acute osteoporotic compression spinal fractures with MR imaging. Radiographics. 2003;23:179–87.

14. Green RA, Saifuddin A. Whole spine MRI in the assessment of acute vertebral body trauma. Skelet Radiol. 2004;33:129–35.

15. Lenchik L, Rogers LF, Delmas PD, Genant HK. Diagnosis of osteoporotic vertebral fractures: importance of recognition and description by radiologists. AJR. 2004;183:949–58.

16. Uppin AA, Hirsch JA, Centenera LV, et al. Occurrence of new vertebral body fractures after percutaneous vertebroplasty in patients with osteoporosis. Radiology. 2003;226(1):119–24.

17. Jhanna AJ, editor. MRI for orthopaedic surgeons. New York: Thieme; 2010.

18. Berquist TH, editor. MRI of the musculoskeletal system. 6th ed. Philadelphia: Lippincott Williams & Wilkins; 2013.

19. Rajasekaran S, Kanna RM, Schnake KJ, et al. Osteoporotic thoracolumbar fractures: how are they different?: classification and treatment algorithm. J Orthop Trauma. 2017;31:S49.

20. Libicher M, Appelt A, Berger I, et al. The intravertebral vacuum phenomenon as specific sign of osteonecrosis in vertebral compression fractures: results from a radiological and histological study. Eur Radiol. 2007;17:2248–52.

21. Lin Z, Liu T, Yin P, et al. The therapeutic effects of percutaneous kyphoplasty on osteoporotic vertebral compression fractures with or without intravertebral cleft. Int Orthop. 2019;43(2):359–65.

22. Cicala D, Briganti F, Casale L, et al. Atraumatic vertebral compression fractures: differential diagnosis between benign osteoporotic and malignant fractures by MRI. Musculoskelet Surg. 2013;97(Suppl 2):S169–79.

23. Kaplan PA, Orton DF, Asleson RJ. Osteoporosis with vertebral compression fractures, retropulsed

fragments, and neurologic compromise. Radiology. 1987;165:533–5.

24. Krestan C, Hojreh A. Imaging of insufficiency fractures. Eur J Radiol. 2009;71:398.

25. Paget J. On a form of chronic inflammation of bones (osteitis deformans). MedChirTrans. 1877;60:37–64.

26. Valenzuela EN, Pietschmann P. Epidemiology and pathology of Paget's disease of bone – a review. Wien Med Wochenschr. 2017;167

27. Winn N, Lalam R, Cassar-Pullicino V. Imaging of Paget's disease of bone. Wien Med Wochenschr. 2018 Feb;167:9–17.

28. Dohan A, Parlier-Cuau C, Kaci R, Touraine S, Bousson V, Laredo JD. Vertebral involvement in Paget's disease: morphological classification of CT and MR appearances. Joint Bone Spine. 2014;82(1):18–24.

29. Morales H. MR imaging findings of Paget's disease of the spine. Clin Neuroradiol. 2015;25:225–32.

30. Dell'Atti C, Cassar-Pullicino VN, Lalam RK, Tins BJ, Tyrrell P. The spine in Paget's disease. Skelet Radiol. 2007;36:609–26.

31. Boutin RD, Spitz DJ, Newman JS, Lenchik L, Steinbach LS. Complications in Paget disease at MR imaging. Radiology. 1998;209(3):641–51.

32. Moe S, Drüeke T, Cunningham J, Goodman W, Martin K, Eknoyan G, et al. Definition, evaluation, and classification of renal osteodystrophy: a position statement from Kidney Disease: Improving Global Outcomes (KDIGO). Kidney Int. 2006;69(11):1945–53.

33. Cunningham J, Locatelli F, Rodriguez M. Secondary hyperparathyroidism: pathogenesis, disease progression, and therapeutic options. Clin J Am Soc Nephrol. 2011;6:913–21.

34. Naylor KL, McArthur E, Leslie WD, Fraser LA, Jamal SA, Cadarette SM, et al. The three-year incidence of fracture in chronic kidney disease. Kidney Int. 2014;86:810–8.

35. Barreto FC, Costa CRVD, Reis LMD, Custodio MR. Bone biopsy in nephrology practice. J Bras Nefrol. 2018;40(4):366–74.

36. Sharma AK, Toussaint ND, Elder GJ, et al. Magnetic resonance imaging based assessment of bone microstructure as a noninvasive alternative to histomorphometry in patients with chronic kidney disease. Bone. 2018;114:14–21.

37. Guler I, Koplay M, Nayman A, Kivrak AS, Tolu I. The rugger jersey spine sign. Spine J. 2015;15(8):1903.

38. Sargent MA, Fleming SJ, Cattopadhyay C, Ackrill P, Sambrook P. Bone cysts and haemodialysis-related amyloidosis. Clin Radiol. 1989;40:277–81.

39. Jevtic V. Imaging of renal osteodystrophy. Eur J Radiol. 2003;46(2):85–95.

40. Sigaux J, Abdelkefi I, Bardin T, Laredo JD, Ea HK, UreñaTorres P, Cohen-Solal M. Tendon thickening in dialysis-related joint arthritis is due to amyloid deposits at the surface of the tendon. Joint Bone Spine. 2019;86(2):233–8.

41. Cobby MJ, Adler RS, Swartz R, et al. Dialysis-related amyloid arthropathy findings in four patients. AJR Am J Roentgenol. 1991;157(5):1023–7.

42. Knowles NG, Smith DL, Outwater RK. MRI diagnosis of brown tumor based on magnetic susceptibility. J Magn Reson Imaging. 2008;28(3):759–61.

43. Colucci PG, Schweitzer AD, Saab J, Lavi E, Chazen JL. Imaging findings of spinal brown tumors: a rare but important cause of pathologic fracture and spinal cord compression. Clin Imaging. 2016;40(5):865–9.

44. Sharma K, Masterson R, Holt S, Toissaint N. Emerging role of high-resolution imaging in the detection of renal osteodystrophy. Nephrology. 2016;21:801–11.

第 8 章

肿瘤性骨疾病的 MRI 及鉴别诊断

John V. Dennison，Alexander Leyva，Andrew T. Cibulas，
Kurt F. Scherer，Jack A. Porrino，Sean C. Dodson，
Richard D. Beegle，Laura W. Bancroft

引言

即使对于最有经验的放射科医生来说，试图区分骨性脊柱的良性和恶性病变也是一项艰巨的任务。除了识别骨性脊柱肿瘤的特定磁共振成像特征之外，放射科医生还可以通过考虑患者人口统计学特征和沿脊柱纵向范围以及椎骨内的肿瘤位置来缩小鉴别诊断范围。此外，熟悉当前世界卫生组织（WHO）的肿瘤名称和基于患者年龄的特定肿瘤发病率对于放射科医生的诊断非常重要。本章将涵盖各种良性和恶性脊柱骨肿瘤的独特且有时重叠的磁共振成像特征，以及其他成像方式在提示特定诊断中的应用。最终，可能需要病理评估和基因检测以做出准确的诊断和患者的个性化治疗。

J. V. Dennison (✉) · A. Leyva · A. T. Cibulas
AdventHealth GME Radiology, Orlando, FL, USA
e-mail: John.Dennison.MD@AdventHealth.com;
Alexander.Leyva.MD@AdventHealth.com;
Andrew.Cibulas.MD@AdventHealth.com

K. F. Scherer · L. W. Bancroft
University of Central Florida School of Medicine,
Orlando, FL, USA
Florida State University School of Medicine,
AdventHealth, Orlando, FL, USA
e-mail: Kurt.Scherer.MD@AdventHealth.com

J. A. Porrino
Yale School of Medicine – New Haven Hospital,
New Haven, CT, USA
e-mail: Jack.Porrino@yale.edu

S. C. Dodson · R. D. Beegle
Department of Diagnostic Radiology, AdventHealth,
Orlando, FL, USA
e-mail: Sean.Dodson.MD@AdventHealth.com;
Richard.Beegle.MD@AdventHealth.com

骨性脊柱良性病变

血管瘤

背景

骨血管瘤（又称静脉畸形）是成年人脊柱中最常见的良性肿瘤，几乎总是在影像学上被偶然发现。虽然目前世界卫生组织的分类保留了"血管瘤"这一术语，但这是一个使用不当的术语，因为这些病变包含薄壁血管通

道和介入骨和脂肪组织的区域[1,2]。非典型血管瘤通常缺乏脂肪，这改变了 MRI 的表现，使诊断更具挑战性。病变通常局限于椎体，但很少有骨外延伸至椎旁软组织和硬膜外间隙。

影像学

- 成年人椎体常见的偶发性病变。
- 典型的血管瘤为圆形 T1 和 T2 高信号病灶，有"灯芯绒"和"圆点"图案的突出小梁。
- 非典型血管瘤可能是非特异性的。

血管瘤的 MRI 特征表现为骨小梁被薄壁血管通道和脂肪组织包围。典型的血管瘤表现为椎体内 T1 和 T2 高信号区，其主要由含有的脂肪引起，T2 高信号源于其固有的血管性（图 8.1）。血管瘤很少延伸到后

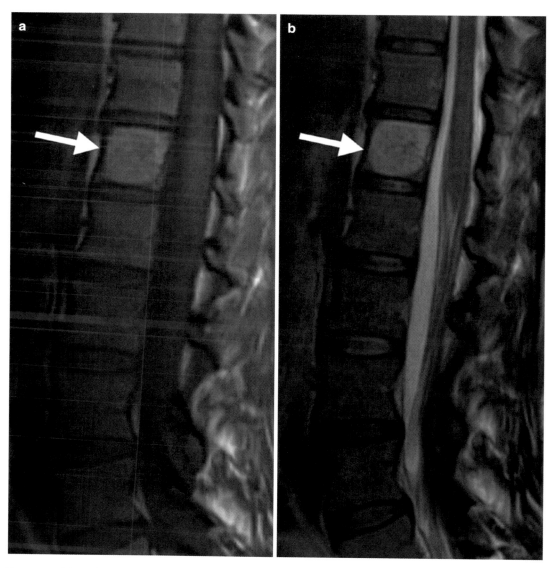

图 8.1　一例 47 岁女性患者，腰椎典型血管瘤的影像学特征。胸椎的矢状 T1（a）和 T2（b）图像显示圆形 T1 和 T2 高信号病灶，T12 椎体内有细微的内部小梁，反映了薄壁血管通道和脂肪组织包围的骨小梁。

部。椎体病变中突出的垂直小梁在冠状面和矢状位成像上可能呈现"灯芯绒"外观,而在轴位 MRI 和 CT 成像的横截面上观察时,可能呈现点状或"圆点"图案[1,3]。值得注意的是,非典型静脉畸形可能缺乏脂肪,T1 呈等信号或低信号(图 8.2),因此很难将其与更相关的脊柱病变区分开。对比剂并没有帮助,因为血管和磁共振增强范围广泛。血管瘤很少并发病理性骨折、疼痛、脊髓压迫和神经症状[1,4]。

鉴别诊断

骨内脂肪瘤是磁共振成像的一个潜在

的诊断考虑,因为脂肪瘤和经典血管瘤都含有脂肪,并且在 T1 加权像上表现为高信号。然而,脂肪瘤在抑脂像上通常受到抑制,周围的骨骼通常是硬化的[5]。此外,骨内脂肪瘤非常罕见,只有一小部分涉及脊柱[5]。辐射场内的髓样成分会受到损害,产生区域性的、非解剖学的脂肪骨髓信号;这很少是一个诊断难题。由于缺乏脂肪,非典型血管瘤在磁共振成像上是非特异性的,很难与转移瘤、骨髓瘤以及偶尔的感染区分开来。

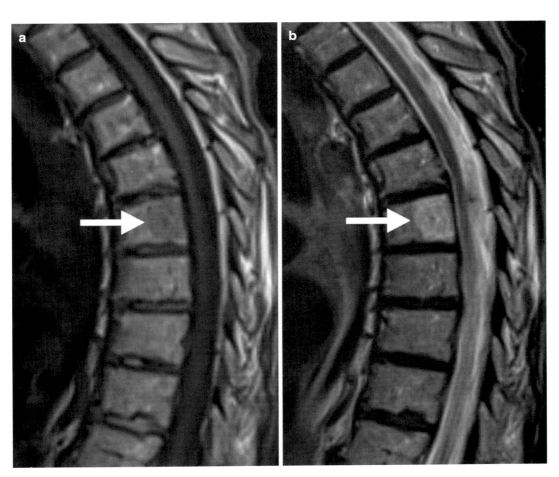

图 8.2 一例 87 岁的女性患者,胸椎有不典型血管瘤。胸椎矢状 T1(a)和 T2(b)图像显示 T8 椎体轻度 T1 低信号和 T2 高信号病变(箭头所示)。这种病变多年来保持稳定。

动脉瘤样骨囊肿

背景资料

顾名思义,动脉瘤性骨囊肿(ABC)是一种囊性病变,导致骨扩张性重塑。ABC 最常见于生命最初 20 年的患者,并且具有相同的性别偏好[6,7]。ABC 可能是孤立的(原发性)或起源于一个先前存在的病变(继发性),其特点是不同大小的囊肿内有多段液体平面。液体成分由依赖性血液和非依赖性简单液体组成。囊肿之间的间隔不是纤维状的就是骨的。典型情况下,这些病变起源于椎弓根底部,并延伸至椎体[8]。

影像学检查结果

- 液体–液体平面和骨的扩张性重塑。
- 继发性病灶的 MRI 反映了潜在病变的复杂和(或)固体成分。

ABC 的 MRI 通常显示多个小囊肿内有一个扩张性肿块和液体平面(图 8.3)。血液制品内部信号是可变的。继发性 ABC 可发生于各种良性和恶性病变中,如巨细胞瘤(GCT)、骨肉瘤、软骨母细胞瘤和转移瘤[8]。在这些病例中,MRI 信号将反映这些病变的可变固体成分。增强后造影可显示内间隔增强。ABC 的 CT 影像学表现与磁共振检查结果相一致,且常能显示骨重建和薄骨间隔以更好地发挥作用。

鉴别诊断

由于不同的液体–液体平面,ABC 的影像学差异考虑将包括毛细血管扩张性骨肉瘤。然而,毛细血管扩张性骨肉瘤在脊柱中非常罕见, 在梅奥诊所系列的 10 000 多例骨肿瘤病例中,没有脊柱病例的报告[7]。

巨细胞瘤

背景资料

巨细胞瘤是一种良性但局部侵袭性的肿瘤,由破骨细胞样巨细胞组成,通常在成年早期出现[9,10]。脊柱的病变很少见。当它们发生时,最常累及骶骨,其次是腰椎、胸椎和颈

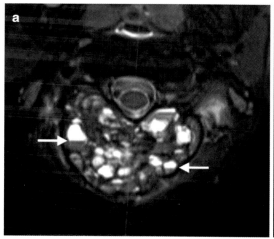
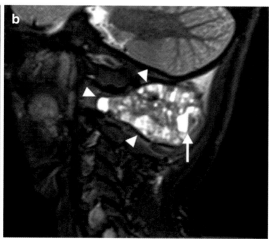

图 8.3 一例 8 岁女孩患有动脉瘤样骨囊肿,累及 C2 后部。颈椎的轴向脂肪抑制 T2(a)和矢状位 STIR(b)图像显示了一个涉及 C2 后部的不均匀膨胀性肿块,有多个明确的囊状空间,内含液体–液体平面(箭头所示)。变薄、重塑的低强度皮质(三角箭头所示)完好无损。

椎[9];后部病变不太常见。虽然是良性的,但巨细胞瘤可以表现出侵袭性的影像学特征。此外,放射治疗后或佩吉特样骨内很少出现病变,可能伴有继发性 ABC 形成[11,12]。

影像学检查结果

- 最常见于骶骨椎体。

- 非特异性 MRI 特征,但由于先前出血导致的含铁血黄素沉积,在多个序列上可能呈低信号。

- 尽管组织学上是良性的,但可能具有侵袭性的影像学特征。

巨细胞瘤的影像学表现通常是高度可变的,侵袭性的特征包括广泛的过渡区、皮质变薄、扩张性重塑、骨破坏和相关的软组织肿块[11]。病变在 MRI 上表现为典型的 T1 低信号到等信号和 T2 等信号到高信号 (图 8.4),但由于先前肿瘤出血引起的含铁血黄素沉积,病变可能呈更低信号。液体-液体平面应该引起对继发性动脉瘤样骨囊肿的怀疑。如果使用对比剂,肿瘤增强是不均匀的。

CT 有助于排除矿化的肿瘤基质,典型的表现为边缘无硬化的溶解性病变和狭窄的过渡区。皮质破坏和椎旁或骶旁延伸很常见。

鉴别诊断

与在干骺端和骨骺延伸部具有特征性偏心位置的四肢巨细胞瘤不同,脊柱 ABC 在影像学上并不具有特异性。脊柱 GCT 的侵袭性特征(即皮质破坏和骨外软组织侵袭)增加了转移和骨髓瘤的可能性,并且通常需要活检来进行明确诊断。

骨软骨瘤

背景资料

骨软骨瘤是一种良性的、外生的或广泛的骨病变,与骨柄和母骨有皮质和髓质的连续性[13-15]。病变最常出现在生命的前 30 年,很少发生在脊柱[13]。它们通常是孤立、无症状的,偶然在影像上被发现。然而,骨软骨瘤可能由于可触及的发现或与局部创伤相关的症状而出现。多发性时,应考虑多发性骨软骨瘤 (也称为遗传性多发性外生骨疣)的遗传性诊断[16]。

影像学检查结果

- 外生骨性肿块,皮质和髓质与母骨连续。

- 软骨帽厚度>1.5cm,怀疑有恶性转化。

脊柱骨软骨瘤是最常见的外生骨性肿块,其皮质和髓质与原椎骨连续。骨软骨瘤的 MRI 信号应在 T1 和 T2 加权成像上与母骨相一致。覆盖肿瘤最突出部分的软骨帽厚度不应超过 1.5cm,否则应视之为可疑软骨肉瘤[17,18]。软骨帽是沿着病变的长轴,从皮质最外层到软骨最外层测量的,而不是宽度。值得注意的是,软骨帽将显示 T1 低信号和 T2 高信号,并伴有相应的对比增强(图 8.5)。

鉴别诊断

当疼痛性骨软骨瘤形成厚软骨帽、相关的溶解性破坏性骨肿块或软组织肿块内的软骨样钙化时,软骨肉瘤是主要的鉴别考虑因素[18]。一个突出的退行性骨赘生物可能与骨软骨瘤混淆;然而,骨赘既没有软骨帽,也没有与邻近脊柱的髓质连续性。

骨样骨瘤/成骨细胞瘤

背景

骨样骨瘤和成骨细胞瘤在组织学上非常相似,因此将一起讨论[19-22]。这些病变根据其大小进行区分,骨样骨瘤<1.5cm,成骨细胞瘤>1.5cm[19,20]。两种病变都是骨形成肿瘤,其特征是有一个小的、透明的中央病灶,骨

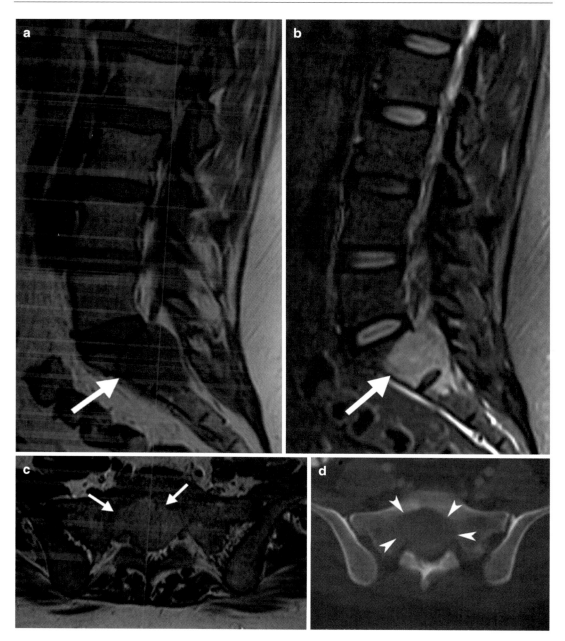

图 8.4　49 岁女性患者骶骨巨细胞瘤。腰骶脊柱的矢状 T1(a)、STIR(b)和轴向 T2 加权(c)图像显示 S1 和 S2 骶骨体内的骨髓替代病变(箭头所示),导致后方皮质的可膨胀重塑和肿瘤向硬膜外间隙的浸润。(d)注意在 CT 上相应的非矿化、低密度病灶,其具有非硬化、狭窄的过渡区(三角箭头所示)。

样骨瘤周围常有一个硬化边缘。除了产生类骨质外,这两种病变还产生前列腺素,导致邻近骨和软组织产生大量水肿、炎症,这解释了与脊柱侧凸和经典夜间疼痛的联系,这

些疼痛可以通过非甾体抗炎药(NSAID)治疗来缓解。

脊柱骨母细胞瘤可表现为麻木、刺痛、轻截瘫和截瘫,这是由于骨扩张和(或)骨外

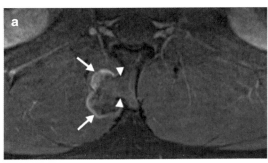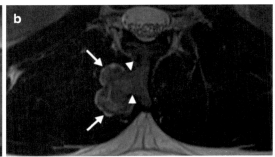

图 8.5　一例患有 L1 棘突骨软骨瘤的 16 岁男孩。腰椎轴向 T1 脂肪抑制后对比图(a)和 T2(b)显示了一个分叶的右侧外生性 L1 棘突肿块,其皮质和髓质与母骨连续(三角箭头所示)。注意上面薄的分叶状软骨帽(箭头所示)。

软组织侵袭对椎管或神经根产生肿块效应。恶性转化很少见,但更常见于成骨细胞瘤[21]。

影像学检查结果

- 两者在 MRI 和 CT 上均呈典型的靶向性表现,有一个中心的可透过 X 线的病灶(有或无中心钙化)。
- 骨样骨瘤<1.5cm,周围通常有硬化边缘和骨髓水肿。
- 成骨细胞瘤>1.5cm,可能缺乏硬化边缘,可能为局部侵袭性,并与恶性肿瘤混淆。

骨样骨瘤<1.5cm,成骨细胞瘤>1.5cm。两种病变的信号特征是可变的,并取决于病灶的程度、周围硬化和相关反应性水肿的程度[23,24]。骨样骨瘤和成骨细胞瘤都是高度血管性的,因此,在 MRI 上显示出强烈的对比

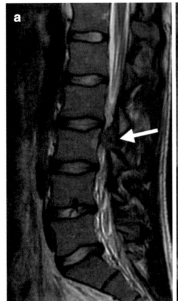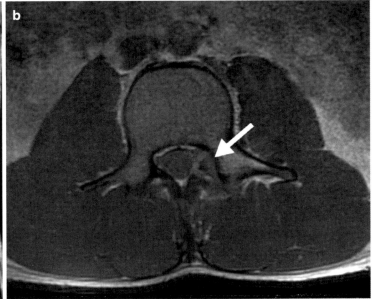

图 8.6　一例 16 岁男孩,患有累及左侧 L3 椎骨的骨样骨瘤。矢状 T2(a)和轴向增强 T1(b)图像显示一个增强的骨样骨瘤(箭头所示),其中央低强度病灶使左 L3 椎弓根增大,并导致对硬脊膜囊的肿块效应。

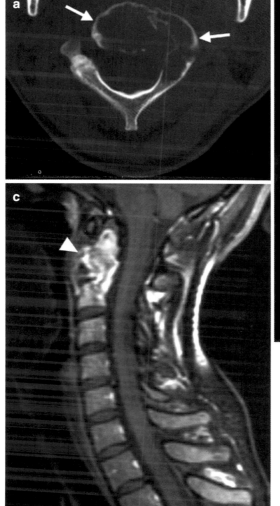

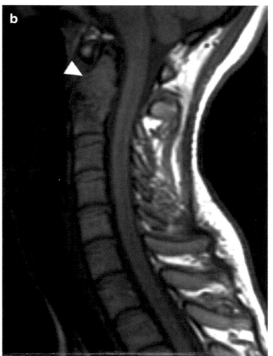

图 8.7　一例 31 岁女性患者，C2 椎体、左椎弓根和椎板有成骨细胞瘤。（a）轴位计算机断层扫描显示透明的非矿化病变（箭头所示），伴有可膨胀的重塑和皮质的局灶性消失。矢状 T1（b）和 T1 增强（c）中线图像显示可膨胀的椎体成分，显著增强病变（箭头所示）。

增强（图 8.6 和图 8.7）。为了更好地观察病灶，CT 常与 MRI 结合使用。病灶的特点是透明，周围有反应性硬化，累及邻近的髓腔、上覆的皮质和骨膜。

　　成骨细胞瘤的影像学表现与骨样骨瘤不同。成骨细胞瘤可以有一个狭窄的、中间的或宽的过渡区；只有少数会表现出矿化；超过 50% 的会有硬化边缘；一些病变会伴有骨膜新骨形成[22]。此外，40% 的成骨细胞瘤会累及脊柱和骶骨，而 55% 的病变会累及脊柱后部[22,25]。

鉴别诊断

　　骨样骨瘤和成骨细胞瘤的鉴别诊断包括亚急性骨髓炎合并布罗迪脓肿，因为两者的临床和影像学表现相似。死骨（孤立的坏死、感染的骨碎片）通常比骨样骨瘤和成骨细胞瘤内有组织的中心钙化更不规则。

　　成骨细胞瘤的鉴别诊断包括巨细胞瘤和骨肉瘤，因为所有病变都可能具有侵袭性的影像学表现和骨外软组织浸润。成骨细瘤和骨肉瘤都可能产生或不产生矿化的肿瘤基质,而巨细胞瘤不产生基质。因此,活检往往是确诊的必要条件。

骨岛

背景资料

骨岛在成年人脊柱中非常常见,也被WTO 分类为骨软骨瘤或骨瘤[26,27]。病理学上,骨岛是错构瘤,可以是先天性的,也可以是发育性的。它们通常位于骨内骨膜附近,是软骨内骨化过程中骨不完全吸收的结果。骨岛几乎总是偶然发现的、无症状的。

影像学检查结果

• MRI 上无强化信号空洞,常有毛刺边缘。

• CT 和 X 线片上与周围小梁融合的致密硬化病变。

骨岛的 MRI 表现相对简单,其特征是MRI 上无强化信号空洞,边缘常有针状突起(图 8.8)[28]。CT 常有更具特征性的表现,无强化的致密硬化灶与周围小梁融合,边缘呈针状。

鉴别诊断

骨岛最常见的考虑是硬化性转移瘤。然而,转移性病灶在 T1 加权像上通常不是低信号的,因为骨岛在 T2 加权像上是等−高信号,并通过对比剂增强。CT 可以显示由于合并(而不是破坏)相邻小梁而形成的毛刺状边缘。CT 密度测量对于区分骨岛和未治疗

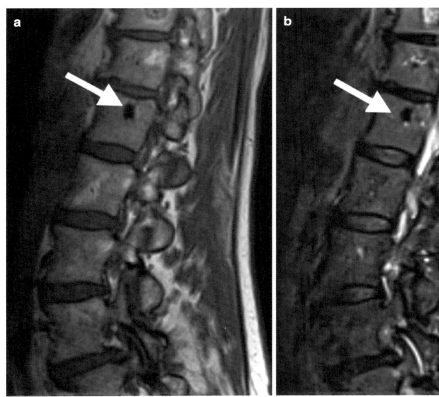
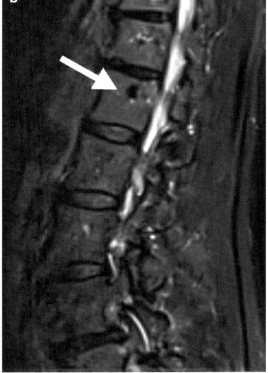

图 8.8 一例有 L1 骨岛的 69 岁女性患者。腰椎的矢状 T1(a)和 STIR(b)图像显示 L1 椎体内有一个小的毛刺状信号空洞(箭头所示),与骨岛一致。

的转移瘤非常有用,因为骨岛密度更高,平均衰减>885 Hounsfield 单位(HU)[29]。

骨性脊柱恶性病变

转移瘤

背景

脊柱转移性病变比原发性骨恶性肿瘤更常见[30,31]。当红骨髓以血细胞形式弥散时,转移瘤往往以红骨髓为靶点,最常见的受累部位是中轴骨。虽然转移性病变的特定恶性病因最常见的是溶解性(如肺、肾、甲状腺)或成骨细胞(如乳腺、前列腺),但病变可能是可变的。

影像学

● 多发圆形骨髓替代病变。

脊柱转移性疾病的 MRI 表现常因原发肿瘤而异。转移瘤是骨髓替代性病变,通常呈圆形或弥漫性,可能累及椎弓根。病变是典型的 T1 低信号,继发于正常 T1 高信号骨髓脂肪的替代(图 8.9),并且在流体敏感序列上趋向于高信号,尽管其外观可以是低信号到高信号。肾和甲状腺转移瘤可能是膨胀性的,由于血管增多,可见明显的血管。无论细胞类型如何,病变通常表现出一定程度的增强,弥散加权成像显示弥散受限。

鉴别诊断

多发性骨髓替代性脊髓病变的鉴别考虑包括骨髓瘤、淋巴瘤、类肉瘤、郎格罕细胞组织细胞增多症和慢性复发性多灶性骨髓炎。由于这些实体的影像学特征可能重叠,因此需要与病史、实验室数据、胸部 CT(在肉瘤样病变的情况下)相关联,并且经常需要活检。

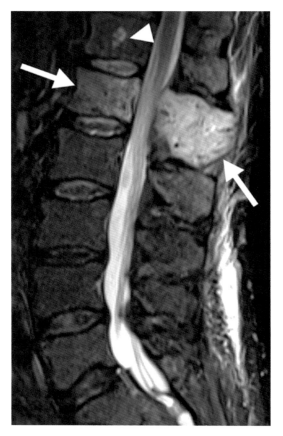

图 8.9　一例有转移性肾细胞癌的 72 岁男性患者。腰椎矢状断层扫描图像显示 L1 椎体出现骨髓替代病变,棘突扩张(箭头所示),导致中央椎管狭窄。注意 T12 椎体中额外的小转移病灶(三角箭头所示)。

骨髓瘤

背景

浆细胞性骨髓瘤(通常称为骨髓瘤或多发性骨髓瘤)是最常见的原发性骨恶性肿瘤,导致血浆 B 细胞不受控制地增殖[32,33]。浆细胞瘤是一种单一的骨髓瘤性病变,在大多数情况下会发展为骨髓瘤[33,34]。骨髓瘤以单克隆免疫球蛋白病、骨痛、高钙血症、溶骨性病变和淀粉样蛋白沉积引起的疾病为特征。骨髓瘤最常见于第 6 和第 7 个 10 年,没有性别偏好,在非裔美国人中发病率较高[32]。

影像学

• T1 低信号和 T2 高信号骨髓替代病变可能是膨胀性的,并且具有强烈的对比增强。

• 正电子发射断层扫描(PET)/CT 也广泛用于监测疾病进展,是评估治疗反应的首选方式。

在诊断时、治疗期间和治疗后,MRI 在评估疾病程度方面非常出色[35-38]。在 MRI 上,骨髓瘤显示骨髓替代病变,在 T1 加权像上呈低–等信号,在流体敏感序列上呈高信号(图 8.10)。骨外肿瘤侵袭可引起神经功能缺损,肿瘤侵袭硬膜外间隙可导致椎管狭窄。骨髓瘤在静脉注射对比剂下明显增强,但治疗和非活动性病变增强不明显。

骨髓瘤性病变是典型的放射可透性病变,在 X 线片、CT 或 PET/CT 上有狭窄的过渡区,但 POEMS 患者的病变也可能是硬化性的或混合性的——多发性神经病、器官肿大、内分泌病、单克隆免疫球蛋白病和皮肤变化综合征[38]。病理性骨折在骨髓瘤中很常见,而 CT 可以更好地评估可能导致病理性骨折的皮质变薄。

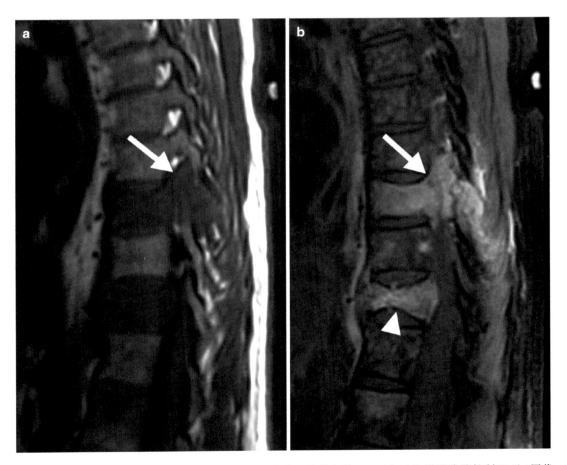

图 8.10　一例有骨髓瘤和病理性骨折的 58 岁男性患者。胸椎矢状 T1(a)和对比增强脂肪抑制 T1(b)图像显示骨髓替代病变广泛累及 T9 椎骨,伴有后部可膨胀重塑(箭头所示)和轻度椎体病理性压缩骨折。注意 T11 椎体(三角箭头所示)的类似病变,伴有中度病理性压缩性骨折,导致后皮质膨出和多个小的额外病变。

鉴别诊断

　　骨髓瘤的鉴别诊断包括其他溶解性恶性肿瘤,如转移瘤和淋巴瘤,应寻求病史以帮助排除这些诊断。骨髓瘤的诊断是在有症状和进行性疾病的临床背景下,结合血清 IgG 和 IgA 水平、尿液免疫球蛋白水平、溶解性骨病变和骨髓活检而确定的[32]。

白血病

背景

　　急性和慢性白血病亚型包括急性髓系白血病(AML)、急性淋巴细胞白血病(ALL)和慢性淋巴细胞白血病(CLL)等。急性髓系白血病占所有急性白血病的 70%,绝大多数病例发生在成年人身上[39]。

影像学

* 弥漫性均匀或异质性骨髓浸润。

　　白血病患者的 MRI 可显示弥漫性均匀或不均匀的骨髓浸润图像(图 8.11),如果不知道 1 岁以上患者的正常 T1 脂肪信号,可能会被忽略。T2 加权成像的信号强度可能稍有增加,病灶通常增强。X 线片和 CT 可显示骨质减少、皮质变薄、小梁丢失和(或)局

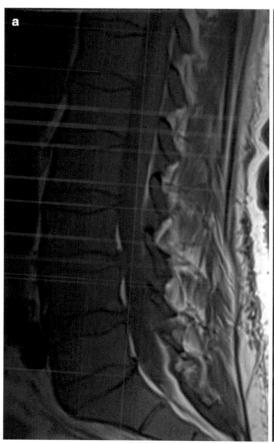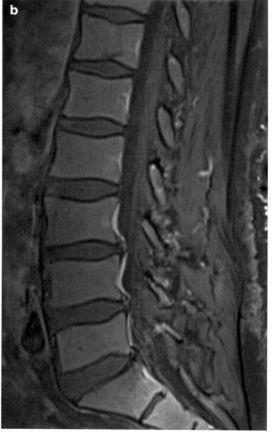

图 8.11　一例 76 岁男性患者,因慢性髓性白血病继发骨髓置换。(a)腰椎的矢状 T1 图像显示弥漫性低信号骨髓,与椎间盘几乎等信号。(b)脂肪抑制对比后 T1 图像显示弥漫性骨髓增强。

灶性溶解性病变。

鉴别诊断

由于各种原因,弥漫性白血病骨髓浸润可能很难与其他弥漫性骨髓过程(如弥漫性淋巴瘤、转移性或骨髓瘤性疾病和红骨髓再转换)区分开来[40]。然而,外周血的实验室评估应该有助于做出明确的诊断。同相和异相梯度回波 MRI 还应显示骨髓异常的非恶性原因引起的信号丢失,如红骨髓再转换。

脊索瘤

背景

脊索瘤是一种罕见的恶性肿瘤,由残余的原始脊索发展而来[41,42]。脊索瘤是独特的,因为它是一种中线肿瘤, 发生在脊柱末端,最常见的是骶尾部、蝶枕区和斜坡[41,42]。脊索瘤是一种缓慢生长的局部侵袭性肿瘤,在出现症状前可以存在数月到数年[43]。肿瘤更常见于男性,最常发生在第 5 至第 7 个 10 年[41]。扩大的恶性外生肿块的并发症包括脊髓、脑干或颅神经受压[42]。

影像学

• 中线破坏性肿块,最常累及骶骨或尾骨,与骶前肿块相关。

影像学几乎总是显示一个中线骨质破坏性肿块,累及两个或多个椎骨,并伴有很大的软组织肿块[42,43]。脊索瘤往往是非常异质的肿瘤,表现为多种成分——黏液、出血、软骨和坏死。因此,尽管病变在 T1 加权成像(图 8.12)上与骨骼肌呈低–等信号,在 T2 加权图像上表现为高信号, 但 MRI 可以有很大的变化。对比度增强是常见的,通常非常不均匀。矿化肿瘤基质的形成是罕见的,但CT 上可能有明显的破坏性骨小病灶[42]。

鉴别诊断

许多良性和其他恶性肿瘤可累及骶骨,但很少位于中线。软骨肉瘤在 MRI 上可表现为类似的骨质破坏性 T2 高信号肿块;然而,软骨肉瘤在矿化软骨样基质(即"环状和弧形")存在时是不同的。虽然骶尾部畸胎瘤可能是由于来自骶骨的类似肿块,但患者的年龄和 MRI 特征与脊索瘤的诊断并不一

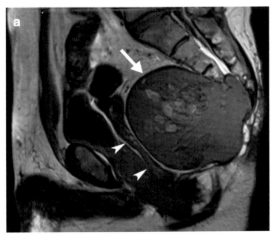
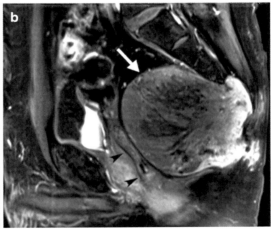

图 8.12 一例 66 岁骶骨脊索瘤男性患者。通过骶骨的矢状 T1(a)和 T1 增强(b)图像显示了一个大的、增强的、异质的、边界清楚的骶前肿块(箭头所示),从 S3~S5 椎骨和上尾骨的中线延伸。多灶性 T1–高信号是由出血和黏液成分引起的。注意直肠的前移位和压缩(三角箭头所示)。

致。骶尾部畸胎瘤是一种先天性生殖细胞肿瘤，通常出现在不同的年龄段（如产前或围生期），含有肉眼可见的脂肪（与脊索瘤不同），可在 MRI 上识别。

软骨肉瘤

背景

软骨肉瘤是一种发生于中年人的恶性肿瘤，多见于男性[44,45]。这种肿瘤的特点是产生软骨样基质，当累及脊柱时，最常发生在脊柱后部[45,46]。软骨肉瘤可能是原发性或继发于骨软骨瘤或内生软骨瘤。与其他恶性肿瘤一样，可能有骨外侵袭到椎体旁或硬膜外间隙[47]。

影像学

• 具有矿化软骨样基质的破坏性肿块，在 CT 上更容易识别。

软骨肉瘤通常是一个分叶状肿块，在 T1 加权像上呈低信号，在 T2 加权像上呈高信号（图 8.13），除非存在去分化肿瘤成分[48]。典型的矿化"环状和弧形"软骨样肿瘤基质在 MRI 上表现为分散的 T1 和 T2 低信号（图 8.13）。软骨肉瘤通常只表现为外周强化，因为软骨成分不增强[48]。如果存在分隔，也会增强。

鉴别诊断

其他软骨样病变，如内生软骨瘤，有时也是一个不同的困境。然而，内生软骨瘤在脊柱中极为罕见；绝大多数病变发生在手、脚和长骨的中骨干。与内生软骨瘤相比，软骨肉瘤的其他影像学特征有深层骨内扇贝状影（超过皮质厚度的 2/3）、皮质破坏、骨膜反应和骨外软组织肿块，这些肿块可能包含也可能不包含软骨样基质。其他恶性病变如转移

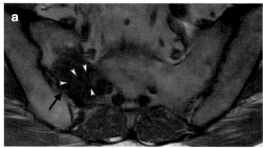
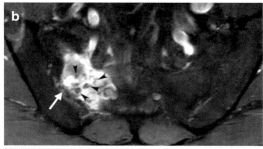
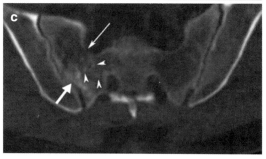

图 8.13　一例骶骨软骨肉瘤的 60 岁男性患者。骶骨的轴位 T1（a）和 T2（b）图像显示在右侧 S1 骶骨翼有一个不均匀的骨髓替代病变（箭头所示），有多个点状低强度病灶（三角箭头所示）。（c）相应的未增强计算机断层扫描证实肿块（大箭头所示）内的矿化软骨样基质（三角箭头所示）和与肿块相关的局灶性前皮质破坏（细箭头所示）。

瘤和骨肉瘤也可以考虑，尽管骨肉瘤中矿化的类骨基质呈云状，而不是"环状和弧形"。

尤因肉瘤

背景

尤因肉瘤是一种小型圆形细胞肉瘤，主要见于儿童和年轻人，男性居多。尤因肉瘤

与 Askin 肿瘤和外周原始神经外胚层肿瘤 (PNET) 属于同一家族的肿瘤[49-51]。尤因肉瘤在绝大多数病例中都存在基因突变,包括 22 号染色体上的 EWSR1 基因和 11 号染色体上的 FLI1 基因的易位[49,52]。当尤因肉瘤发生在脊柱时,最常见的部位是骶尾部,其次是腰椎[50]。这些肿瘤局部侵袭性很强,可引起邻近骨的大量骨溶解和骨外软组织侵入椎管,从而导致神经系统症状。尤因肉瘤独特的初始表现包括发热、白细胞增多和血沉 (ESR) 升高[51]。

影像学

• MRI 显示骨髓替代性骨病变、皮质破坏和相关软组织肿块 (T1 等信号和 T2 等信号到高信号)。

MRI 显示,在 96% 的病例中可见骨髓替代性骨病变、皮质破坏和相关软组织肿块[52]。MRI 能很好地显示肿瘤的全部骨内和骨外范围。在 T1 加权成像上,肿块等信号,T2 肿块等信号至高信号 (图 8.14)。较大的肿块往往表现为中央坏死,在 T2 加权像上表现为高信号。有增强,但它是非常不均匀的。相应的 X 线片通常显示虫蚀或渗透性骨质破坏,具有宽的过渡区、片状或针状 (日射或尾端毛发) 骨膜反应和硬化区[52]。扁平疣在尤因肉瘤并不常见[52]。

鉴别诊断

由于尤因肉瘤患者的临床表现为发热、白细胞增多和血沉升高,脊柱骨髓炎应予以区别对待。骨髓炎通常起源于椎体终板的血行播种,随后累及椎间盘和邻近椎体终板。尤因肉瘤很少影响椎间盘,因此,可能是一

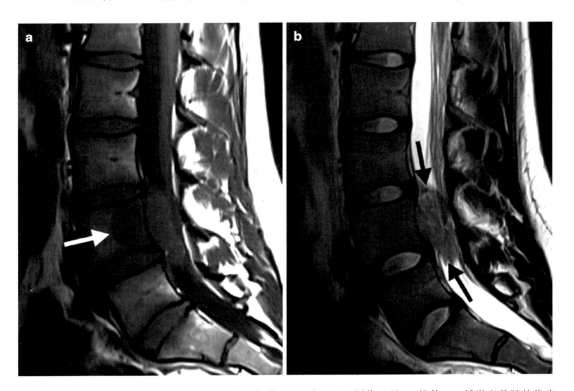

图 8.14　一例患有腰椎尤因肉瘤的 20 岁女性。矢状 T1 (a) 和 T2 (b) 图像显示 L4 椎体 T1-低强度骨髓替代病变 (白色箭头所示),在 T2 加权成像上几乎是隐匿的。骨外肿瘤向后侵袭到椎管内 (黑色箭头所示),包裹并压迫马尾。

个显著的特征。转移性神经母细胞瘤可能有类似的影像学表现,但发生在儿童早期。

骨肉瘤

背景

骨肉瘤是一种侵袭性很强的骨肿瘤,产生类骨基质,偶尔出现在脊柱。它由几个亚型组成,可以是原发性肿瘤,也可以很少继发于先前放疗后或佩吉特样骨[53,54]。骨肉瘤在 10~14 岁的儿童和老年人中呈双峰分布,尽管脊柱损伤在老年人中更常见[53,54]。诊断骨肉瘤的遗传标志物已经很成熟[53]。考虑到骨肉瘤的侵袭性,骨肉瘤经常侵犯邻近的椎管、软组织和邻近的椎体[55,56]。

影像学

• MRI 上高度侵袭性、非特异性骨破坏性病变。

• CT 上出现类骨基质可提示诊断。

骨肉瘤累及脊柱最常见的是骶骨,其次是腰椎[54]。当"云状"骨样肿瘤基质存在于界限不清或渗透性溶解性病变内时,X 线片和(或)CT 可提示骨肉瘤的诊断,但矿化基质并不总是存在。总的来说,骨肉瘤的 MRI 表现各不相同。MRI 显示局部骨质破坏的侵袭性病变(图 8.15),对评估骨肉瘤的软组织成分和邻近结构的侵犯很有价值。骨样基质在

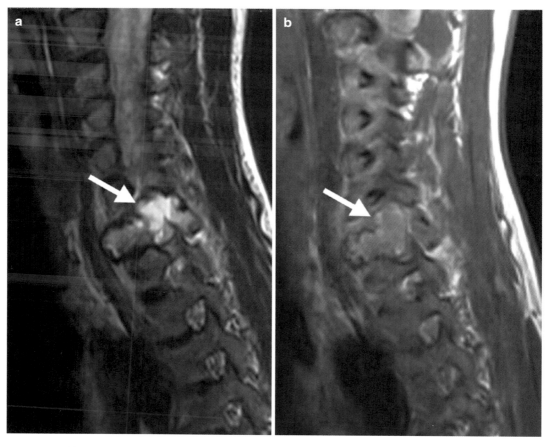

图 8.15   一例 13 岁男孩,患有 C7 骨肉瘤。颈椎的矢状 T2(a)和 T1 增强(b)图像显示 C7 椎骨中存在非特异性破坏性、分叶性和膨胀性增强病变(箭头所示),伴有液体–液体平面和 C7~T1 神经根孔脂肪消失。

T1 加权图像上是可变信号，T2 加权图像不均匀，但致密矿化区域在 T1 和 T2 加权图像上均呈低信号[56]。

鉴别诊断

　　脊柱的尤因肉瘤与骨肉瘤有着非常相似的外观；然而，尤因肉瘤主要影响儿童和青少年。软骨肉瘤也是一种侵袭性、破坏性的脊柱病变，但"环状和弧形"软骨样基质的存在将区别于骨肉瘤。伴有继发性动脉瘤骨囊肿形成的巨细胞瘤与毛细血管扩张型骨肉瘤有许多重叠的特征；然而，毛细血管扩张性骨肉瘤在脊柱中极为罕见。

（徐教　译）

参考文献

1. Hameed M, Wold LE. Hemangioma. In: Fletcher DM, et al., editors. WHO classification of tumours of soft tissue and bone. 4th ed. Lyon: IARC; 2013. p. 332.
2. Unni KK, Inwards CY. Benign vascular tumors. In: Unni KK, Inwards CY, editors. Dahlin's bone tumors. 6th ed. Philadelphia: Lippincott; 2010. p. 262–71.
3. Flemming DJ, Murphey MD, Carmichael BB, et al. Primary tumors of the spine. Semin Musculoskelet Radiol. 2000;4:299–320.
4. Alexander J, Meir A, Vrodos N, et al. Vertebral hemangioma: an important differential in the evaluation of locally aggressive spinal lesions. Spine. 2010;35:E917–20.
5. Rosenberg AE, Bridge JA. Lipoma. In: Fletcher DM, et al., editors. WHO classification of tumours of soft tissue and bone. 4th ed. Lyon: IARC; 2013. p. 341.
6. Nielsen GP, Fletcher JA, Oliviera AM. Aneurysmal bone cyst. In: Fletcher DM, et al., editors. WHO classification of tumours of soft tissue and bone. 4th ed. Lyon: IARC; 2013. p. 348–9.
7. Unni KK, Inwards CY. Conditions that commonly simulate primary neoplasms of bone. In: Unni KK, Inwards CY, editors. Dahlin's bone tumors. 6th ed. Philadelphia: Lippincott; 2010. p. 305–80.
8. Mankin HJ, Hornicek FJ, Ortiz-Cruz E, et al. Aneurysmal bone cyst: a review of 150 patients. J Clin Oncol. 2005;23(27):6756–62.
9. Athanasou NA, Bensai M, Forsyth R, et al. Giant cell tumour of bone. In: Fletcher DM, et al., editors. WHO classification of tumours of soft tissue and bone. 4th ed. Lyon: IARC; 2013. p. 321.
10. Unni KK, Inwards CY. Giant cell tumor (osteoclastoma). In: Unni KK, Inwards CY, editors. Dahlin's bone tumors. 6th ed. Philadelphia: Lippincott; 2010. p. 225–42.
11. Chakarun CJ, Forrester DM, Gottsegen CJ, et al. Giant cell tumor of bone: review, mimics, and new developments in treatment. Radiographics. 2013;33:197–211.
12. Raskin KA, Schwab JH, Mankin HJ, et al. Giant cell tumor of bone. J Am Acad Orthop Surg. 2013;21(2):118–26.
13. JVMG B, Heymann D, Wuyts W. Osteochondroma. In: Fletcher DM, et al., editors. WHO classification of tumours of soft tissue and bone. 4th ed. Lyon: IARC; 2013. p. 250–1.
14. Unni KK, Inwards CY. Osteochondroma (osteo-cartilaginous exostosis). In: Unni KK, Inwards CY, editors. Dahlin's bone tumors. 6th ed. Philadelphia: Lippincott; 2010. p. 9–20.
15. Murphey MD, Choi JJ, Kransdorf MJ, et al. Imaging of osteochondroma: variants and complications with radiologic-pathologic correlation. Radiographics. 2000;20(5):1407–34.
16. Bernard SA, Murphey MD, Flemming DJ, et al. Improved differentiation of benign osteochondromas from secondary chondrosarcomas with standardized measurement of cartilage cap at CT and MR imaging. Radiology. 2010;255:857–65.
17. Pierz KA, Stieber JR, Kusumi K, et al. Hereditary multiple exostoses: one center's experience and review of etiology. Clin Orthop Relat Res. 2002;401:49–59.
18. Ruivo C, Hopper MA. Spinal chondrosarcoma arising from a solitary lumbar osteochondroma. JBR-BTR. 2014;97(1):21–4.
19. Horvai A, Klein M. Osteoid osteoma. In: Fletcher DM, et al., editors. WHO classification of tumours of soft tissue and bone. 4th ed. Lyon: IARC; 2013. p. 227–8.
20. Unni KK, Inwards CY. Osteoid osteoma. In: Unni KK, Inwards CY, editors. Dahlin's bone tumors. 6th ed. Philadelphia: Lippincott; 2010. p. 102–10.
21. deAndrea CE, Bridge JA, Schiller A. Osteoblastoma. In: Fletcher DM, et al., editors. WHO classification of tumours of soft tissue and bone. 4th ed. Lyon: IARC; 2013. p. 279–80.
22. Unni KK, Inwards CY. Osteoblastoma (giant osteoid osteoma). In: Unni KK, Inwards CY, editors. Dahlin's bone tumors. 6th ed. Philadelphia: Lippincott; 2010. p. 112–21.
23. Chai JW, Hong SH, Choi JY, et al. Radiologic diagnosis of osteoid osteoma: from simple to challenging findings. Radiographics. 2010;30:737–49.
24. Davies M, Cassar-Pullicino VN, McCall IW, et al. The diagnostic accuracy of MR imaging in osteoid osteoma. Skelet Radiol. 2002;31(10):559–69.
25. Lucas DR, Unni KK, McLeod RA, et al. Osteoblastoma: clinicopathologic study of 306 cases. Hum Pathol. 1994;25:117–34.
26. Baumhoer D, Bras J. Osteoma. In: Fletcher DM, et al., editors. WHO classification of tumours of soft tissue and bone. 4th ed. Lyon: IARC; 2013. p. 276.
27. Unni KK, Inwards CY. Conditions that commonly simulate primary neoplasms of bones. In: Unni KK, Inwards CY, editors. Dahlin's bone tumors. 6th ed. Philadelphia: Lippincott; 2010. p. 305–80.

28. Ihde LL, Forrester DM, Gottsegen CJ, et al. Sclerosing bone dysplasias: review and differentiation from other causes of osteosclerosis. Radiographics. 2011;31(7):1865–82.

29. Ulano A, Bredella MA, Burke P, et al. Distinguishing untreated osteoblastic metastases from enostoses using CT attenuation measurements. AJR Am J Roentgenol. 2016;207(2):362–8.

30. Unni KK, Inwards CY. Conditions that commonly simulate primary neoplasms of bones. In: Unni KK, Inwards CY, editors. Dahlin's bone tumors. 6th ed. Philadelphia: Lippincott; 2010. p. 305–80.

31. Kaloostian PE, Yurter A, Zadnik PL, et al. Current paradigms for metastatic spinal disease: an evidence-based review. Ann Surg Oncol. 2014;21(1):248–62.

32. Lorsbach R, Kluin PM. Plasma cell myeloma. In: Fletcher DM, et al., editors. WHO classification of tumours of soft tissue and bone. 4th ed. Lyon: IARC; 2013. p. 312–4.

33. Unni KK, Inwards CY. Myeloma. In: Unni KK, Inwards CY, editors. Dahlin's bone tumors. 6th ed. Philadelphia: Lippincott; 2010. p. 191–200.

34. Lorsbach R, Kluin PM. Solitary plasmacytoma of bone. In: Fletcher DM, et al., editors. WHO classification of tumours of soft tissue and bone. 4th ed. Lyon: IARC; 2013. p. 315.

35. Dimopoulos MA, Hillengass J, Usmani S, et al. Role of magnetic resonance imaging in the management of patients with multiple myeloma: a consensus statement. J Clin Oncol. 2015;33(6):657–64.

36. Ferraro R, Agarwal A, Martin-Macintosh EL, et al. MR imaging and PET/CT in diagnosis and management of multiple myeloma. Radiographics. 2015;35:438–54.

37. Mulligan ME, Badros AZ. PET/CT and MR imaging in myeloma. Skelet Radiol. 2007;36:5–16.

38. Hanrahan CJ, Cr C, Crim JR. Current concepts in the evaluation of multiple myeloma with MR imaging and FDG PET/CT. Radiographics. 2010;30(1):127–42.

39. Brunning RD, Matutes E, Harris NL, et al. Acute myeloid leukemia. In: Jaffe ES, et al., editors. Pathology and genetics: tumours of haematopoietic and lymphoid tissues. Lyon: IARC; 2001. p. 77–80.

40. Unni KK, Inwards CY. Malignant lymphoma of bone. In: Unni KK, Inwards CY, editors. Dahlin's bone tumors. 6th ed. Philadelphia: Lippincott; 2010. p. 201–10.

41. Flanagan AM, Yamaguchi T. Chordoma. In: Fletcher DM, et al., editors. WHO classification of tumours of soft tissue and bone. 4th ed. Lyon: IARC; 2013. p. 328–9.

42. Unni KK, Inwards CY. Chordoma. In: Unni KK, Inwards CY, editors. Dahlin's bone tumors. 6th ed. Philadelphia: Lippincott; 2010. p. 248–60.

43. Sciubba DM, Chi JH, Rhines LD, et al. Chordoma of the spinal column. Neurosurg Clin N Am. 2008;19(1):5–15.

44. Hogendoorn PCW, Bovee JVMG, Nielsen GP. Chondrosarcoma (grades I-III), including primary and secondary variants and periosteal chondrosarcoma. In: Fletcher DM, et al., editors. WHO classification of tumours of soft tissue and bone. 4th ed. Lyon: IARC; 2013. p. 264–8.

45. Unni KK, Inwards CY. Chondrosarcoma (primary, secondary, dedifferentiated, and clear cell). In: Unni KK, Inwards CY, editors. Dahlin's bone tumors. 6th ed. Philadelphia: Lippincott; 2010. p. 60–91.

46. Giuffrida AY, Burgueno J, Gutierrez JC, et al. Chondrosarcoma in the United States (1973 to 2003): an analysis of 2890 cases from the SEER database. J Bone Joint Surg Am. 2009;91(5):1063–72.

47. McLoughlin GS, Sciubba DM, Wolinsky JP. Chondroma/chondrosarcoma of the spine. Neurosurg Clin N Am. 2008;19(1):57–63.

48. Murphey MD, Walker EA, Wilson AJ, et al. From the archives of the AFIP: imaging of primary chondrosarcoma: radiologic-pathologic correlation. Radiographics. 2003;23:1245–78.

49. deAlava E, Lesnick SL, Sorensen PH. Ewing sarcoma. In: Fletcher DM, et al., editors. WHO classification of tumours of soft tissue and bone. 4th ed. Lyon: IARC; 2013. p. 306–9.

50. Unni KK, Inwards CY. Ewing tumor. In: Unni KK, Inwards CY, editors. Dahlin's bone tumors. 6th ed. Philadelphia: Lippincott; 2010. p. 211–24.

51. Balamuth NJ, Womer RB. Ewing's sarcoma. Lancet Oncol. 2010;11(2):184–92.

52. Murphey MD, Senchak LT, Mambalam PK, et al. From the radiologic pathology archives: Ewing sarcoma family of tumors: radiologic-pathologic correlation. Radiographics. 2013;33:803–31.

53. Rosenberg AE, Cleton-Jansen AM, de Pinieux G, et al. Conventional osteosarcoma. In: Fletcher DM, et al., editors. WHO classification of tumours of soft tissue and bone. 4th ed. Lyon: IARC; 2013. p. 282–8.

54. Unni KK, Inwards CY. Conditions that commonly simulate primary neoplasms of bones. In: Unni KK, Inwards CY, editors. Dahlin's bone tumors. 6th ed. Philadelphia: Lippincott; 2010. p. 122–54.

55. Ropper AE, Cahill KS, Hanna JW, et al. Primary vertebral tumors: a review of epidemiologic, histological and imaging findings, Part II: Locally aggressive and malignant tumors. Neurosurgery. 2012;70:211–9.

56. Orguc S, Arkun R. Primary tumors of the spine. Semin Musculoskelet Radiol. 2014;18:280–99.

第 **9** 章

硬脊膜病变的 MRI

Mougnyan Cox

硬脊膜解剖

硬脊膜是硬脑膜的延续[1],其包含 3 层:硬脑膜、蛛网膜和软脑膜。脊柱中的硬脑膜和蛛网膜紧密附着,共同形成硬脊膜囊的外层。硬脑膜和蛛网膜之间存在一个潜在的腔隙,即硬膜下隙,其在正常脊柱横断图像上通常不可见,而当血液、体液、脓液或脊髓造影过程中穿刺针放置欠佳偶然导致的碘剂扩充时,该间隙会变得明显。蛛网膜下间隙位于蛛网膜下方,含有浸润脊髓和神经的脑脊液(CSF),此处是腰穿和脊髓造影的目标。软脑膜与脊髓和神经的表面紧密相连。硬脊膜囊从枕骨大孔延伸至 S2 水平,S2 以下有终丝从硬脊膜囊尾部向下延伸至骶骨。在骨性椎管内,硬脊膜囊上方或外侧的空间称为硬膜外间隙,主要包含脂肪、神经和血管,其内的神经通常是硬膜外注射的对象,可经椎间孔或层间通路进入该间隙。

硬脊膜病理

磁共振成像是评估硬脊膜及其邻近间隙解剖和病理的一种选择性成像方式。当有 MRI 禁忌时,可通过计算机断层扫描脊髓造影评估硬脊膜及邻近间隙。基于间隔的方法可最为有效地分析硬脊膜的病理,病变或肿物的位置是识别病变的重要线索。多数情况下,硬膜外间隙、硬脑膜、髓外硬膜下隙或髓内的病变很容易定位,而病变较大、跨空间或脊柱解剖结构因既往手术变形时,定位可能会具有挑战性。一些重要线索有助于将病变定位到特定间隙。硬膜外病变位于硬脊膜囊低信号层的表面,并向内挤压硬脊膜。硬膜下病变位于硬脊膜囊各层之内,不会使硬脊膜囊外缘变形,但硬膜下积液或肿物可使硬脊膜囊向内扩张,其较薄的层面通常会向内推挤或压缩神经和 CSF。髓外硬脊膜内病变位于硬脊膜囊以内,病变较大时可对脊髓或马尾造成占位效应,并增宽脊髓与病变之间

M. Cox (✉)
Hospital of the University of Pennsylvania,
Philadelphia, PA, USA
e-mail: mougnyan.cox@pennmedicine.upenn.edu

的 CSF 间隙[2]。

硬膜外病变

硬膜外肿瘤通常（但不总是）表示骨转移瘤的骨性扩张进入硬膜外间隙。几乎所有转移瘤都有硬膜外扩张，常见的转移瘤包括淋巴瘤以及肺、前列腺、乳腺和肾脏的原发癌（图 9.1 和图 9.2）。具有侵袭性的良性病变，如非典型性血管瘤，也可有显著硬膜外成分并导致脊髓受压（图 9.3）。

脊柱硬膜外脓肿通常伴有背痛，患者可有发热和白细胞计数升高，红细胞沉降率和 C 反应蛋白也常常升高，但这些临床指标不足以排除诊断。MRI 是排除硬膜外脓肿的最

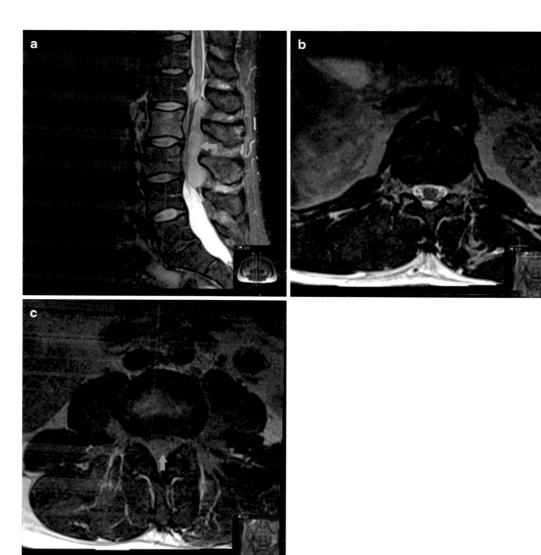

图 9.1　淋巴瘤。(a)矢状位 T2 加权脂肪抑制 MRI 图像，巨大背侧硬膜外软组织肿物导致明显椎管狭窄和马尾受压（箭头所示）。(b)受压水平以上的轴位 T2 加权图像显示远端脊髓圆锥和硬脊膜囊的正常外观。(c)受压水平的轴位 T2 加权图像，椎管明显狭窄以及巨大硬膜外肿物挤压硬脊膜囊和马尾（箭头所示）。肿瘤以及骨性转移瘤几乎完全替代了 L2 椎体的骨髓。

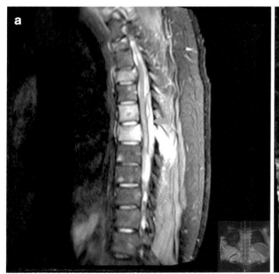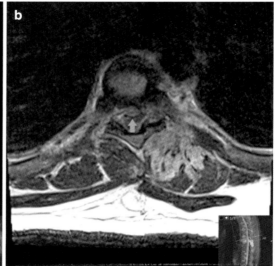

图 9.2　异常增生小圆形细胞瘤。(a)矢状位增强 T1 加权脂肪抑制 MRI 图像,胸椎中段背侧的硬膜外肿瘤对胸段脊髓造成占位效应(箭头所示),并可见骨转移瘤。(b)轴位 T2 加权图像显示了背侧硬膜外肿瘤对硬脊膜囊的占位效应,且很好地展现了硬膜 T2 低信号层向内移位(箭头所示)。

佳影像学方法,可显示硬膜外不均匀积脓伴有环形强化(图 9.4)。通常还可出现并发的椎间盘炎、骨髓炎或化脓性小关节炎,为硬膜外脓肿的诊断提供了进一步支持[3]。

　　硬膜外血肿也表现为硬膜外间隙内不均匀积血,对硬脊膜囊或硬脊膜产生占位效应并向内推移(图 9.5)。硬膜外血肿可与外伤所致的脊柱骨折有关,而自发性血肿也时有发生,尤其对于抗凝治疗或凝血障碍的患者。自发性硬膜外血肿往往发生在硬膜外间隙背侧,且分布较为广泛。MRI 图像中,血肿在 T2 上常表现为不均匀低信号,T1 上可为等信号至高信号(随含铁血红蛋白含量增加而升高)。

　　较大的椎间盘突出也可突入硬膜外间隙,对硬脊膜囊、脊髓或马尾造成明显占位效应(图 9.6)。椎间盘突出很可能是最常见的硬膜外肿块,若突出部分与椎间盘相连,可明确诊断,而当突出部分与椎间盘失去连接并移位,便可冒充其他肿物并很难做出诊断。尤其当术前影像检查无法识别时,此类隐蔽的移位椎间盘也是导致背部手术失败的重要原因。

硬膜下病变

　　硬膜下病变通常是体液或血液,与医源性或近期手术有关。较为少见的是硬膜下脓肿或肿瘤(图 9.7)。硬膜下病变不会使硬脊膜囊外层变形,但会使其内层向内移位,并对脊髓和神经造成占位效应(图 9.8)。薄韧带将脊髓附着于硬脊膜囊内层,积聚物受其限制而在 MRI 上表现为三角形或"奔驰"形[4]。手术清除硬膜下病变需切开硬膜,因此病变的位置应在术前告知外科医生以制订手术计划。

髓外硬膜内病变

　　髓外硬膜内病变是指位于蛛网膜下隙之内,但在脊髓实质之外的病变。此处常见病变有脑膜瘤、神经鞘瘤、转移瘤,但极少有

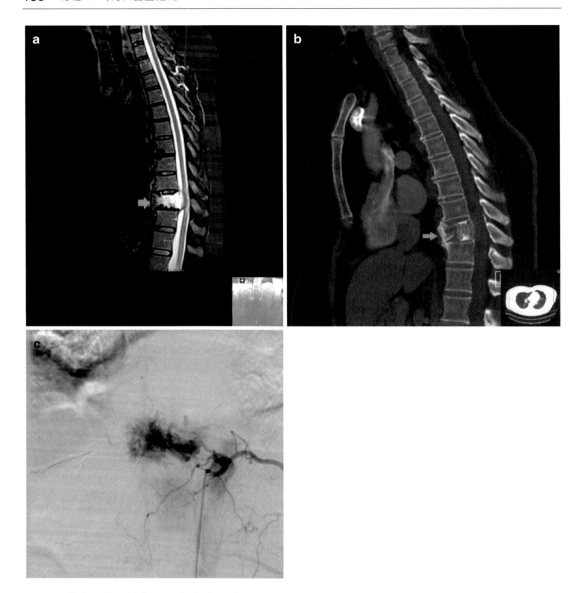

图 9.3　非典型性血管瘤。(a)矢状位 T2 加权脂肪抑制 MRI 图像，T10 椎体膨胀性改变引起硬脊膜囊的明显移位和脊髓的占位效应(箭头所示)，并可见同水平脊髓信号异常。(b)胸部平扫 CT 显示 T10 椎体异常髓质结构(箭头所示)。鉴于 MRI 上椎体明显的 T2 高信号，诊断倾向于非典型或侵袭性血管瘤。(c)术前常规动脉期脊柱血管造影正面投影，T10 椎体显著血管形成(箭头所示)，符合血管瘤。脊髓前动脉(星标所示)是由同水平的神经根髓动脉供血，因此未对其进行栓塞。组织病理学检查证实为非典型性血管瘤。

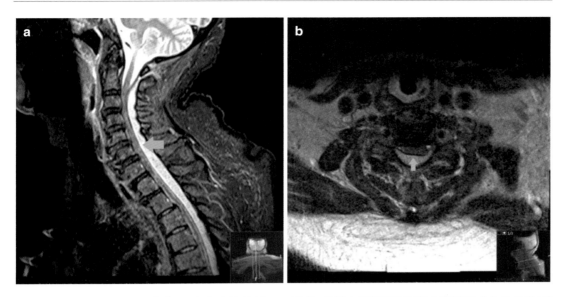

图 9.4　硬膜外脓肿。(a)矢状位 T2 加权脂肪抑制 MRI 图像,背侧大量硬膜外积脓对颈髓造成占位效应(箭头所示)。(b)轴位 T2 加权图像清楚显示了硬脊膜或硬脊膜囊的低信号层向内移位。随后手术清除大量硬膜外脓肿。

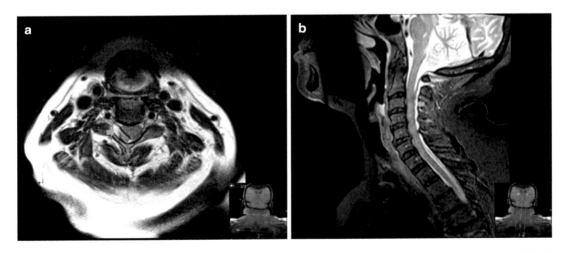

图 9.5　硬膜外血肿。(a)颈椎轴位 T2 加权像,椎管右后外侧不均匀硬膜外血肿对硬脊膜囊造成占位效应(箭头所示)。(b)矢状位短反转时间反转恢复序列图像显示背侧硬膜外血肿的全部范围并有颈髓占位效应(箭头所示)。

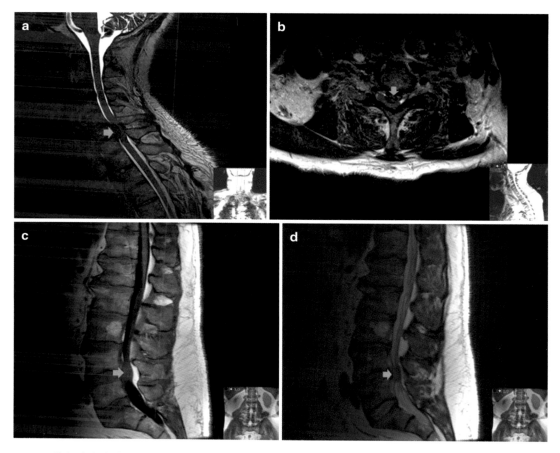

图 9.6　椎间盘突出症。(a)颈椎矢状位 T2 加权像,C6~C7 处较大椎间盘突出导致明显椎管狭窄和颈髓受压(箭头所示)。(b)轴位 T2 加权像显示椎间盘突出对脊髓的占位效应(箭头所示)。(c)另一例患者的矢状位 T1 加权像显示 L4~L5 处较大椎间盘突出导致椎管狭窄和马尾的占位效应(箭头所示)。(d)同一例患者的腰椎矢状位 T2 加权像显示椎间盘突出对马尾的占位效应(箭头所示)。

位移到硬膜内间隙的突出椎间盘。以下将讨论常见的髓外硬膜内病变的影像学特征。

神经鞘瘤

　　神经鞘瘤是脊柱最常见的髓外硬膜内肿瘤,施万细胞瘤或神经纤维瘤居多,而恶性周围神经鞘瘤占比很小。施万细胞瘤与神经纤维瘤的区别是一种组织学差异,影像学表现却是相似的。通常,其图像表现为沿神经走行的梭形肿块,CT 呈等或低于肌肉密度,MRI 呈 T1 低信号和 T2 高信号,且伴有强化。神经鞘瘤在图像上可为不均质的,这取决于黏液组织、出血或钙化的含量。施万细胞瘤常累及背侧感觉神经根,当其从椎管延伸至椎间孔时,外观呈哑铃状(图 9.9)。恶性周围神经鞘瘤可与良性肿瘤的外观相似,而当出现骨质破坏(而非骨质重塑)、生长迅速和转移瘤时,则应考虑恶性周围神经鞘瘤(图 9.10)。

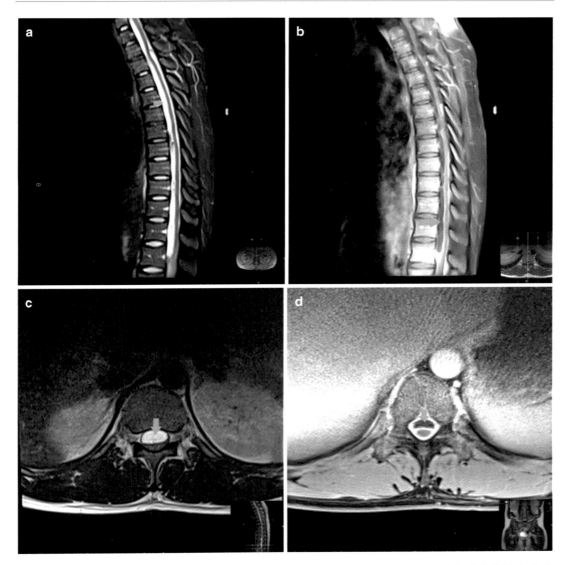

图 9.7 硬膜下脓肿。(a)矢状位 STIR 图像显示胸椎腹侧大量硬膜下积脓对胸髓造成轻微占位效应(箭头所示)。与之前提到的硬膜外脓肿不同,此病变的硬脊膜未向内移位。(b)胸椎矢状位增强 T1 加权脂肪抑制 MRI 图像显示腹侧硬膜下隙有局限性环形强化的积脓(箭头所示)。胸椎轴位 T2 加权像(c)和轴位增强 T1 加权像(d)证实了以上发现。该硬膜下脓肿通过手术切开硬脊膜囊(硬膜切开术)得以清除。

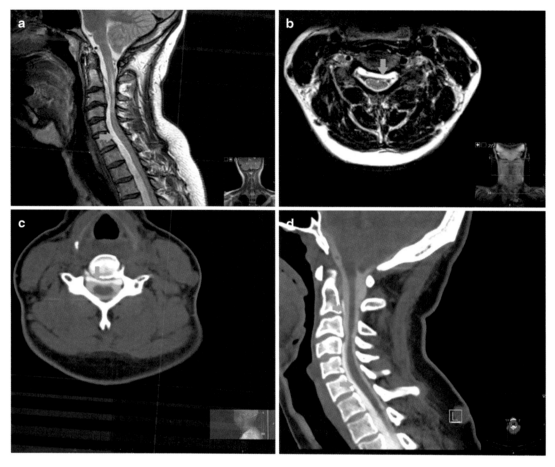

图 9.8　硬膜下积液。(a)颈椎矢状位 T2 加权像,腹侧大量 CSF 密度积液对颈髓造成轻度占位效应。乍看之下,该积液像是硬膜外的。(b)轴位 T2 加权像显示硬脊膜囊外缘或囊壁未向内移位且保持完整。(c~d)轴位和矢状位 CT 脊髓造影图像更好地展现了积液的性质,并确认积液很可能位于硬膜下(箭头所示)。该积液是高位颈椎硬脊膜缺损导致的脑脊液漏。硬膜外和硬膜下积液有时会很难区分。

脑膜瘤

　　脊柱中的脑膜瘤同神经鞘瘤一样,是最常见的髓外硬膜内肿物,影像表现与脑室脑膜瘤相似。其好发于胸椎,且常见于女性。影像上,脑膜瘤呈均匀强化的圆形或斑块样肿物,且有宽基底附着(图 9.11)。其内可出现钙化,若切除有高密度钙化的病灶则会增加术后缺陷的风险。

转移瘤

　　颅内恶性肿瘤的脱落转移十分常见,尤其是室管膜瘤和 WHO Ⅳ级神经胶质瘤。髓外硬膜内转移瘤还包括全身性恶性肿瘤如肺癌、乳腺癌、白血病及淋巴瘤。此类病变有多种影像学表现,可为脊髓和马尾表面的小结节肿物, 或为沉积于硬脊膜囊底部的肿物,此外还可表现为马尾神经根的弥漫性增

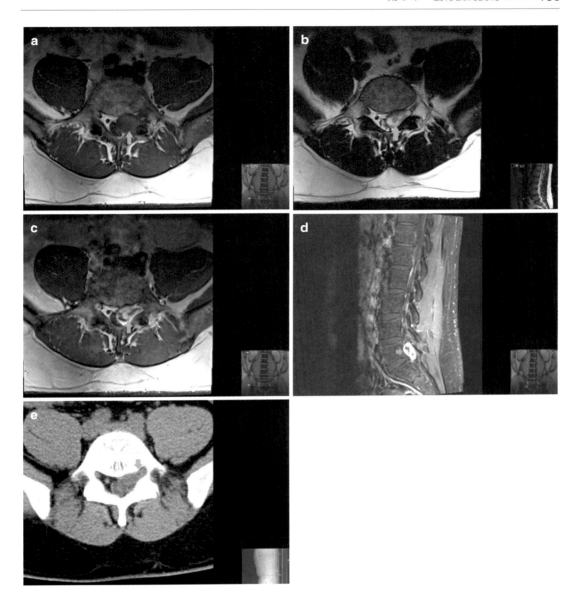

图 9.9　施万细胞瘤。(a) 轴位 T1 加权像显示髓外硬膜内肿物集中于下段腰椎的硬脊膜囊左侧，并穿过 L4~L5 左侧椎间孔(箭头所示)。(b)病变为哑铃形，T2 加权像上呈稍高信号。(c~d)轴位和矢状位 T1 加权像上呈不均匀强化。(e)平扫 CT 图像显示病变延伸至同侧椎间孔并导致轻度扩张(箭头所示)。

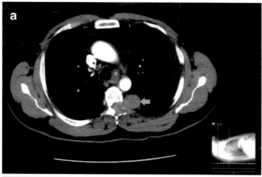

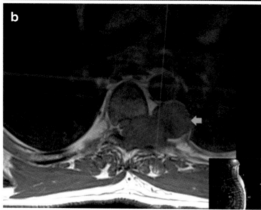

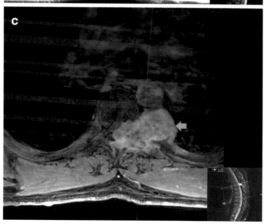

图 9.10 恶性周围神经鞘瘤。(a)胸部增强 CT 扫描显示胸椎的髓外硬膜内实性肿物(箭头所示),侵袭邻近骨棘并穿过左侧椎间孔进入相邻胸膜腔,亦可见异形性纵隔淋巴结(星标所示)。(b~c)平扫和增强 T1 加权像显示胸椎内实性强化肿物(箭头所示)。该肿物切除术后,病理证实为恶性周围神经鞘瘤。

厚和强化。

黏液性乳头状室管膜瘤

黏液性乳头状室管膜瘤是室管膜瘤的一种特殊亚型,起源于脊髓圆锥和终丝的室管膜细胞。典型表现为脊髓圆锥和(或)终丝的较大不均匀肿物伴强化(图 9.12)。因具有反复出血进入蛛网膜下隙的倾向,黏液性乳头状室管膜瘤是导致无法解释的表面铁沉积症的重要病因。

副神经节瘤

副神经节瘤是来源于遍布全身的神经嵴细胞的神经内分泌肿瘤。在脊柱中,该肿瘤好发于终丝区域(图 9.13)。副神经节瘤与黏液性乳头状室管膜瘤一起构成马尾或终丝区域的绝大部分原发肿瘤。副神经节瘤是富血管肿瘤,MR 上呈明显强化并有瘤周血管或血流空洞影。肿瘤末端可有 T2 低信号含铁血黄素帽,这表明其富血管性质以及出血倾向。

髓外硬膜内囊性病变

髓外硬膜内囊性病变在任何脊柱临床实践中都很常见。它多与 CSF 密度相等或相近,仅对脊髓造成轻微占位效应和位移,并使邻近脊髓的 CSF 间隙增宽。蛛网膜囊肿是最常见的髓外硬膜内囊肿之一,在所有 MRI 序列上等同于 CSF 信号,表现类似于脑室的蛛网膜囊肿。表皮样囊肿也与 CSF 信号相似,但常有扩散受限。畸胎瘤是先天性病变,常含有脂肪信号并有部分软组织信号,其内还可出现钙化灶,易于在 CT 扫描中发现。

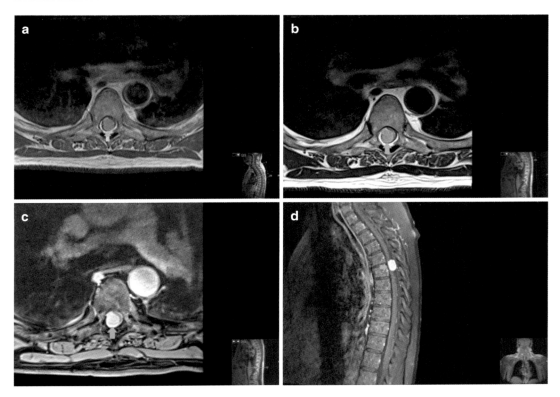

图 9.11 脑膜瘤。(a)轴位 T1 加权像,胸椎内圆形等信号的髓外硬膜内肿物导致脊髓明显移位和受压(箭头所示)。(b)轴位 T2 加权像上呈等信号。(c~d)轴位和矢状位 T1 加权像上明显强化。肿物切除术后,病理证实为脑膜瘤。

髓内病变

髓内病变发生于脊髓实质内,通常易于与髓外病变区别。此类病变会导致脊髓出现水肿或类似水肿的信号,伴或不伴有强化。该病变常出现一定程度的脊髓扩张,这是位于髓内的重要线索(图 9.14)。常见的髓内病变包括原发性肿瘤如室管膜瘤和星形细胞瘤、全身性恶性转移瘤、横贯性脊髓炎以及血管病变引起的静脉瘀血或出血。

其他病变

其他硬脊膜病变不适于任何分类,但骨科医生有必要识别。其中某些病变表现出非特异性症状,脊柱横断图像可为解释此类情况提供首要线索。以下将讨论一些罕见而重要的硬脊膜病理情况。

脊柱脑脊液漏

脊柱脑脊液漏可自发或因近期手术导致(如腰穿或脊柱手术)。患者表现为体位性头痛,站立或行走时加重,半卧或仰卧时改善。手术后的临床情况十分明确,但自发性脑脊液漏的表现会令人困惑。特征上,头颅 MRI 可发现颅内低压征象, 如脑底下陷、脑干下移以及双额水囊肿。即使采用常规脊髓造影也无法看到渗漏部位, 而常规脊柱 MR 的重要线索是根部囊肿或硬膜内积液与邻近脑脊液轻微融合。若非术后改变,CSF 积聚量一般较少。脊柱内大量硬膜外 CSF 积聚

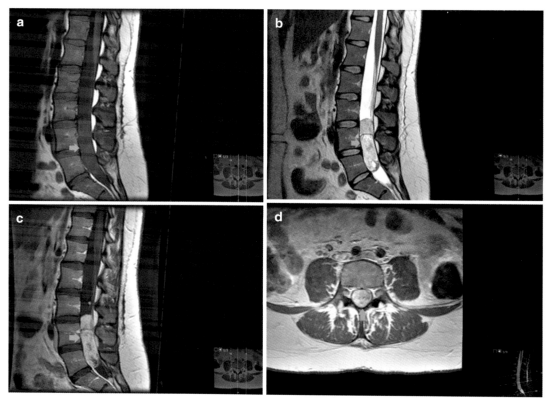

图 9.12　黏液性乳头状室管膜瘤。(a)矢状位 T1 加权像，马尾区香肠状等信号髓外硬膜内肿物充满了硬脊膜囊（箭头所示）。(b)T2 加权像呈不均匀稍高信号。(c)矢状位 T1 加权像呈不均匀明显强化。(d)轴位 T1 加权像，强化的肿物充满了脊髓圆锥下方的硬脊膜囊横断面（箭头所示）。

可使 CSF 快速渗漏（图 9.15）；渗漏部位可能只在动态 CT 脊髓造影中才可见。其他潜在征象包括脊柱硬膜外静脉突出、大叶状周围神经囊肿以及 C1~C2 棘突间积液。早期通常使用硬膜外血块补丁治疗脑脊液漏，多数对此干预方式反应良好。而持续、大量或反复发生的脑脊液漏则需手术治疗。

脊髓疝

脊髓疝是罕见且很可能被误诊的脊髓病变。硬脊膜缺损会导致部分脊髓通过硬脊膜囊突出，并通过脊髓栓系引起神经功能障碍。患者可表现为脊髓半切综合征、轻度脊髓病变或疼痛[5]。胸椎中段是脊髓疝的好发部位，可能由于胸椎生理性后凸以及胸髓靠近骨性椎管的腹侧。MRI 是首选成像方式，常可见突出部分的脊髓局限性弯折，同水平脊髓背侧的 CSF 间隙增宽。弯折处的硬膜外腹侧可见少量软组织，表示脊髓突出部分。脊髓疝常发生于椎间盘水平，有研究者认为钙化的椎间盘和骨赘可能对于削弱硬脊膜和增加脊髓疝风险起着一定的作用。脊髓疝的重要鉴别诊断是背侧蛛网膜囊肿或其他囊性病变会对脊髓造成占位效应，必要时可进行 CT 脊髓造影以解决问题。

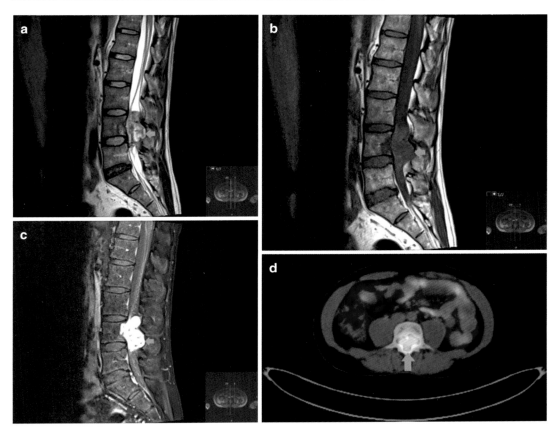

图 9.13　副神经节瘤。(a)矢状位 T2 加权像显示脊髓圆锥下方不均匀髓外硬膜内肿物,导致马尾占位效应、椎管扩张以及邻近椎体骨质重塑(箭头所示)。(b~c)矢状位平扫和增强 T1 加权像显示肿物明显强化(箭头所示)。(d)正电子发射断层扫描显示生长抑素受体高摄取。肿物切除术后,病理证实为副神经节瘤。

背侧蛛网膜网带

　　背侧蛛网膜网带是可模仿脊髓疝的重要临床实体。同脊髓疝一样,背侧蛛网膜网带也常见于胸椎中上段。背侧蛛网膜下隙的髓外硬膜内网带可导致脊髓占位效应和脊髓病变。网带在 MRI 或 CT 脊髓造影中通常不可见,但在术中超声中却很明显。网带水平转移脊髓周围的 CSF 流动而导致湍流,粘连引起脊髓突发形变,而使脊髓具有特征性外观,称为"手术刀征",这与脊髓压缩效应有关[6](图 9.16)。其治疗方法为手术,需进行硬膜切开术和网带切除术以释放脊髓。

蛛网膜炎

　　蛛网膜炎是指马尾神经根的慢性炎症,通常源于既往手术、出血、感染或炎症。马尾神经根常常增厚和结块,伴或不伴有强化。马尾神经根可在硬脊膜囊中央聚集,呈"假脊髓"外观,还可位移并粘连于硬脊膜囊外层,呈"假空硬脊膜囊"征。

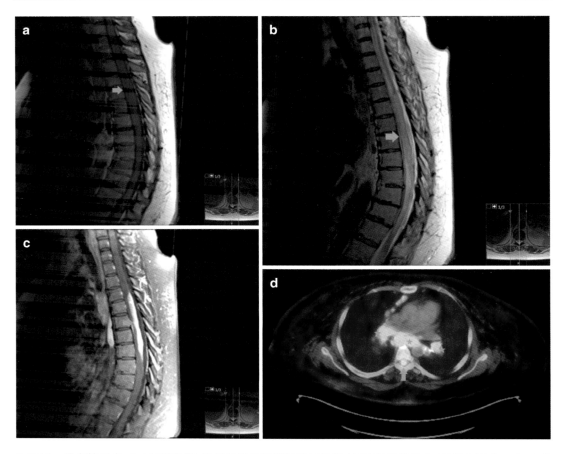

图 9.14　髓内结节病。(a)矢状位 T1 加权像显示胸髓轻度扩张伴有 T1 稍低信号改变(箭头所示)。(b)矢状位 T2 加权像显示轻度扩张的脊髓有长段弥漫性水肿样信号(箭头所示)。(c)矢状位增强图像显示 2/3 的脊髓背侧明显强化(箭头所示)。(d)PET–CT 显示髓内病变高摄取(箭头所示)，并多发胸腔肿大淋巴结高摄取(星标所示)。进一步检查明确结节病。

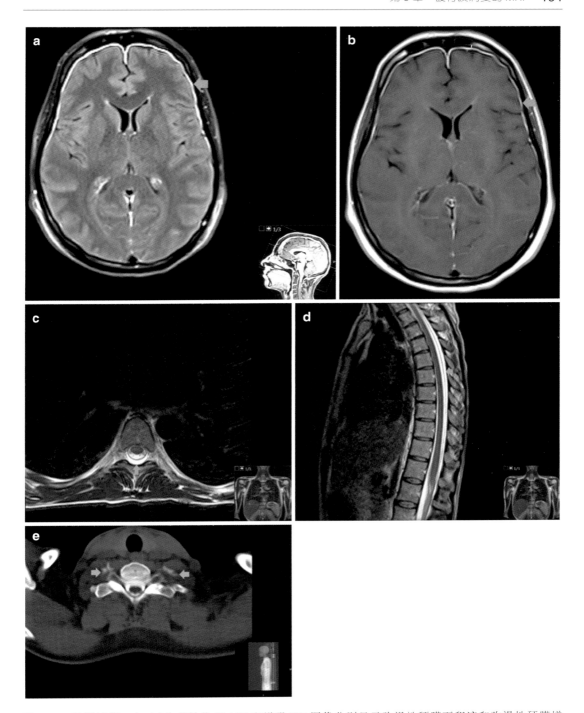

图 9.15　脑脊液漏。(a~b)头颅轴位 FLAIR 和增强 MR 图像分别显示弥漫性硬膜下积液和弥漫性硬膜增厚及强化(箭头所示)，与自发性颅内低压表现一致。(c~d)胸椎轴位和矢状位 T2 加权 MR 图像显示椎管背侧的硬膜外 CSF 积聚(箭头所示)。(e)轴位 CT 脊髓造影显示 C7~T1 双侧椎间孔脑脊液漏，对比剂和 CSF 渗入上方颈部肌肉(箭头所示)。

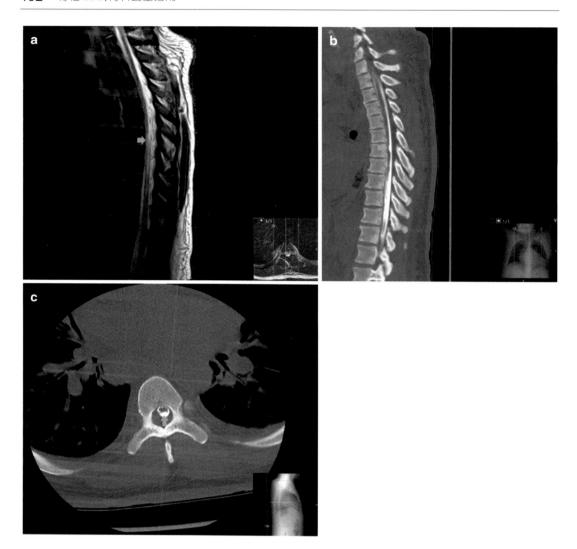

图 9.16　背侧蛛网膜网带。(a)患者数月内渐进性双侧下肢无力,矢状位 T2 加权像显示背侧胸髓局限性凹痕,其下可见异常脊髓信号(箭头所示)。(b~c)进一步 CT 脊髓造影显示脊髓背侧局限性凹痕更加明显(箭头所示)。同水平的腹侧 CSF 间隙尚为完整,排除了胸段脊髓疝所致的轮廓异常和信号改变。手术证实为背侧蛛网膜网带。

（杨磊落　邹君鑫　张燕　译）

参考文献

1. Jindal G, Pukenas B. Normal spinal anatomy on magnetic resonance imaging. Magn Reson Imaging Clinics. 2011;19(3):475–88.
2. Koeller KK, Shih RY. Intradural extramedullary spinal neoplasms: radiologic-pathologic correlation. Radiographics. 2019;39(2):468–90.
3. Cox M, Curtis B, Patel M, Babatunde V, Flanders AE. Utility of sagittal MR imaging of the whole spine in cases of known or suspected single-level spinal infection: overkill or good clinical practice? Clin Imaging. 2018;51:98–103.
4. Pierce JL, Donahue JH, Nacey NC, Quirk CR, Perry MT, Faulconer N, Falkowski GA, Maldonado MD, Shaeffer CA, Shen FH. Spinal hematomas: what a radiologist needs to know. Radiographics. 2018;38(5):1516–35.
5. Parmar H, Park P, Brahma B, Gandhi D. Imaging of idiopathic spinal cord herniation. Radiographics. 2008;28(2):511–8.
6. Reardon MA, Raghavan P, Carpenter-Bailey K, Mukherjee S, Smith JS, Matsumoto JA, Yen CP, Shaffrey ME, Lee RR, Shaffrey CI, Wintermark M. Dorsal thoracic arachnoid web and the "scalpel sign": a distinct clinical-radiologic entity. Am J Neuroradiol. 2013;34(5):1104–10.

第 10 章

脊髓病变的 MRI

Kofi–Buaku Atsina

创伤性脊髓病变

急性创伤性脊髓损伤是一种极具破坏性的疾病，与长期的病程和高昂的费用显著相关[1]。MRI 可以很好地评估钝性损伤后的脊髓形态以及周围的软组织和韧带损伤[2]。脊髓损伤可分为原发性损伤和继发性损伤。原发性损伤是由于机械应力造成的，包括压迫、剪切、挫裂伤和急性牵张等[1,3]。这种原发性损伤被认为是损伤严重程度的决定因素[1]。原发性损伤后会发生一系列炎症反应，这些炎症进程总是会扩大最初的损伤区域。如果不加以处理，这将会产生继发性脊髓损伤并影响神经系统的改善[1,3]。急性脊髓损伤主要包括脊髓震荡、脊髓水肿、脊髓挫伤、脊髓血肿和脊髓横断等[4]。

脊髓震荡的患者存在临床症状，然而在 T1 像以及 T2 像上都没有异常的影像学表现[4]。这类急性脊髓损伤的患者预后最好。在更严重损伤的情况下，创伤性脊髓损伤以髓内脊髓水肿为特征，在 T2 像或 STIR 图像上表现为高信号，并可能超出损伤的范围。在损伤后的早期阶段，脊髓水肿明显增加，中度损伤后 48~72 小时达到峰值，重度损伤于 96 小时后达到峰值（如图 10.1a）[5]。伴有脊髓扩张的情况也并不少见[4]。

出血性脊髓挫伤反映了更严重的损伤，它在 T2 或 GRE 成像上表现为<4mm 低信号的髓内中央病灶，周围环绕着高信号的稀薄区域，这种低信号可因于脱氧血红蛋白[2,4-9]。而在脊髓血肿中，T2 或 GRE 成像显示髓内中央低信号病灶>4mm。根据美国脊髓损伤协会损伤量表进行的临床评估表明，脊髓出血的范围和脊髓水肿的程度与损伤后神经系统预后不良有关[4,6]。ASIA 损伤量表是最著名的预测急性期脊髓损伤转归的指标[4]。完全性或非完全性脊髓横断是最严重的损伤形式，其中脊髓纤维被破坏，在离断的纤维间可以发现 T2 高信号影（图 10.1d~f）[4,8]。

在脊髓损伤的亚急性期（2~6 周），脊髓水肿逐渐消退。在少数情况下脊髓水肿会持续进展，并在水肿消退前向上进展超过 4 个节段。脊髓水肿高信号的特征是保持在中心位置而不会影响脊髓周围。这种现象称为亚急性上升性进行性脊髓病，并与神经系统症

K.-B. Atsina (✉)
Department of Radiology, Thomas Jefferson
University Hospital, Philadelphia, PA, USA

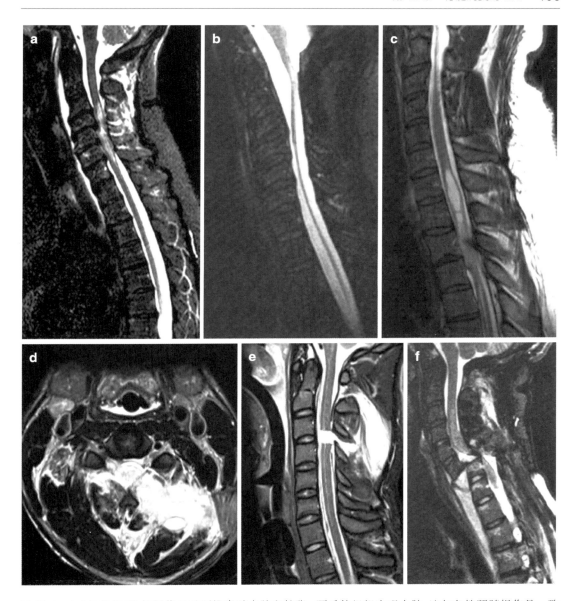

图 10.1　(a)矢状位 T2 加权像显示颈椎脊髓水肿和扩张。颈后软组织出现水肿,这与急性颈髓损伤是一致的。(b)矢状位 T2 加权像显示创伤后几个月脊髓变细,符合脊髓萎缩。(c)矢状位 T2 加权像显示创伤后脊髓空洞和腹侧脊髓疝出。(d)轴位 T2 加权像和(e)矢状位 T2 加权像显示完全性颈椎脊髓横断,T2 高信号在离断的颈髓节段之间,伴随继发于损伤的血肿和左后方软组织水肿。(f)矢状位 T2 加权像显示坠落所致的C6~C7 骨折脱位,导致脊髓几乎完全离断。

状恶化有关[4,10]。

　　创伤后脊髓损伤的慢性病变包括脊髓软化症、脊髓萎缩和脊髓栓系(如图 10.1b),以及脊髓囊肿和空洞形成(如图 10.1c)[11,12]。

肿瘤

　　髓内肿瘤占所有中枢神经系统肿瘤的4%~10%,占神经胶质肿瘤的 2%~4%。在所有椎管内肿瘤中，脊髓肿瘤在成年人中占20%，在儿童中占35%。大多数(90%~95%)脊髓肿瘤是具有室管膜瘤和星形细胞瘤的神经胶质肿瘤，占70%。成年人脊髓肿瘤中最常见的是室管膜瘤，而在儿童中最常见的是星形细胞瘤。血管网状细胞瘤是第三常见的脊髓肿瘤。其他不常见的髓内肿瘤包括神经节胶质瘤、副神经节瘤、转移瘤、淋巴瘤、具有多层玫瑰花结样的胚胎性肿瘤(过去称为原始神经外胚层肿瘤)和室管膜下瘤。髓内肿瘤的影像学特征是脊髓的扩张和增强。在肿瘤的极性末端有囊肿的形成，这种囊肿不增强，通常被认为是中央管反应性扩张(脊髓空洞症)，称为非肿瘤性囊肿。肿瘤性囊肿也可存在，但通常位于肿瘤本身内，并经常显示边缘强化[13]。

• 室管膜瘤是成年人最常见和儿童第二常见的脊髓髓内肿瘤，它起源于中央管的室管膜，通常在诊断前有很长的病史。室管膜瘤多见于平均年龄约40岁的年轻人，男性稍多见。它们可以偶尔出现，但也与Ⅱ型神经纤维瘤病相关[14]。背部疼痛和感觉症状是常见的表现。室管膜瘤最常见的位置是颈髓，其次是上胸髓，较少见的位置是远端脊髓或脊髓圆锥[13,15]。室管膜瘤有几种组织学变异，最常见的是WHO Ⅱ级亚型(乳头型、透明细胞型、伸展细胞型、RELA基因融合阳性型)。两种WHO Ⅰ级(低级)变异分型包括黏液乳头型室管膜瘤和室管膜下瘤，它们具有明显的组织学和影像学特征。在影像学上，传统的WHO Ⅱ级室管膜瘤具有典型的中央膨胀性外观。它们通常在T1像上呈等信号或低信号，几乎不会出现高信号(如图10.2a)。在T2像上，它们相对于脊髓呈高信号并表现出周围水肿。常见的是，肿瘤表现为帽状征，肿瘤两极于T2上呈现低信号，提示慢性出血所致的含铁血黄素，在造影对

比后表现出均匀强化(图10.2b)[13,15]。非肿瘤性囊肿并非罕见(图10.2a,b)。软脑膜扩张在高级别肿瘤中更为常见[14,15]。

–黏液乳头型室管膜瘤最常见于髓外硬膜内间隙，并累及终丝，约占室管膜瘤的13%，但在发生于脊髓圆锥或终丝的室管膜瘤中占80%[15,16]。它们位于硬膜外和脊柱外也并不少见[13]。在影像上它们表现为小叶状、柔软、腊肠状的肿块，常被包裹，分布在2~4个椎体，并可引起椎体后缘扇贝样压迹[13,15]。虽然它们由于产生黏蛋白以及出血，有一些T1像高信号的成分，但通常表现为T1像等信号或低信号(图10.2d)。在T2像上表现为高信号，并通常有慢性出血的易感性信号。对于对比剂，它们也表现出强烈的对比增强(图10.2e)[13,15,17,18]。

–室管膜下瘤是室管膜瘤最常见的一种罕见变异，其最常发生于第四脑室和侧脑室。在极少数情况下，它们可能出现在脊髓，影像学上与传统的WHO Ⅱ级室管膜瘤重叠。在脊柱中，它们通常位于髓内，很少位于髓外。它们是边界清楚、无血管、偏心的结节状肿块，可引起梭形扩张，通常见于颈区以及颈胸区。与传统的WHO Ⅱ级室管膜瘤一样，其典型表现为T1像低信号和T2像高信号，但表现为轻至中度强化[13,19-21]。

• 星形细胞瘤是成年人第二常见的髓内肿瘤，但在儿童中最为常见[13,14]。该病可表现为散发病例，但与Ⅰ型神经纤维瘤病相关[14]。与室管膜瘤一样，该病更易累及男性。最常见的组织学亚型是毛细胞型星形细胞瘤(WHO Ⅰ级)和纤维型星形细胞瘤(WHO Ⅱ级)，虽然也可发生其他侵袭性更强的亚型(WHO Ⅲ级的间变性和WHO Ⅳ级的胶质母细胞瘤)，但远没有那么常见。通常星形细胞瘤比室管膜瘤浸润性更强、预后更差。毛细胞型星形细胞瘤是一个例外，它

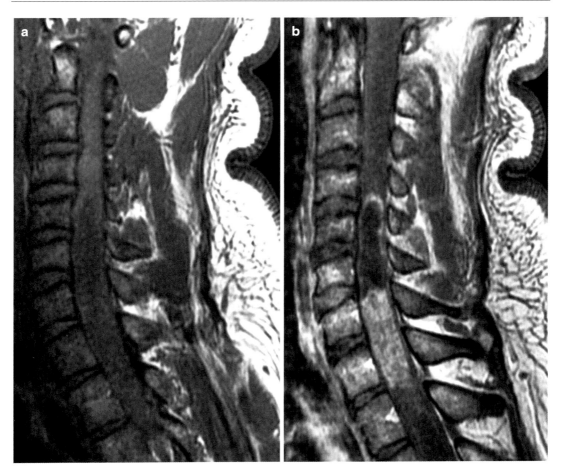

图 10.2 (a)髓内室管膜瘤伴脊髓空洞的矢状位 T1 像和(b)矢状位增强 T1 像图像。(c)矢状位 T2 像、(d)矢状位 T1 像、(e)矢状位增强 T1 像显示黏液乳头型室管膜瘤累及脊髓圆锥和马尾。(f)矢状位 T2 像和(g)矢状位增强 T1 像显示髓内星形细胞瘤伴脊髓空洞。(h)矢状位 T2 像和(i)矢状位增强 T1 像显示胸上至中段髓内神经节胶质瘤。(j)轴位 T2 像和(k)矢状位增强 T1 像显示颈髓血管网状细胞瘤;(l)矢状位 T2 像显示脊髓圆锥血管网状细胞瘤,含铁血黄素染色见尖帽征。(m)矢状位 T2 像、(n)矢状位 T1 像和(o)对比增强脂肪抑制矢状位 T1 像显示累及马尾的副神经节瘤。(p)矢状位 T2 像、(q)矢状位 T1 像、(r)矢状位增强 TI 像显示,在一例脊柱淋巴瘤的患者,膨胀性肿块累及腰椎椎体,同时髓内部分的脊髓圆锥受累。(s)矢状位 T2 像、(t)矢状位 T1 像、(u)矢状位增强 TI 像显示一例乳腺癌患者,其在脊髓圆锥处有一个强化肿块,符合髓内转移。(待续)

倾向于转移而不是浸润。在儿童中,常见的症状是夜间疼痛(常常迫使他们在晚上醒来)、腹痛,运动症状和脊柱侧凸。在成年人中,背部疼痛、感觉和运动症状是常见的表现[13,14]。在影像学上,典型的脊髓星形细胞瘤表现为 T1 像低信号到等信号、T2 像高信号的膨胀性肿块,伴有周围细胞水肿(如图 10.2f)[13-15,22,23]。尽管在 20%~30%的病例未见强化,但它们经常表现出一些边界不清的斑片状不规则强化(图 10.2g)。肿瘤和瘤周囊肿较为常见[14,22]。与室管膜瘤不同的是,它们是典型偏心的,而且出血很少见。当全脊髓

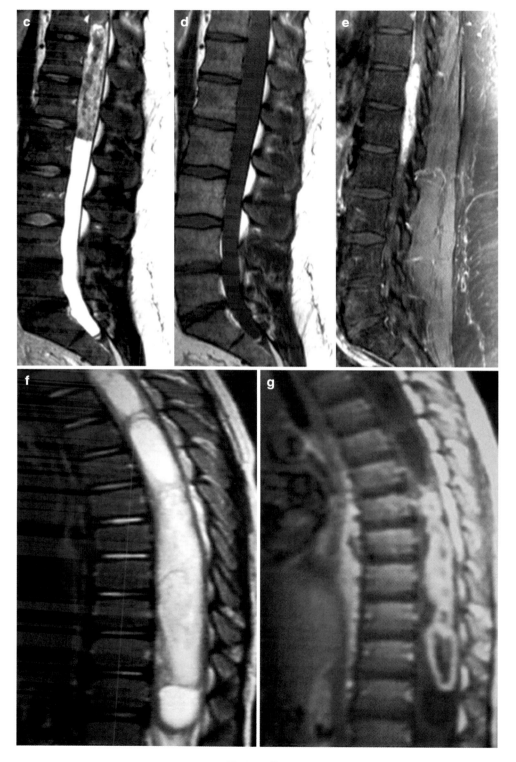

图 10.2(续)

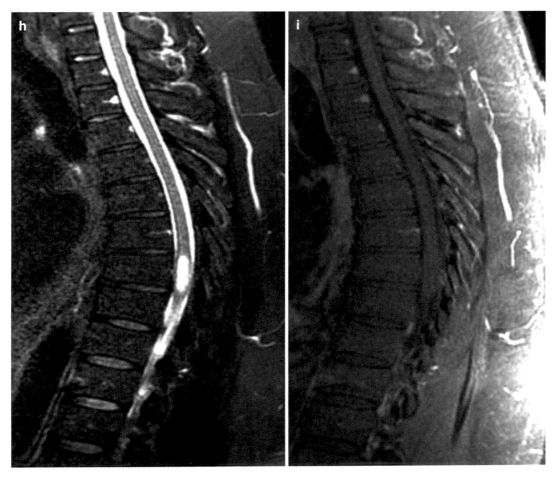

图 10.2(续)

受累时,肿瘤累及部分脊髓,而极性囊肿累及剩余部分[14]。在全脊髓受累的病变中,真正由肿瘤包含全部脊髓是罕见的[14,15]。全脊髓受累与脊柱侧凸和椎管扩张有关,这可以在影像学上显示。软脑膜转移在侵袭性较强的亚型中十分常见[13,14]。

　　• 神经节胶质瘤是相对罕见的脊髓原发肿瘤,常见于儿童,占髓内肿瘤的 15%[14]。它们是典型的缓慢生长肿瘤,但有低级别到间变亚型等各种级别。它们由肿瘤神经节细胞和胶质细胞组成[14,24]。无性别倾向,常累及颈段和胸段脊髓。神经节胶质瘤在 T1 像上表现无特定规律(低信号、高信号、等信号或混合),但 T2 像通常是高信号(图 10.2h)。它们是长而偏心的肿块,通常有瘤性囊肿、空洞、通常无水肿,偶有钙化。增强扫描可见典型的不规则外观或可能有软膜累及,但无强化(图 10.2i)[13,14,24,25]。与其他肿瘤相比,其骨性病变常包括脊柱侧弯等[13,14]。

　　• 成血管细胞瘤是一种生长缓慢的非胶质细胞性肿瘤,是典型的良性肿瘤。它们偶尔发生,但在 1/3~1/2 的病例中与冯·希佩尔·林道(VHL)综合征相关[14]。多发性肿瘤的存在高度提示 VHL 综合征。成血管细胞瘤最常见于胸椎,其次是颈椎。大部分病变发生在髓内(75%),但也可发生在髓外硬

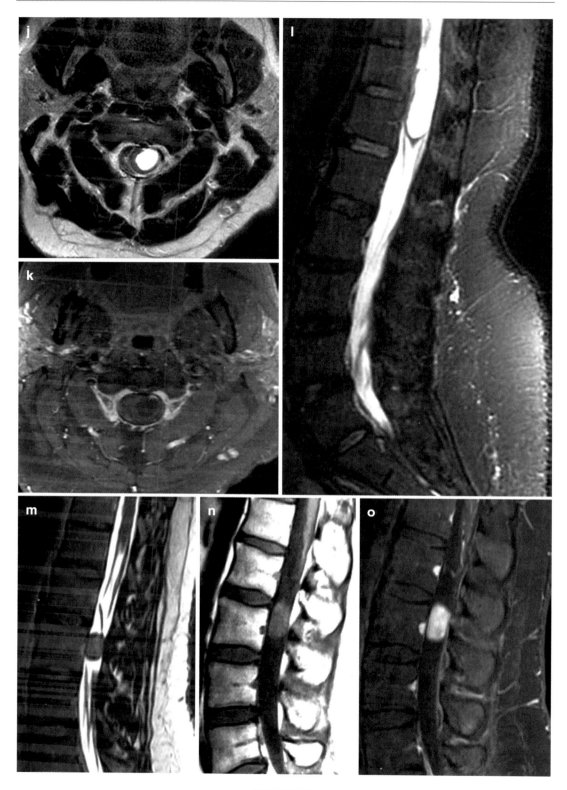

图 10.2(续)

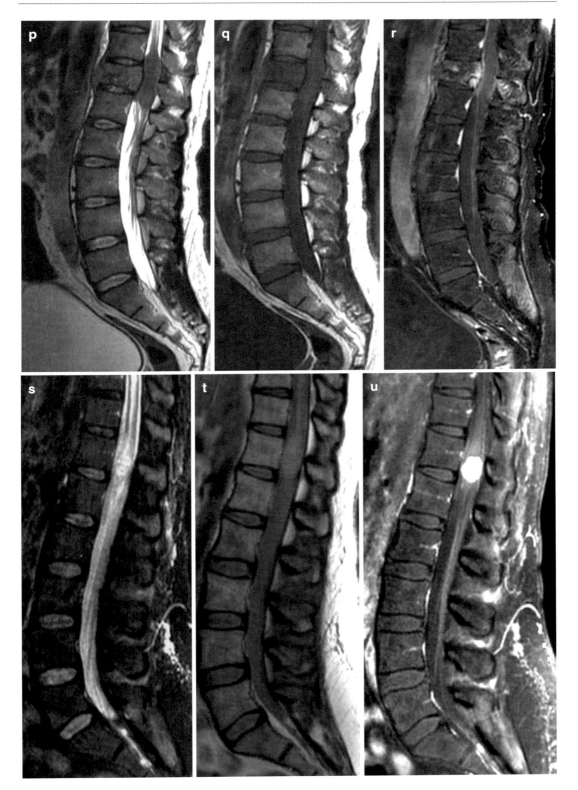

图 10.2(续)

膜内间隙,在那里可附着于脊髓背侧,甚至沿神经根分布于硬膜外间隙。成血管细胞瘤一种高度血管性肿块,在血管造影上表现为稠密的血管团,伴有扩张的动脉供血和弯曲突出的静脉引流。在 MRI 上可见清晰的结节性肿块,T1 像呈等信号或低信号,T2 像呈高信号伴血管流空影,并可见明显强化。肿瘤附近有囊肿的形成,以及含铁血黄素沉积引起的尖帽征是常见的表现(图 10.2j,1)[13,14,26]。脊髓空洞也会存在,并且相比于肿瘤会更大[26]。界限清楚的均匀强化有助于将其与血管畸形区分开(图 10.2k)[13,14]。

- 副神经节瘤是 WHO Ⅰ 级的神经内分泌良性肿瘤,起源于副神经节,与周围神经系统相关。最常见于肾上腺(嗜铬细胞瘤)、颈动脉体(颈动脉体瘤)、颈静脉孔(颈静脉球瘤)、中耳腔(鼓室球瘤)和迷走神经(迷走神经球瘤)[13,27,28]。在极少数情况下,它们会发生在脊柱脊髓,称为脊髓副神经胶质瘤。脊髓副神经节瘤在男性多见,平均发病年龄在 40 岁左右。常见的症状包括背痛和神经根性症状,其他症状如神经源性跛行以及肠或膀胱功能障碍也可能发生。在脊柱脊髓,副神经节瘤是髓外硬膜内病变,最常与终丝或马尾相关[13,15]。影像学上,这些肿瘤是轮廓清晰的椭圆形肿物,T1像等信号或低信号,T2 像轻度高信号,可显示强烈的均匀或不均匀强化(图 10.2m~o)[13,15,27,28]。通常,这些肿块会有血管流空影和从肿块的一端延伸出弯曲的瘤周静脉,称为蝌蚪征[28]。由于它们是高度富含血管的肿瘤,由于间隙内慢性重复性出血,可在脊髓和神经根,甚至在大脑内看到表面的铁质沉积[13,27]。当它们变大时,可引起椎体后扇贝征[29]。

- 脊柱淋巴瘤是一种极为罕见的肿瘤,占原发性中枢神经系统淋巴瘤的 1%[13,15,30]。在免疫功能良好的人群中,它往往发生于中老年人;而在免疫功能低下的人群中,其常发生于年轻人[15]。脊柱淋巴瘤以男性发病居多,平均年龄在 50 岁左右[30]。危险因素包括免疫缺陷和 EB 病毒感染。最常见的症状是背痛、脊髓病导致的进行性虚弱和神经根病所致的感觉障碍[13,15]。颈髓是最常见的受累部位,其次是胸腰段。在 CT 上,这些肿瘤呈现高密度的均匀强化。在 MRI 上,这些肿瘤呈 T1 像等信号和 T2 像高信号[13],低信号偶尔可见(如图 10.2p,q)[31]。这与颅内病变相反,颅内病变在 T2 像上常常出现低信号[13]。它们通常在对比剂注射后表现出均匀强化[13,15](图 10.2r),由于其富含细胞性,DWI 上表现为弥散受限[15]。多灶性病变并不少见。在 PET 影像上它们是高代谢的[15,31]。

- 脊髓髓内转移瘤相对少见,尸检表明其患病率为 2.1%。它们通常发生在颈髓,其次是胸髓和腰椎区域。存在脊髓转移者预后差。转移最常起始于原发性肺癌,其次是乳腺癌、黑色素瘤和肾细胞癌。颅内肿瘤转移也很常见,如成神经管细胞瘤和胶质母细胞瘤[13,32]。有时,原发病灶可能找不到,但这不应该阻止考虑髓内转移[32]。肿瘤向脊髓的弥散可通过血行转移,也可通过软脑膜直接蔓延[13,14]。影像学上,病灶 T1 像呈等信号,造影后呈明显均匀强化(图 10.2t,u);T2 像长节段高信号反映脊髓水肿或浸润,通常延伸至 3 个或更多节段。T2 信号的范围通常与病灶本身的大小不成比例(图 10.2s)。囊变和出血并不常见[13,32]。

- 原始神经外胚层肿瘤(PNET)是罕见的具有多层玫瑰花结样的脊髓胚胎性肿瘤,通常继发于颅内 PNET 病灶的转移[13,14]。其可以累及脊柱的髓内、髓外硬膜内或硬膜外间隙[13]。与颅内肿瘤不同,脊柱肿瘤在成年人中比儿童更常见。原发性脊柱病变有向颅内和中枢神经系统以外转移的能力[13,33]。其影像学特征无特异性。MRI 上，肿瘤呈 T1 像等信号，T2 像等信号到高信号，并呈弥漫性不均匀强化[33]。由于这些肿瘤经常通过脑脊液弥散，常常会发现软脑膜强化[13]。

感染

　　大多数典型的脊柱感染累及肌肉骨骼，包括椎骨旁和硬膜外脓肿、骨髓炎、椎间盘炎和感染性关节病等。脊髓感染非常罕见，然而，如果不及早诊断和治疗，它们会有较高的发病率和死亡率[34]。MRI 是评价临床疑似感染患者的影像学金标准，静脉造影对比剂的使用增加了其敏感性。髓内感染在影像学上表现多样，与非感染性疾病的病因有相当多的重叠。此外，Talbott 等提出了脊髓感染的分类方案如下：髓外感染（脊膜病变，影响轴外间隙、脊神经根），髓中心感染（T2 像可见病灶位于脊髓中心），偏心特异性脊髓炎（偏心病变，主要位于外周后外侧白质束），前角和不规则病变（偏心、结节状或肿块样病变，无偏向于髓内特定区域）[34]。

　　在髓外，蛛网膜下隙的感染十分罕见。典型的硬膜外感染包括椎间盘炎、感染性小关节炎、硬膜外蜂窝织炎或脓肿、椎旁和腹膜后感染也经常出现。这一类所包括的感染描述如下：化脓性脑膜炎（图 10.3a,b）可出现脊柱炎、椎旁感染、硬膜外蜂窝织炎或脓肿[34-40]。结核性蛛网膜炎表现为椎间盘炎、纵向扩展性横贯性脊髓炎（LETM）（累及 3 个或多个椎体），腰骶神经根增大增厚，而髓内结核瘤少见[34,41-43]。脑囊虫病的典型表现为蛛网膜炎、髓外硬膜内囊肿、造影强化和团块[34,44,45]。球孢子菌病可表现为软脑膜结节性强化，伴神经根聚集增厚，以及非强

化性横断性脊髓炎，引起脊髓空洞[34,46-50]。巨细胞病毒感染在 50% 的病例中表现正常，但也可合并腰骶神经根炎或蛛网膜炎，马尾（CE）增厚并强化，以及吉兰-巴雷综合征（GBS）[34,51-54]。寨卡病毒表现为造影增厚增强和 GBS[34,55-57]。HSV-1 或 HSV-2 病毒性神经根炎表现为神经根增厚和高强化[34,44,52]。

　　髓中心感染型的影像学特征包括中央的、相对对称的椭圆形髓内 T2 高信号，可延伸至整个脊髓横截面直径，并有可变的颅尾长度和脊髓扩张。此类感染包括病毒感染如 EB 病毒（伴有 LETM 和脊髓扩张，伴或不伴强化，T2 高信号和神经根水肿，很少伴 GBS）[34,44,51]和丙型肝炎病毒（与 LETM 和脊髓扩张相关，无强化，有时可能正常）[34,58,59]。细菌感染，如莱姆病（伯氏疏螺旋体）（伴有多样扩张的中心髓质 T2 高信号，斑片状脊髓强化和明显的神经根强化，但有时也可正常）也有脊髓中心病变[34,44,60]。最后，副感染性横贯性脊髓炎，包括一大类与感染后自身免疫性脊髓炎相关的疾病，在恢复期最常见的是中央髓质成像表现[34,61-65]。

　　偏心特异性病灶的影像学表现为脊髓外周特异性受累。非感染性病因如多发性硬化、维生素 B$_{12}$ 和铜缺乏以及一些副肿瘤综合征可出现类似的表现，鉴别诊断时应予以考虑。感染性病因包括人类 T 淋巴细胞病毒-1（可以是正常表现，但发病时常出现侧索的 T2 像高信号和弥漫性脊髓萎缩）[34,35,51]；HIV（出现弥漫性脊髓萎缩，后索和侧索的 T2 像高信号，无强化且很少出现 LETM）；水痘-带状疱疹病毒（出现后角和后索的 T2 高信号，神经根和背根神经节增粗和强化，几乎不出现 LETM）[51,66-69]；神经梅毒（梅毒苍白球）（可以正常，但会出现 LETM，伴或不伴有后索的强化，也称为脊髓痨）（图 10.3c~f）；以及进行性多灶性白质脑病（JC 病毒）

(在后索特别是薄束出现 T2 高信号)[34,44,61]。

在前角的分类中,由于其影响运动神经元,病灶的特征性表现为腹侧灰质结构出现弛缓性脊髓炎。这类疾病最常见的是脊髓灰质炎,其影像学特征是前角中央单侧或双侧的 T2 像高信号(图 10.3 g,h)[34,70,71]。肠病毒-71 或 D68 可以有类似的表现,也会出现腹侧神经根增厚和强化,少数情况下出现脊髓中央的 LETM[51,70-73]。西尼罗河病毒可以有类似表现,但也可以是正常表现[74,75]。

最后,不规则病变类型的特征是异常信号,其不局限于脊髓的特定部位,可以累及灰质或白质。此类病变的两种典型是化脓性金黄色葡萄球菌和链球菌引起的化脓性脓肿感染(中央呈 T1 像低信号以及

相应的 T2 像或 SWI 高信号,边缘呈 T2 像低信号并有边缘强化)(图 10.3a,b)[34,35,76,77],还有血吸虫病(呈 T2 像高信号的零散的、肿块样多结节性病变,不均匀强化,常出现于 T11~L1 水平,并伴随 CE 增厚和高度强化)[45,78]。

缩略词

LETM——Longitudinal Extensive Transverse Myelitis,纵向扩展性横贯性脊髓炎

CE——Cauda Equina,马尾

DRG——Dorsal Root Ganglion,背根神经节

GBS——Guillian Barre Syndrome,吉兰-巴雷综合征

PML——Progressive Multifocal Leukodys-

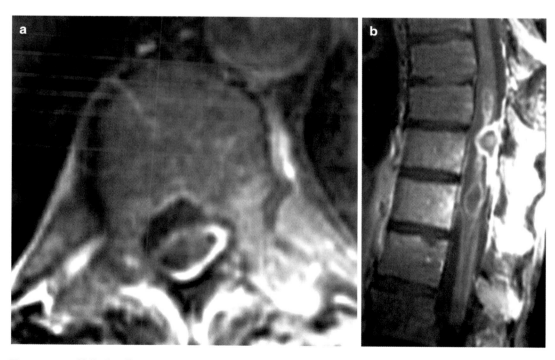

图 10.3 (a)轴位增强像和(b)矢状位 T1 加权像显示髓内和髓外间隙多处边缘强化,提示脓肿。(c)轴位 T2 加权像和(d)轴位增强像显示神经梅毒患者颈髓的背柱表现出高信号和相关强化,与偏心性特异性脊髓受累相一致。(e)矢状位 T2 加权像和(f)T1 加权像显示 LETM。(g)轴位 T2 加权像和(h)矢状位 T2 加权像显示 LETM 病变中颈髓右前角出现高信号。(待续)

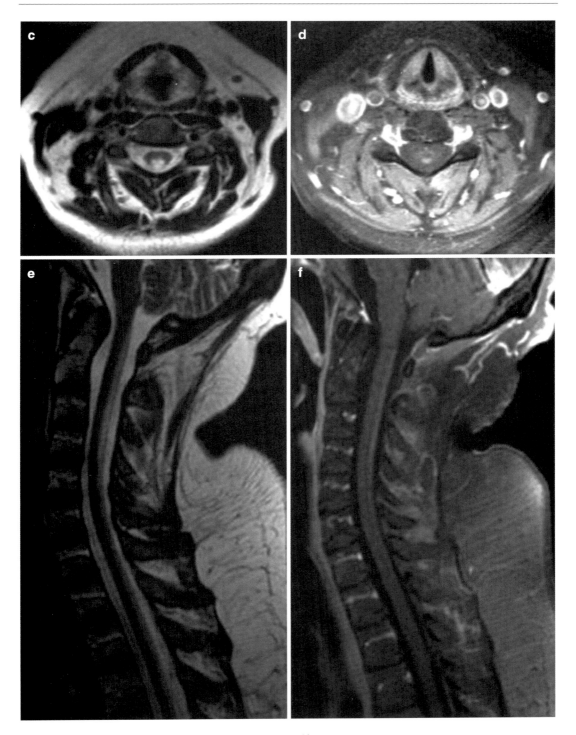

图 10.3(续)

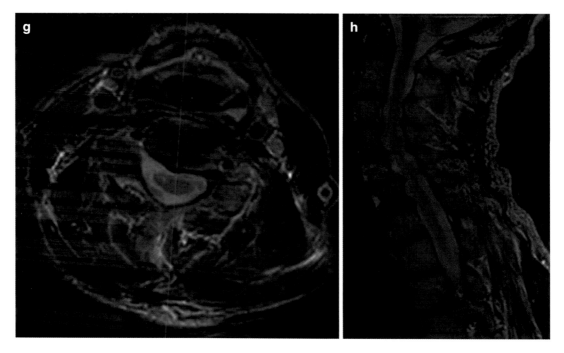

图 10.3（续）

trophy，进行性多灶性白质脑病

VZV——Varicella Zoster Virus，水痘−带状疱疹病毒

HTLV——Human T−cell Lymphocytic Virus，人类 T 淋巴细胞病毒

脱髓鞘和炎症反应

多发性硬化（MS）是一种脱髓鞘性疾病，表现为大脑和脊髓损伤，全世界约有 200 万人受其影响，且女性较容易发生（女性：男性=3:1）[79]。MRI 特别有助于评估中枢神经系统（CNS）空间和时间上的弥漫性病变，是诊断标准的一个重要组成部分。通常，脊髓 MS 与大脑的病变有关，然而，在少数患者中，病变可能只出现在脊髓[68,80]。研究表明，脊髓病变与残疾的相关性更高，病程持续时间较短[80,81]。

脊髓多发性硬化的特征性病变位于蛛网膜静脉与白质相邻的周围，最常见的位置在脊髓的背侧和外侧。虽然大脑的病灶几乎不会发生在白质，但脊髓 MS 的病变经常会破坏灰质和白质的边界。这些病变很少超过两个脊椎水平，大多数病变累及一个或更少的脊椎水平，且最常累及颈髓。此外，它们占脊髓的横截面积不到一半[81-83]。在 MRI 的 T2 像和 FLAIR 序列上，MS 病变以高信号为特征（图 10.4a，b）。脊髓扩张和强化提示因血脑屏障通透性增强所致的活动性炎症反应（图 10.4c，d）。最常见的强化图像为不完整或开放的环[82,83]。病程较长的患者脊髓可表现出萎缩性病变[68,80]。

• 急性播散性脑脊髓炎（ADEM）是一种中枢神经系统脱髓鞘性疾病，病程为单相，易发生在儿童早期。它通常发生在感染或接种疫苗后，并有多灶性表现[84,85]。对于急性期（3 个月）阶段与脱髓鞘相一致时，脑 MRI 对评估 ADEM 至关重要，并被认为

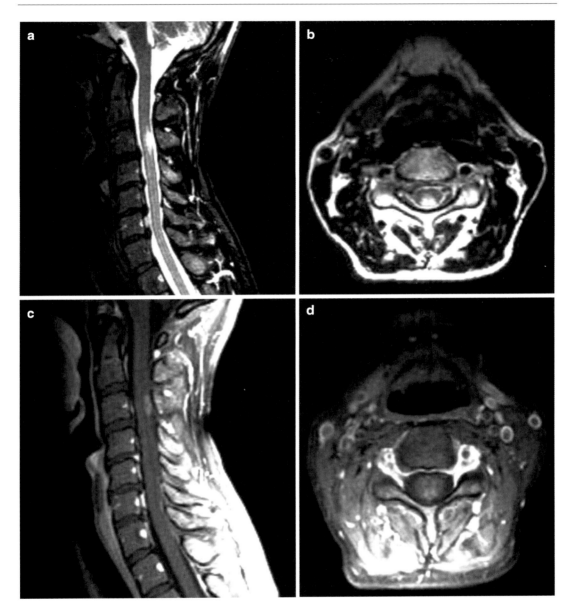

图 10.4　(a)矢状位 T2 加权像和(b)轴位 T2 加权像显示:多发性硬化症患者颈髓背侧短节段 T2 高信号异常。(c)矢状位 T1 加权像和(d)轴位 T1 加权像显示活动性炎症。急性播散性脑脊髓炎患者在(e)脑轴位 FLAIR 像、(f)轴位 T2 加权像、(g)矢状位 T2 加权像和(h)胸髓矢状位增强像上显示异常高信号,胸髓有轻微扩张。视神经脊髓炎患者(i)矢状位 T2 加权像和矢状位 T1 加权像显示颈髓纵向广泛 T2 异常高信号并伴有斑片状强化。此患者右侧视神经强化也提示视神经炎(无图)。神经系统结节病患者(k)胸椎矢状位 T2 加权像和(l)T1 矢状位加权像显示异常高信号,并伴有髓内和硬膜强化。(待续)

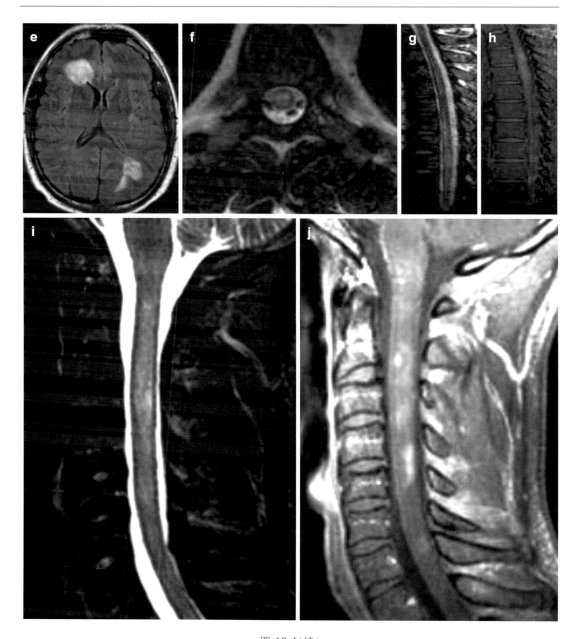

图 10.4(续)

是新的诊断标准的一部分[85]。脑的病变通常是多发的、双侧的和不对称的。这些病变边界不清，通常比 MS 斑块大。它们可累及皮质下、皮质中以及皮质的灰质和白质交界处、丘脑、基底神经节、小脑和脑干(图 10.4e)[85,86]。

多达 1/3 的 ADEM 患者还会有脊髓病变[85]。单纯脊髓受累极为罕见[87]。脊髓病变广泛且连续，起病时通常跨越两个以上节段，之后经常跨越 3 个或更多节段[85,86,88,89]。病灶在 MR 上呈 T2 高信号，可伴有轻度脊髓扩张(图 10.4f,g)[85,87]。其强化表现并不一定存在，

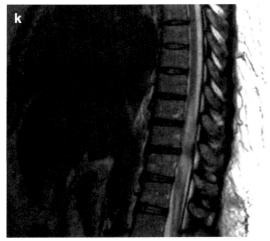
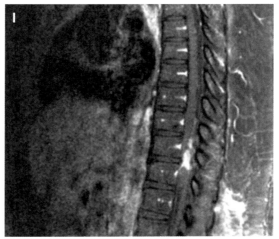

图 10.4(续)

约 30% 的患者可出现[84,85,87](图 10.4h)。治疗后的影像随访显示,脑和脊髓的病变通常能彻底或部分消除。由于 ADEM 为单相性疾病,后续影像一般没有新的病变[85]。

- 视神经脊髓炎谱系障碍(NMOSD)是一种中枢神经系统退行性、自身免疫相关的炎性脱髓鞘疾病。发病机制与水通道蛋白-4 免疫球蛋白 G(AQP4 IgG)抗体的存在有关, 但仍有 AQP4-IgG 血清阴性患者符合临床和影像学诊断标准。AQP4-IgG 的存在与 NMOSD 的复发也存在相关性[88~90]。AQP4-IgG 也在非器官特异性自身免疫性疾病被发现,如干燥病和系统性红斑狼疮患者[90,91]。尽管以往观点认为该病常累及视神经和脊髓,但中脑、脑干和大脑半球(AQP4 水通道高度集中的地方)也有文献报道[89~91]。CNS 的 MRI 影像在其诊断中至关重要。

在髓内,LETM 是最常见的影像学表现[88,90]。病变通常累及颈髓或胸髓。脊髓中央管的中央灰质是主要受累区域,其 AQP4 抗原表达最高[90]。因此,病变通常位于中心或同时位于中心和外周,可累及 50% 以上的脊髓横断面积[88,90]。与脑脊液相比,病灶的特征性表现为 T2 像高信号(明亮的斑点状病灶)以及相应的 T1 像低信号(图 10.4i),有助于与 T2 像无高信号的其他脱髓鞘或缺血性病变区分[92]。急性期可出现脊髓肿胀。在对比后的图像上,最常见的是环状强化,使其在矢状位上呈现透镜状外观。但不规则强化也可出现(图 10.4j)。少数患者脊髓病变为短节段(少于 3 个椎节),但仍累及中枢灰质和 50% 以上的脊髓横断面[90]。

- 结节病是一种特发性多系统肉芽肿性疾病,可以影响身体的任何部位,特别是肺和肺淋巴结。它累及所有的种族,但最常见于非裔美国人和北欧白种人[93]。当累及 CNS 时,它被称为神经结节病。在 CNS 中最典型的表现是基底性脑膜炎和颅神经病变。在颅成像中,表现为颅底软脑膜增厚和强化以及颅神经强化[93,94]。当脊髓受累时,临床上表现为四肢无力以及其他非特异性脊髓疾病的特征。通常情况下,疾病的其他系统性表现是诊断的依据。在极少数情况下,脊髓损害症状可能是最初表现,诊断困难[95,96]。

脊髓结节病有多种影像学表现，包括颈、胸段的髓内、髓外硬膜内、硬膜外、椎体和椎间盘间隙的病变[94,96]。脊髓病损表现多样，但通常出现 LETM，表现为 T2 像高信号（图 10.4k），伴或不伴有软脊膜强化（图 10.4l）[89,91,94,97]。ADC 像上可有信号增强[96]。在对 16 例髓内脊髓结节病患者的回顾性研究中，Junger 等提出了影像学分期和组织病理学相关性，如下：1 期，与早期炎症反应相关的线状软脊膜强化；2 期，软脊膜疾病的微弱实质强化和弥漫性肿胀，与其通过血管周围间隙向心弥散有关；3 期，脊髓肿胀消退伴局灶性或多发强化；4 期，无强化的正常或萎缩的脊髓，与炎症反应的消退相关[94,98]。在他们的研究中，2 期和 3 期最为常见。极少数情况下，脊髓病变可伴有钙化、空洞或囊肿形成[94,99]。

- 白塞病（BD）是一种多系统小血管炎，典型表现为口腔溃疡、生殖器溃疡和葡萄膜炎三联征。此外，还常伴有其他部位表现，包括皮肤和黏膜、关节、心血管、肺和神经系统。它更多发生于地中海地区和有中东血统的年轻人。当 BD 累及神经系统时，称为神经白塞病（NBD）[100,101]，有 5%~30% 的系统性 BD 患者受累[101]。

神经系统受累常分为两种亚型：①实质亚型，是累及脑干和间脑区的血管炎；②非实质亚型，表现为脑窦静脉血栓形成[100,101]。脊柱受累少见，预后较差。脊髓 NBD 最常见的表现为 LETM[89,91,101]，常累及脊髓后外侧[100]。

缺血性病变

脊髓缺血或梗死是一种相对少见的急性脊髓病的病因，一般预后不良。脊髓缺血可由动脉或静脉所引起。常见的动脉病因包括严重的动脉粥样硬化疾病、栓塞和主动脉夹层。心脏手术、血管炎、椎间盘压迫根动脉以及与微小创伤相关的退行性疾病少见。常见的静脉病因包括动静脉畸形或瘘、凝血障碍、感染引起的硬膜外静脉血栓形成、脊髓肿瘤、慢性颈椎管狭窄引起的脊髓病以及脓毒症等[68,102,103]。

临床表现取决于梗死的位置和范围。其影像学诊断的结果多样，但可能与其他病理学有较多的重叠，如视神经脊髓炎[92]。MRI是评估缺血和梗死最有效的影像学方法。与大脑类似，急性脊髓梗死在弥散加权成像上表现为弥散受限（图 10.5a，b）。在 T2 或STIR 像上可出现异常高信号水肿影像（图10.5c），累及多个水平并表现为 LETM，也可

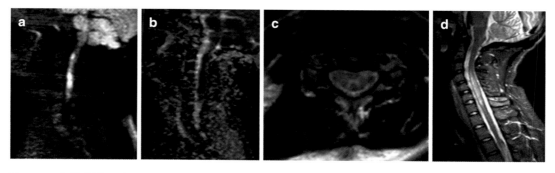

图 10.5　在脊髓缺血时，(a)矢状位 DWI 像和(b)矢状位 ADC 像可见颈髓的弥散障碍，并在(c)轴位 T2 加权像和(d)矢状位 T2 加权像上伴有相应的 T2 高信号。在(c)中可见前角和后角的信号异常。

能局限于单一水平(图 10.5d)。也可伴有脊髓肿胀。在急性期,由于阻塞可无强化;在亚急性期,血脑屏障被破坏,可见强化[68]。异常信号可在亚急性期持续存在,但随着时间的推移开始消退。在慢性期,可见局灶性脊髓萎缩[102]。

脊髓由位于中央的脊髓前动脉、两条脊髓后外侧动脉和 Adamkiewicz 动脉供应。脊髓前动脉起源于第 4 节椎动脉的两个降支,供应脊髓横截面的前 2/3。其他的动脉,包括亚当凯维奇动脉、颈上动脉、甲状腺下动脉、肋间动脉、腰动脉、髂腰动脉和骶外侧动脉,在脊髓前动脉下行时供应其分支。脊髓后动脉起源于后脑下动脉,支配脊髓后 1/3 的部分,包括后柱、后根和后角[102-104]。

临床表现和影像学改变因受累动脉而不同。脊髓前动脉综合征是最常见的表现,患者表现为双侧运动功能以及痛温觉丧失。在较轻的情况下,缺血可能局限于前角的水平,相应的异常信号可局限于前角和周围白质,根据严重程度分为双侧或单侧、一个或多个水平。经典的高信号局限于中央灰质的前角,表现出"猫头鹰眼"征,而这种表现是非特异性的[103,105]。Mawad 等曾描述了 4 种影像表现:1 型,异常信号局限于中央灰质的前角;2 型,中枢灰质前角和后角异常信号(图 10.5c);3 型,中枢灰质及周围白质前角和后角的异常信号;4 型,弥漫性髓内高信号伴或不伴外周空余[106]。

当低血压引起脑分水岭梗死时,受影响的区域主要为中胸段和脊髓圆锥。这些梗死是由于脊髓前、后动脉分支之间的动脉交界区域缺血所引起的。主要的影像学表现为灰质中心信号异常,并伴有相应的中心或环状强化,一般来说,外周部分较少受累。因此,通过影像表现很难将其与脊髓前动脉综合征区别开来[68]。

后脊髓动脉综合征导致损伤平面的本体感觉、触觉、振动觉丧失。其表现可为单侧或双侧病变,伴或不伴有轻微短暂的虚弱。相对应的信号异常表现为局限于后角和后柱的单侧或双侧病变[102,103,107],并可伴有局限于脊髓 1/2 的强化[68]。其他不典型的表现也可出现,如沟缘束综合征,其临床表现为脊髓半切综合征;脊髓圆锥梗死,其表现为马尾综合征;中央脊髓梗死,表现为中央脊髓综合征;以及延髓综合征[102]。

静脉缺血的特征是髓内水肿和伴随的出血[68]。静脉缺血的影像学表现可在血管切片中得到更广泛的发现。

血管性病变

脊髓血管病变是相对少见的造成脊髓损害原因,可表现为急性或进行性脊髓病、疼痛和神经根病,常常由出血、静脉充血或高血压、静脉栓塞和脊髓压迫所致。脊髓的血管病变可分为血管肿瘤、动脉瘤和动静脉损伤[108]。血管肿瘤在前文肿瘤部分已有讨论。孤立性脊髓动脉瘤(与动静脉畸形无关)极为罕见,可由血流过多或解剖变异所引起[108]。其常表现为蛛网膜下隙出血和突然发作的背痛。Spetzler 等描述了两位成功接受手术治疗的脊髓动脉瘤患者[108]。动静脉瘘(AVF)会形成脊髓内最大的非肿瘤性血管病变分支,还包括海绵状畸形和动静脉畸形(AVM)。

海绵状血管畸形是小的低流量病变,由内层为单层上皮的薄壁窦状血管供应,其内缺乏神经组织。据报道在中枢神经系统中其发病率为 0.5%,其中 10% 是家族性的[109];它们多见于脑实质而非脊髓[110]。在影像学上,它们最常见于胸椎[111],T2 影像上可出现典型的环状低信号,由先前出血的含铁血黄素所致[112]；由于不同时期的血液产物，可在 T1 和 T2 上出现不均匀信号（图 10.6a，b），以及梯度回波序列上的明显强化。除急性出血外，它们常表现出微小的水肿和脊髓扩张。造影后成像可能有轻度的强化（图 10.6c）。这些病变在血管造影上是隐蔽的[113]。

动静脉病变历来有许多分类系统，但最常见的分类是 Anson 和 Spetzler 分类，他们将病变细分为以下 4 类：Ⅰ 型：位于根动脉脊髓支硬膜分支和硬膜内髓静脉之间的 AVF，这是最常见的类型；Ⅱ 型：髓内血管球畸形，脊髓内可伴有致密的病灶（图 10.6g~i）；Ⅲ 型：广泛的 AVM，常延伸至椎体和椎旁组织；Ⅳ 型：硬膜内髓周型 AVF，根据病变大小可分为 IVa、IVb 和 IVc 型[114]。然而，最近 Spetzler 等提出了一种改进的分类方式，纳入了一种新的分类，称为脊髓圆锥 AVM[108]。

在 MRI 中，硬膜 AVF（Ⅰ 型）常表现为下胸髓和脊髓圆锥的弥漫性水肿（图 10.6f），该现象与病变的位置不一定相关。由于静脉充血继发的毛细血管中含有脱氧血红蛋白，在脊髓周围常出现 T2 低信号，可引起

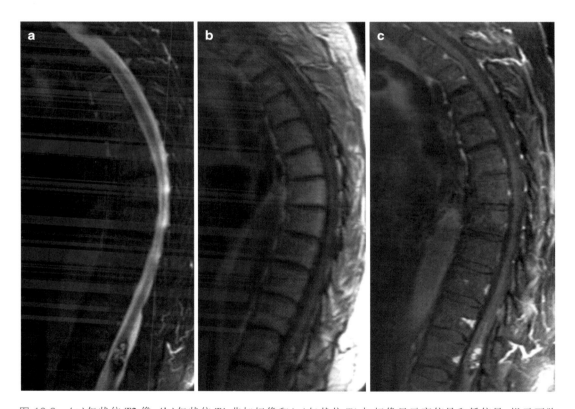

图 10.6　(a)矢状位 T2 像、(b)矢状位 T1 非加权像和(c)矢状位 T1 加权像显示高信号和低信号，提示下胸髓海绵状畸形内存在不同阶段的血液产物。(d)矢状位 T2 加权像和(e)矢状位 T1 加权像显示沿颈髓背侧有大量血流空隙和波动状小血管。另一例患者，(f)矢状位 T2 加权像显示胸髓长节段 T2 高信号，与静脉高压有关，沿脊髓背侧表面有大量的血流空隙，这些表现为 1 型硬膜动静脉瘘。(g)矢状位 T1 加权像和(h)矢状位 T2 加权像显示颈髓内血管缠结，并存在与 2 型动静脉畸形相符的髓内病灶。(i)血管造影时向右侧椎动脉注射对比剂证实供血来自右侧椎动脉。（待续）

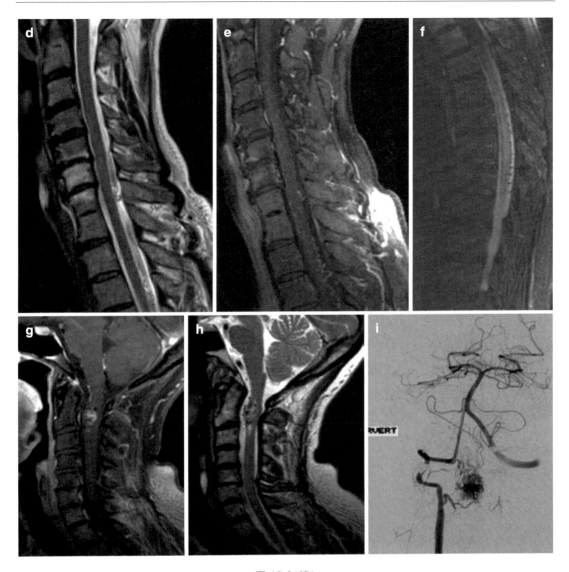

图 10.6(续)

进行性神经功能恶化,也就是所谓的Foix-Alajouanine 综合征。此外,还存在明显的跨多个节段的波动状血流空隙(图 10.6d)。由于毛细血管渗漏或慢性梗死,可见脊髓的斑片状强化。数字减影血管造影是评估和确诊的金标准,也提供了一种治疗的途径(图 10.6i)[115-117]。

先天性脊髓病变

对于先天性脊髓病变和相关髓外表现的全面讨论远远超出了本章的目的。简单地说,先天性脊髓损伤可分为开放性脊髓闭合不全(OSD)和闭合性脊髓闭合不全(CSD)。在 OSD 中,神经和脑膜成分暴露在空气中。OSD 可有潜在的病因,如脊髓缺血、蛛网膜囊肿、瘢痕栓系以及表皮样或皮样病变。最常见的 OSD 是脊髓脊膜膨出(图10.7a,b),原发性神经管闭合缺陷导致神经基板暴露[118,119]。脊髓脊膜膨出与 Chiari Ⅱ 畸形有 100% 的关联。在脊髓脊膜膨出中,神经基板从皮肤缺损处疝出;而在相对罕见的脊膜膨出中,神经基板与皮肤表面齐平。脊膜膨出是由硬脑膜和蛛网膜包裹的充满脑脊液的囊,与脊髓脊膜膨出不同的是,它们不包含神经成分(图 10.7c,d)[119]。脊髓脊膜膨出或脊膜膨出伴随脊髓分裂畸形时会出现分裂脊髓的神经形成缺陷,即半脊髓脊膜膨出或半脊膜膨出[119,120]。

在 CSD 中,神经和脑膜成分被皮肤覆盖。脂肪脊髓脊膜膨出和脂肪脊髓膨出占CSD 的 16%[121]。它们通常为腰骶部向后方突出的背部肿块,为脂肪瘤或错构瘤[122]。后脊膜膨出,通过脊柱后裂形成脑脊液填充的软脊膜囊,占 CSD 的 2.5%[121]。其他 CSD 包括末端脊膜囊性膨出、颈脊膜囊性突出、丝状脂肪瘤(图 10.7,d)、紧的终丝、持续终末脑室、皮肤窦道和异常拉长的脊髓[118,119]。

复杂的闭合不全,如由于羊膜腔与卵黄囊之间的持续连接使两束脊索无法融合,进而导致的脊髓分裂畸形(图 10.7i),占 CSD的 3.5%。脊髓分裂畸形(既往称脊髓纵裂)是一种罕见的复杂的闭合不全,其特征是脊髓纵向分裂为两部分。半脊髓可能对称也可能不对称[123],分离的长度可以有多种形式[119]。每一个半脊髓都有一个中央管,以及背神经根和腹神经根[123]。它们可分为两类,在 1 型中,每一个半脊髓都有自己的硬膜,并由骨性或软骨性间隔分开;2 型中,每个半脊髓只有一层硬膜覆盖,中间没有纤维间隔[119]。

其他复杂的闭合不全包括占 CSD 的

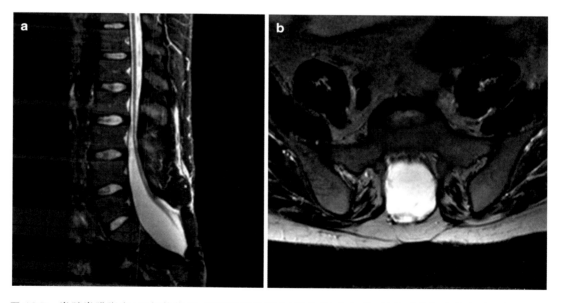

图 10.7　脊髓脊膜膨出(a)矢状位 T2 脂肪抑制像和(b)轴位 T2 加权像,神经成分包含在充满脑脊液的囊内。脊膜膨出的(c)矢状位 T2 加权像和(d)轴位 T2 加权像,在充满脑脊液的囊内没有神经成分。脊髓内脂肪瘤的(e)矢状位 T1 加权像和(f)轴位 T1 加权像,显示了颈脊髓髓内占位。终丝脂肪瘤伴脊髓栓系的(g)矢状位 T1 加权像和(h)矢状位 T2 加权像。(i)Ⅱ型二分脊髓畸形的轴位 T2 加权像显示各分裂脊髓有独立的硬膜覆盖和间隔。(待续)

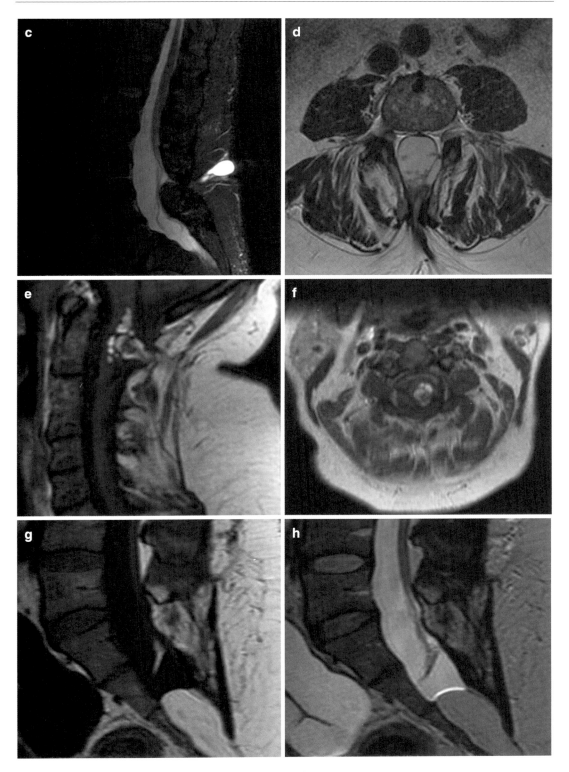

图 10.7(续)

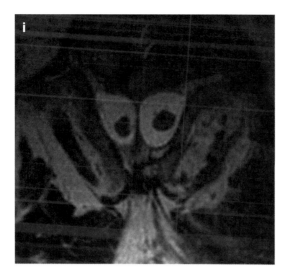

图 10.7(续)

16%的尾端退化综合征(CRS);节段性脊柱发育不良,较少见;背部肠瘘少见[118]。CRS可分为两种形式:Ⅰ型较重,而Ⅱ型较轻。Ⅰ型中,脊髓终止于 S2 或以上,有高位的脊髓突然中止,呈杵状或楔状。在Ⅱ型中,脊髓终止于 S3 或 S3 以下,圆锥被拉伸成紧密的丝状[118]。

最后,先天性椎管内肿瘤可位于硬膜外、硬膜下或髓内。皮样瘤最常见,主要发生在腰骶椎。此外,表皮样瘤最常见于胸椎。其他肿瘤包括包含所有 3 个胚层的骶尾部畸胎瘤、椎管内脂肪瘤(图 10.7e~h)和神经肠源性囊肿,后者通常发生在下颈椎或上胸椎移行区的内胚层组织[118]。

MRI 是评估上述先天性病变的重要工具,CT 可以有助于显示骨性脊椎异常。在新生儿中,超声常是首选的辅助检查。

遗传和代谢性病变

引起脊髓病变的代谢和遗传因素在 MRI 上难以辨别。为了便于理解,Marelli 等基于影像特点对脊髓病变的代谢和遗传病因分类如下:①后索伴或不伴侧索的选择性白质高信号(MH);②非选择性椎管内高信号;③出现钆增强;④脊髓萎缩无信号改变[124]。

选择性 T2 高信号出现在背索的白质,在某些情况下也会累及侧索,如维生素 B_{12} 缺乏(图 10.8a,b)、铜和叶酸不足、一氧化二氮毒性(主要累及颈段和胸段而无颅内受累)、维生素 E 缺乏症(主要累及颈段而

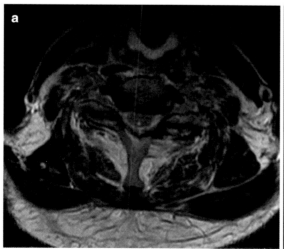
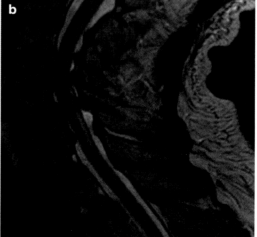

图 10.8　(a)轴位 T2 加权像和(b)矢状位 T2 加权像显示亚急性联合性变性的患者中后索出现高信号。

无颅内受累）、鞘内甲氨蝶呤（颈段或胸段受累并可能出现广泛性脑白血病）以及高同型半胱氨酸血症的遗传性疾病（颈段受累伴或不伴脑萎缩和脑室周围白质信号异常）[124]。在一些病例中髓内 T2 信号异常通常在纵向广泛存在，常伴有颅内异常，如伴有脑干和脊髓受累的低髓鞘化和腿痉挛，伴有脑干脊髓受累、乳酸盐升高的白质脑病，成年人型常染色体显性白质营养不良，脊髓脑黄体病等[125-131]。

在诸如生物素酶缺乏症，亚历山大病和线粒体疾病（OPA1-LHON）等经常发生视神经和颅内受累的情况下，可以看到非选择性脊髓受累的异常 T2 高信号[124,132-135]。生物素酶缺乏症被认为类似于伴有视觉症状的视神经性脊髓炎[133,136,137]。亚历山大病的影像学特征主要表现于球髓交界处，并向下延伸累及颈椎。生物素酶缺乏症和亚历山大病也可表现为选择性的 T2 高信号改变并累及背索和侧索[124]。

钆增强见于亚历山大疾病、生物素酶缺乏、遗传和获得性高同型半胱氨酸血症、氧化亚氮暴露和鞘内甲氨蝶呤[124,136,138]。

最后，肾上腺脊髓神经病变（广泛性萎缩）、APBD（局灶性或广泛性萎缩）、Friedreich 共济失调（颈部萎缩）、肌萎缩性脊髓侧索硬化症（广泛性萎缩）和遗传性痉挛性截瘫的特征性脊髓影像学表现为无髓质信号改变的髓质萎缩[124,139,140]。亚历山大病还可表现为延髓和颈脊髓的局灶性萎缩；胸脊髓受累罕见[141-143]。

在上述遗传和代谢性病变中，MRI 是评估中枢神经系统最有效的成像方式。

（翟书珩　李彦　译）

参考文献

1. Ahuja CS, Nori S, Tetreault L, et al. Traumatic spinal cord injury – repair and regeneration. Neurosurgery. 2017;80:S9–22.
2. Martínez-Pérez R, Paredes I, Cepeda S, et al. Spinal cord injury after blunt cervical spine trauma: correlation of soft-tissue damage and extension of lesion. Am J Neuroradiol. 2014;35:1029–34.
3. Tator CH. Update on the pathophysiology and pathology of acute spinal cord injury. Brain Pathol. 1995;5:407–13.
4. Chandra J, Sheerin F, Lopez De Heredia L, et al. MRI in acute and subacute post-traumatic spinal cord injury: pictorial review. Spinal Cord. 2012;50:2–7.
5. Leypold BG, Flanders AE, Burns AS. The early evolution of spinal cord lesions on MR imaging following traumatic spinal cord injury. Am J Neuroradiol. 2008;29:1012–6.
6. Miyanji F, Furlan JC, Aarabi B, et al. Acute cervical traumatic spinal cord injury: MR imaging findings correlated with neurologic outcome-prospective study with 100 consecutive patients 1. Radiology. 2007;243:820–7.
7. Kumar Y, Hayashi D. Role of magnetic resonance imaging in acute spinal trauma: a pictorial review. BMC Musculoskelet Disord. 2016;17(310):2–11.
8. Kulkarni MV, McArdle CB, Kopanicky D, et al. Acute spinal cord injury: MR imaging at 1.5 T. Radiology. 1987;164:837–43.
9. Talekar K, Poplawski M, Hegde R, et al. Imaging of spinal cord injury: acute cervical spinal cord injury, cervical Spondylotic myelopathy, and cord herniation. Semin Ultrasound CT MRI. 2016;37:431–47.
10. Planner AC, Pretorius PM, Graham A, et al. Subacute progressive ascending myelopathy following spinal cord injury: MRI appearances and clinical presentation. Spinal Cord. 2008;46:140–4.
11. Potter K, Saifuddin A. MRI of chronic spinal cord injury. Br J Radiol. 2003;76:347–52.
12. Robert H, Quencer M, Sheldon JJ, et al. MRI of the chronically injured cervical spinal cord. Am J Roentgenol. 1986;147:125–32.
13. Koeller K, Rosenblum R, Morrison A. Neoplasms of the spinal cord and filum terminale: radiologic-pathologic correlation. Radiographics. 2000;20:1721–49.
14. Smith AB, Soderlund KA, Rushing EJ, et al. Radiologic-pathologic correlation of pediatric and adolescent spinal neoplasms: part 1, intramedullary spinal neoplasms. Am J Roentgenol. 2012;198:34–43.
15. Mechtler LL, Nandigam K. Spinal cord tumors. New views and future directions. Neurol Clin. 2013;31:241–68.
16. Celano E, Salehani A, Malcolm JG, et al. Spinal cord ependymoma: a review of the literature and case series of ten patients. J Neuro-Oncol. 2016;128:377–86.

17. Shors SM, Jones TA, Jhaveri MD, et al. Myxopapillary ependymoma of the sacrum. Radiographics. 2006;26:S111–6.

18. Wippold FJ, Smirniotopoulos JG, Moran CJ, et al. MR imaging of myxopapillary ependymoma: findings and value to determine extent of tumor and its relation to Intraspinal structures. Am J Roentgenol. 1995;165:1263–7.

19. Cure LM, Hancock CR, Barrocas AM, et al. Interesting case of subependymoma of the spinal cord. Spine J. 2014;14:e9–12.

20. Jallo GI, Zagzag D, Epstein F. Intramedullary subependymoma of the spinal cord. Neurosurgery. 1996;38:251–7.

21. Hoeffel C, Boukobza M, Polivka M, et al. MR manifestations of subependymomas. AJNR Am J Neuroradiol. 1995;16:2121–9.

22. Seo H, Kim J-H, Lee D, et al. Nonenhancing intramedullary astrocytomas and other MR imaging features: a retrospective study and systematic review. Am J Neuroradiol. 2009;31:498–503.

23. Tobin MK, Geraghty JR, Engelhard HH, et al. Intramedullary spinal cord tumors: a review of current and future treatment strategies. Neurosurg Focus. 2015;39:E14.

24. Patel U, Pinto RS, Miller DC, et al. MR of spinal cord ganglioglioma. Am J Neuroradiol. 1998;19:879–87.

25. Oppenheimer DC, Johnson MD, Judkins AR. Ganglioglioma of the spinal cord. J Clin Imaging Sci. 2015;5:53.

26. Chu B-C, Terae S, Hida K, et al. MR findings in spinal hemangioblastoma: correlation with symptoms and with angiographic and surgical findings. AJNR Am J Neuroradiol. 2001;22:206–17.

27. Dillard-Cannon E, Atsina K-B, Ghobrial G, et al. Lumbar paraganglioma. J Clin Neurosci. 2016;30:149–51.

28. Yi X, Zhang Y, Zhou C, et al. Lumbosacral intraspinal paraganglioma: clinicopathologic and computed tomography/magnetic resonance imaging features of 13 cases. World Neurosurg. 2018;113:e586–97.

29. Chou S-C, Chen T-F, Kuo M-F, et al. Posterior vertebral scalloping of the lumbar spine due to a large cauda equina paraganglioma. Spine J. 2016;16:e327–8.

30. Yang W, Garzon-Muvdi T, Braileanu M, et al. Primary intramedullary spinal cord lymphoma: a population-based study. Neuro-Oncology. 2017;19:414–21.

31. Flanagan EP, O'Neill BP, Porter AB, et al. Primary intramedullary spinal cord lymphoma. Neurology. 2011;77:784–91.

32. Rykken J, Diehn F, Hunt C, et al. Intramedullary spinal cord metastases: MRI and relevant clinical features from a 13-year institutional case series. Am J Neuroradiol. 2013;34:2043–9.

33. Ellis JA, Rothrock RJ, Moise G, et al. Primitive neuroectodermal tumors of the spine: a comprehensive review with illustrative clinical cases. Neurosurg Focus. 2010;30:E1.

34. Talbott JF, Narvid J, Chazen JL, et al. An imaging-based approach to spinal cord infection. Semin Ultrasound CT MRI. 2016;37:411–30.

35. DeSanto J, Ross JS. Spine infection/inflammation. Radiol Clin N Am. 2011;49:105–27.

36. Danner RL, Hartman BJ. Update on spinal epidural abscess: 35 cases and review of the literature. Rev Infect Dis. 1987;9:265–74.

37. Wang VY, Chou D, Chin C. Spine and spinal cord emergencies: vascular and infectious causes. Neuroimaging Clin N Am. 2010;20:639–50.

38. Chen W-C, Wang J-L, Wang J-T, et al. Spinal epidural abscess due to Staphylococcus aureus: clinical manifestations and outcomes. J Microbiol Immunol Infect. 2008;41:215–21.

39. Curry WT, Hoh BL, Amin-Hanjani S, et al. Spinal epidural abscess: clinical presentation, management, and outcome. Surg Neurol. 2005;63:364–71.

40. Eastwood JD, Vollmer RT, Provenzale JM. Diffusion-weighted imaging in a patient with vertebral and epidural abscesses. AJNR Am J Neuroradiol. 2002;23:496–8.

41. Erdem H, Elaldi N, Batirel A, et al. Comparison of brucellar and tuberculous spondylodiscitis patients: results of the multicenter "Backbone-1 Study.". Spine J. 2015;15:2509–17.

42. Hristea A, Constantinescu RVM, Exergian F, et al. Paraplegia due to non-osseous spinal tuberculosis: report of three cases and review of the literature. Int J Infect Dis. 2008;12:425–9.

43. Bernaerts OA, Vanhoenacker FM, Parizel PM, et al. Tuberculosis of the central nervous system: overview of neuroradiological findings. Eur Radiol. 2003;13:1876–90.

44. Richie MB, Pruitt AA. Spinal cord infections. Neurol Clin. 2013;31:19–53.

45. Faria do Amaral LL, Nunes RH, da Rocha AJ. Parasitic and rare spinal infections. Neuroimaging Clin N Am. 2015;25:259–79.

46. McGahan JP, Graves DS, Palmer PE. Coccidioidal spondylitis: usual and unusual radiographic manifestations. Radiology. 1980;136:5–9.

47. Erly WK, Bellon RJ, Seeger JF, et al. MR Imaging of Acute Coccidioidal Meningitis. Am J Neuroradiol. 1999;13:1241–5.

48. Lammering JC, Iv M, Gupta N, et al. Imaging spectrum of CNS coccidioidomycosis: prevalence and significance of concurrent brain and spinal disease. Am J Roentgenol. 2013;200:1334–46.

49. Tan LA, Kasliwal MK, Nag S, et al. Rapidly progressive quadriparesis heralding disseminated coccidioidomycosis in an immunocompetent patient. J Clin Neurosci. 2014;21:1049–51.

50. Wrobel CJ, Meyer S, Johnson RH, et al. MR findings in acute and chronic coccidioidomycosis meningitis. AJNR Am J Neuroradiol. 1992;13:1241–5.

51. Yokota H, Yamada K. Viral infection of the spinal cord and roots. Neuroimaging Clin N Am. 2015;25:247–58.

52. Pinto A, Santos E, Correa DF, et al. CMV and HSV-2 myeloradiculitis in an HIV infected patient. Rev Inst Med Trop Sao Paulo. 2011;53:173–5.

53. Whiteman ML, Dandapani BK, Shebert RT, et al. MRI of AIDS-related polyradiculomyelitis. J

Comput Assist Tomogr. 1994;18:7–11.

54. Willison HJ, Jacobs BC, van Doorn PA. Guillain-Barré syndrome. Lancet. 2016;388:717–27.

55. Duffy MR, Chen T-H, Hancock WT, et al. Zika virus outbreak on Yap Island, Federated States of Micronesia. N Engl J Med. 2009;360:2536–43.

56. Cao-Lormeau V-M, Blake A, Mons S, et al. Guillain-Barré syndrome outbreak associated with Zika virus infection in French Polynesia: a case-control study. Lancet. 2016;387:1531–9.

57. Oehler E, Watrin L, Larre P, et al. Zika virus infection complicated by Guillain-Barre syndrome – case report, French Polynesia, December 2013. Euro Surveill. 2014;19.

58. Stübgen J-P. Immune-mediated myelitis associated with hepatitis virus infections. J Neuroimmunol. 2011;239:21–7.

59. Suzuki K, Takao M, Katayama Y, et al. Acute myelitis associated with HCV infection. BMJ Case Rep. 2013;bcr2013008934. https://doi.org/10.1136/bcr-2013-008934.

60. Bigi S, Aebi C, Nauer C, et al. Acute transverse myelitis in Lyme neuroborreliosis. Infection. 2010;38:413–6.

61. Goh C, Desmond PM, Phal PM. MRI in transverse myelitis. J Magn Reson Imaging. 2014;40:1267–79.

62. Alper G, Petropoulou KA, Fitz CR, et al. Idiopathic acute transverse myelitis in children: an analysis and discussion of MRI findings. Res Pap Mult Scler J. 2011;17:74–80.

63. Harzheim M, Schlegel U, Urbach H, et al. Discriminatory features of acute transverse myelitis: a retrospective analysis of 45 patients. J Neurol Sci. 2004;217:217–23.

64. de Seze J, Stojkovic T, Breteau G, et al. Acute myelopathies: clinical, laboratory and outcome profiles in 79 cases. Brain. 2001;124:1509–21.

65. Beh SC, Greenberg BM, Frohman T, et al. Transverse Myelitis. Neurol Clin. 2013;31:79–138.

66. Gilden DH, Beinlich BR, Rubinstien EM, et al. Varicella-zoster virus myelitis: an expanding spectrum. Neurology. 1994;44:1818.

67. Gilden D, Nagel MA, Cohrs RJ. Varicella-zoster. Handb Clin Neurol. 2014;123:265–83.

68. Friedman DP, Tartaglino LM, Fisher AR, et al. MR imaging in the diagnosis of intramedullary spinal cord diseases that involve specific neural pathways or vascular territories. AJR. 1995;165:515–23.

69. Berth S, Carbunar O, Yang NS, et al. Varicella-zoster virus encephalomyelitis with a prominent demyelinating component. Neuropathology. 2015;35:587–91.

70. Jubelt B, Lipton HL. Enterovirus/picornavirus infections. In: Handbook of clinical neurology; 2014. p. 379–416.

71. Lee H, Chi C. Enterovirus 71 infection-associated acute flaccid paralysis: a case series of long-term neurologic follow-up. J Child Neurol. 2014;29:1283–90.

72. Messacar K, Schreiner TL, Maloney JA, et al. A cluster of acute flaccid paralysis and cranial nerve dysfunction temporally associated with an out-break of enterovirus D68 in children in Colorado, USA. Lancet. 2015;385:1662–71.

73. Nelson GR, Bonkowsky JL, Doll E, et al. Recognition and management of acute flaccid myelitis in children. Pediatr Neurol. 2016;55:17–21.

74. Kraushaar G, Patel R, Stoneham GW. West Nile virus: a case report with flaccid paralysis and cervical spinal cord: MR imaging findings. AJNR Am J Neuroradiol. 2005;26:26–9.

75. Ali M, Safriel Y, Sohi J, et al. West Nile Virus Infection: MR Imaging Findings in the Nervous System. Am J Neuroradiol. 2005;20:1281–3.

76. Friess HM, Wasenko JJ. MR of staphylococcal myelitis of the cervical spinal cord. AJNR Am J Neuroradiol. 1997;18:455–8.

77. Hood B, Wolfe SQ, Trivedi RA, et al. Intramedullary abscess of the cervical spinal cord in an otherwise healthy man. World Neurosurg. 2011;76:361. e15–9.

78. Ferrari TCA, Moreira PRR. Neuroschistosomiasis: clinical symptoms and pathogenesis. Lancet Neurol. 2011;10:853–64.

79. Longo DL, Reich DS, Lucchinetti CF, et al. Multiple sclerosis. N Engl J Med. 2018;378:169–80.

80. Honig LS, Sheramatat WA. Magnetic resonance imaging of spinal cord lesions in multiple sclerosis. J Neurol Neurosurg Psychiatry. 1989;52:459–66.

81. Tartaglino LM, Friedman DP, Flanders AE, et al. Multiple sclerosis in the spinal cord: MR appearance and correlation with clinical parameters. Radiology. 1995;195:725–32.

82. Bot JCJ, Barkhof F, Polman CH, et al. Spinal cord abnormalities in recently diagnosed MS patients: added value of spinal MRI examination. Neurology. 2004;62:226–33.

83. Klawiter EC, Benzinger T, Roy A, et al. Spinal cord ring enhancement in multiple sclerosis. Arch Neurol. 2010;67:1395–8.

84. Tenembaum S, Chamoles N, Fejerman N. Acute disseminated encephalomyelitis: a long-term follow-up study of 84 pediatric patients. Neurology. 2002;59:1224–31.

85. Pohl D, Alper G, Van Haren K, et al. Acute disseminated encephalomyelitis updates on an inflammatory CNS syndrome. Neurology. 2016;87:S39–45.

86. Ketelslegers I, Visser I, Neuteboom R, et al. Disease course and outcome of acute disseminated encephalomyelitis is more severe in adults than in children. Mult Scler J. 2011;17:441–8.

87. Singh S, Alexander M, Korah IP. Acute disseminated encephalomyelitis: MR imaging features. Am J Roentgenol. 1999;173:1101–7.

88. Jain RS, Kumar S, Mathur T, et al. Longitudinally extensive transverse myelitis: a retrospective analysis of sixty-four patients at tertiary care center of North-West India. Clin Neurol Neurosurg. 2016;148:5–12.

89. Tobin WO, Weinshenker BG, Lucchinetti CF. Longitudinally extensive transverse myelitis. Curr Opin Neurol. 2014;27:279–89.

90. Dutra BG, José A, Rocha D, et al. Neuromyelitis optica spectrum disorders: spectrum of MR imaging findings and their differential diagnosis.

Radiographics. 2018;38:169–93.

91. Kitley JL, Leite MI, George JS, et al. The differential diagnosis of longitudinally extensive transverse myelitis. Mult Scler J. 2012;18:271–85.

92. Kister I, Johnson E, Raz E, et al. Specific MRI findings help distinguish acute transverse myelitis of Neuromyelitis Optica from spinal cord infarction. Mult Scler Relat Disord. 2016;9:62–7.

93. Ibitoye RT, Wilkins A, Scolding NJ. Neurosarcoidosis: a clinical approach to diagnosis and management. J Neurol. 2017;264:1023–8.

94. Smith JK, Matheus MG, Castillo M. Imaging manifestations of neurosarcoidosis. Am J Roentgenol. 2004;182:289–95.

95. Kumar N, Frohman EM. Spinal neurosarcoidosis mimicking an idiopathic inflammatory demyelinating syndrome. Arch Neurol. 2004;61:586.

96. Soni N, Bathla G, Pillenahalli MR. Imaging findings in spinal sarcoidosis: a report of 18 cases and review of the current literature. Neuroradiol J. 2019;32:17–28.

97. Kasliwal MK, Harbhajanka A, Nag S, et al. Isolated spinal neurosarcoidosis: an enigmatic intramedullary spinal cord pathology-case report and review of the literature. J Craniovertebral Junction Spine. 2013;4:76–81.

98. Junger SS, Stern BJ, Levine SR, et al. Intramedullary spinal sarcoidosis: clinical and magnetic resonance imaging characteristics. Neurology. 1993;43:333–7.

99. Saadi A, Rajashekara S. Intramedullary spinal neurosarcoidosis. Radiol Case Rep. 2012;7:739.

100. Koçer N, Islak C, Siva A, et al. CNS Involvement in Neuro-Behçet Syndrome: an MR study. AJNR Am J Neuroradiol. 1999;20:1015–24.

101. Liu H-M, Dong C, Zhang Y-Z, et al. Clinical and imaging features of spinal cord type of neuro Behçet disease: a case report and systematic review. Medicine. 2017;96:1–4.

102. Vargas M, Gariani J, Sztajzel R, et al. Spinal cord ischemia: practical imaging tips, pearls, and pitfalls. Am J Neuroradiol. 2015;36:825–30.

103. Novy J, Carruzzo A, Maeder P, et al. Spinal cord ischemia. Arch Neurol. 2006;63:1113.

104. Yuh WT, Marsh EE, Wang AK, et al. MR imaging of spinal cord and vertebral body infarction. AJNR Am J Neuroradiol. 2015;13:145–54.

105. Masson C, Pruvo JP, Meder JF, et al. Spinal cord infarction: clinical and magnetic resonance imaging findings and short term outcome. J Neurol Neurosurg Psychiatry. 2004;75:1431–5.

106. Mawad ME, Rivera V, Ramirez A, et al. Spinal cord ischemia after resection of thoracoabdominal aortic aneurysms: MR findings in 24 patients. Am J Roentgenol. 1990;155:1303–7.

107. Kumral E, Polat F, Güllüoglu H, et al. Spinal ischaemic stroke: clinical and radiological findings and short-term outcome. Eur J Neurol. 2011;18:232–9.

108. Spetzler R, Detwiler P, Riina H, et al. Modified classification of spinal cord vascular lesions. J Neurosurg. 2002;96:145–56.

109. Labauge P, Bouly S, Parker F, et al. Outcome in 53 patients with spinal cord cavernomas. Surg Neurol. 2008;70:176–81.

110. Sulochana S, Sundaram M. Cavernous hemangioma of the spinal cord: a rare case. J Clin Diagn Res. 2012;6:1781.

111. Ogilvy CS, Louis DN, Ojemann RG. Intramedullary cavernous angiomas of the spinal cord. Neurosurgery. 1992;31:219–30.

112. Singh R, Lucke-Wold B, Gyure K, et al. A review of vascular abnormalities of the spine. Ann Vasc Med Res. 2016;3:1045.

113. Jeon I, Jung WS, Suh SH, et al. MR imaging features that distinguish spinal cavernous angioma from hemorrhagic ependymoma and serial MRI changes in cavernous angioma. J Neuro-Oncol. 2016;130:229–36.

114. Marsh WR. Vascular lesions of the spinal cord: history and classification. Neurosurg Clin N Am. 1999;10:1–8.

115. Morris JM. Imaging of dural arteriovenous fistula. Radiol Clin N Am. 2012;50:823–39.

116. Gilbertson JR, Miller GM, Goldman MS, et al. Spinal dural arteriovenous fistulas: MR and myelographic findings. AJNR Am J Neuroradiol. 1995;16:2049–57.

117. Hurst RW, Grossman RI. Peripheral spinal cord hypointensity on T2-weighted MR images: a reliable imaging sign of venous hypertensive myelopathy. AJNR Am J Neuroradiol. 2000;21:781–6.

118. Gupta P, Kumar A, Kumar A, et al. Congenital spinal cord anomalies: a pictorial review. Curr Probl Diagn Radiol. 2013;42:57–66.

119. Rufener SL, Ibrahim M, Raybaud CA, et al. Congenital spine and spinal cord malformations-pictorial review. Am J Roentgenol. 2010;194:S26–37.

120. Breningstall GN, Marker SM, Tubman DE. Hydrosyringomyelia and diastematomyelia detected by MRI in myelomeningocele. Pediatr Neurol. 1992;8:267–71.

121. Sattar MT, Bannister CM, Turnbull IW. Occult spinal dysraphism – the common combination of lesions and the clinical manifestations in 50 patients. Eur J Pediatr Surg. 1996;6(Suppl 1):10–4.

122. Koen JL, McLendon RE, George TM. Intradural spinal teratoma: evidence for a dysembryogenic origin. J Neurosurg. 1998;89:844–51.

123. Huang SL, He XJ, Xiang L, et al. CT and MRI features of patients with diastematomyelia. Spinal Cord. 2014;52:689–92.

124. Marelli C, Salsano E, Politi LS, et al. Spinal cord involvement in adult-onset metabolic and genetic diseases neurogenetics. J Neurol Neurosurg Psychiatry. 2019;90:211–8.

125. Verrips A, Lycklama À, Nijeholt GJ, Barkhof F, et al. Spinal xanthomatosis: a variant of cerebrotendinous xanthomatosis. Brain. 1999;122:1589–95.

126. Bartholdi D, Zumsteg D, Verrips A, et al. Spinal phenotype of cerebrotendinous xanthomatosis. J Neurol. 2004;251:105–7.

127. Abe R, Sekijima Y, Kinoshita T, et al. Spinal form cerebrotendinous xanthomatosis patient with long spinal cord lesion. J Spinal Cord Med.

2016;39:726–9.

128. Wolf NI, Toro C, Kister I, et al. DARS-associated leukoencephalopathy can mimic a steroid-responsive neuroinflammatory disorder. Neurology. 2015;84:226–30.

129. Labauge P, Dorboz I, Eymard-Pierre E, et al. Clinically asymptomatic adult patient with extensive LBSL MRI pattern and DARS2 mutations. J Neurol. 2011;258:335–7.

130. Labauge P, Roullet E, Boespflug-Tanguy O, et al. Familial, adult onset form of leukoencephalopathy with brain stem and spinal cord involvement: inconstant high brain lactate and very slow disease progression. Eur Neurol. 2007;58:59–61.

131. Finnsson J, Sundblom J, Dahl N, et al. LMNB1-related autosomal-dominant leukodystrophy: clinical and radiological course. Ann Neurol. 2015;78:412–25.

132. van der Knaap MS, Ramesh V, Schiffmann R, et al. Alexander disease: ventricular garlands and abnormalities of the medulla and spinal cord. Neurology. 2006;66:494–8.

133. Girard B, Bonnemains C, Schmitt E, et al. Biotinidase deficiency mimicking neuromyelitis optica beginning at the age of 4: a treatable disease. Mult Scler J. 2017;23:119–22.

134. Pfeffer G, Burke A, Yu-Wai-Man P, et al. Clinical features of MS associated with Leber hereditary optic neuropathy mtDNA mutations. Neurology. 2013;81:2073–81.

135. Yu-Wai-Man P, Spyropoulos A, Duncan HJ, et al. A multiple sclerosis-like disorder in patients with *OPA1*

mutations. Ann Clin Transl Neurol. 2016;3:723–9.

136. Yilmaz S, Serin M, Canda E, et al. A treatable cause of myelopathy and vision loss mimicking neuromyelitis optica spectrum disorder: late-onset biotinidase deficiency. Metab Brain Dis. 2017;32:675–8.

137. Bottin L, Prud'hon S, Guey S, et al. Biotinidase deficiency mimicking neuromyelitis optica: initially exhibiting symptoms in adulthood. Mult Scler J. 2015;21:1604–7.

138. Ernst LD, Brock K, Barraza LH, et al. Longitudinally extensive nitrous oxide myelopathy with novel radiographic features. JAMA Neurol. 2015;72:1370.

139. Loes DJ, Fatemi A, Melhem ER, et al. Analysis of MRI patterns aids prediction of progression in X-linked adrenoleukodystrophy. Neurology. 2003;61:369–74.

140. Mochel F, Schiffmann R, Steenweg ME, et al. Adult polyglucosan body disease: natural history and key magnetic resonance imaging findings. Ann Neurol. 2012;72:433–41.

141. Pareyson D, Fancellu R, Mariotti C, et al. Adult-onset Alexander disease: a series of eleven unrelated cases with review of the literature. Brain. 2008;131:2321–31.

142. Farina L, Pareyson D, Minati L, et al. Can MR imaging diagnose adult-onset Alexander disease? Am J Neuroradiol. 2008;29:1190–6.

143. Graff-Radford J, Schwartz K, Gavrilova RH, et al. Neuroimaging and clinical features in type II (late-onset) Alexander disease. Neurology. 2014;82:49–56.

第 11 章

术后脊柱 MRI 的原则

Karthik Krishnan，Sophie C. Queler，Darryl B. Sneag

引言

随着脊柱手术量的增加，术后脊柱磁共振成像变得越来越普遍。2004—2015 年，全美腰椎融合手术数量较前上升了 60% 以上[1]。仅 2011 年，美国总计约进行了 978 000 台开放性融合术[2]。回顾性研究报告表明，后路腰椎融合或开颅手术引起的并发症发生率在 11%~19%[3,4]。因此，影像科医生应提升对其潜在并发症的认识，并熟悉 MRI 在指导手术后有新症状或持续症状的患者治疗方面的作用。本章将讨论脊柱术后 MRI 成像的注意事项，并回顾和简介最常见的并发症。

K. Krishnan · D. B. Sneag (✉)
Weill Medical College of Cornell University,
New York, NY, USA
Department of Radiology and Imaging,
Hospital for Special Surgery, New York, NY, USA
e-mail: sneagd@hss.edu

S. C. Queler
Department of Radiology and Imaging,
Hospital for Special Surgery, New York, NY, USA

技术注意事项

MRI 是评估术后脊柱的主要方式。然而，计算机断层扫描更常用于评估内固定的精确位置和完整性，判断内固定是否松动，以及关节固定术后是否存在骨融合[5]。如果金属对 MRI 的敏感性难以克服，则有时可进行 CT 脊髓造影；如果 MRI 结果为阴性且临床表现可疑，则可检测到硬膜撕裂或假性脑膨大形成的征象。

考虑到脊柱术后 MRI 的潜在复杂性，影像科医生在成像采集过程中需要进行包括磁场强度在内的几个重要决策。尽管 3.0T 可以提供更高的信噪比（SNR）并促进更快的成像，但可能造成术后患者潜在的疼痛和不适，综合考虑 1.5 T 为更佳选择。并且在 3T 时磁化率和运动伪影将有所增加，对吞咽、呼吸动作下的颈部区域成像影响较大，使 1.5 T 成为术后脊柱成像的默认选择[6,7]。

常规的腰椎 MRI 建议（表 11.1）包括轴向和矢状 STIR，T1 加权和 T2 加权脉冲序

表 11.1 建议的 1.5 T 腰椎 MRI 方案

参数	矢状位 T1	矢状位 T2	矢状位 IR	轴位 T2[a]	冠状位 T2	轴位 T1 后[b]	矢状位 T1 后[b]
TR(ms)	550	2300	4000	2200	2200	500	500
TE(ms)	<10	100	17	100	100	14	<10
翻转角(°)	160	180	160	180	180	160	160
ETL	3	12	10	12	12	4	3
RBW(kHz)	31.25	20.83	31.25	20.83	20.83	31.25	31.25
FOV(cm)	28	28	28	21	26	21	28
矩阵(频率×相位)	512× 256	512× 224	256× 192	512× 224	256× 256	256× 256	512× 256
切片厚度(mm)(无间隙)	3.5	3.5	3.5	3.5	3	3.5	3.5
NEX	2	2	2	2	2	2	2
大概扫描时间(分钟)[c]	3~4	3~4	3~4	3~4	2~3	3~4	3~4

注:TR,重复时间;TE,回波时间;ETL,回波序列长度;RBW,接收器带宽;FOV,视场;NEX,激发数;post,与钆元素对比。

[a] 通过上、下和 L5~S1 运动段获取的 3 个轴向堆栈,平行于磁盘空间。

[b] 可选的。

[c] 可变,取决于覆盖范围。

列;以及额外的冠状 T2 加权序列,我们发现该序列有助于显示过渡性腰骶部解剖结构和检测椎间孔突出症。在颈椎(表 11.2)中,没有推荐冠状位,而是使用了轴向梯度回波序列来帮助区分椎间盘物质(通常是相对于脑脊液和骨的中等信号强度)和低信号强度的椎体终板和(或)椎增生、骨赘形成。然而,在具有颈椎内固定的患者中,由于磁化率会产生明显的伪影,因此通常会省略梯度回波序列[8]。

减少金属伪影的常用技术包括规定更高的带宽(图 11.1)和较小的三位像素。修改这些参数将降低信噪比,因此,使用增加的激发数(NEX)进行补偿。可以采用的用于减少金属伪影的专用序列包括 MAVRIC-SL(选择性的多采集可变共振图像组合)(图 11.2)和 SEMAC(切片编码金属伪影校正)[9],但根据我们的经验,它们仅仅是有时

有助于减少人工椎间盘置换和椎弓根螺钉的敏感性。

至少保持一个脂肪抑制序列对于评估术后脊柱的积液和应力性骨折至关重要(图 11.3)。由于 STIR 对 B0 和 B1 场的不均匀性不敏感,因此它是脊柱成像最可靠的选择[10]。由于金属与金属相邻的脂肪共振频率发生明显变化,因此,应避免金属发生化学位移抑制脂肪[11]。当评估紧邻仪器的结构时,通常还会由于伪影而避免使用 Dixon 技术。

静脉应用钆对比剂

术后有几种情况可通过静脉注射钆对比剂在 T1 加权脉冲序列基础上,鉴别包括将肉芽、瘢痕组织与残余或复发性椎间盘区分开来,前者会强化而后者不会强化(图 11.4)[12]。由于血管内对比剂易于弥散并渗透

表 11.2　建议的 1.5 T 颈椎 MRI 方案

参数	矢状位 T1	矢状位 T2	矢状位 IR	轴位 T2[a]	轴位二维 梯度回波	轴位 T1 后[b]	矢状位 T1 后[b]
TR(ms)	550	5000	5000	2200	1000	513	463
TE(ms)	<10	100	17	112	14	9.1	12
翻转角(°)	180	180	180	180	20	160	160
ETL	4	9	10	10	4	4	4
RBW(kHz)	20.83	20.83	31.25	20.83	31.25	48.83	16.28
FOV(cm)	22	22	22	16	20	22	17
矩阵(频率×相位)	320×224	320×192	256×192	256×224	288×192	512×224	320×24
切片厚度(mm)(无间隙)	3	3	3	3	3	3	3
NEX	2	2	2	3	2	4	4
大概扫描时间(分钟)[c]	3~4	2~3	3~4	3~4	5~6	3~4	3~4

注意：TR，重复时间；TE，回波时间；ETL，回波串长度；RBW，接收器带宽；FOV，视场；NEX，激发数；2D，二维；post，与钆元素对比。

[a] 通过上下运动段获取的两个轴向堆栈，平行于磁盘空间。

[b] 可选的。

[c] 可变，取决于覆盖范围。

到纤维化发展区域周围松散的细胞外空间，因此肉芽组织呈持续强化。在术后情况下，此功能可将椎间盘与瘢痕区分开的准确性高达 96%[13]。静脉注射钆对比剂对于确定液体收集物的存在和程度也是必需的。根据我们的经验，强化程度通常有助于通过重置动态增强范围来描绘与金属硬件相邻的软组织结构。

神经根强化是注射对比剂的另一个征象，其与术后残留或复发性背痛等多种原因并存。这种强化可能是由于局部血液－神经屏障的破坏引起的[14]。一项针对接受腰椎间盘突出症手术的患者的研究发现，神经根强化的存在对确诊临床显著症状的阳性预测值为 83.7%[15]。

几点解释

判断脊柱手术是否成功需要了解不同的手术如何改变正常的解剖结构。通常进行中线椎板切除术以减轻中央狭窄和脊髓和（或）硬脊膜囊的压迫。然而，退行性小关节关节炎和黄韧带增厚也可能导致严重的关节下、外侧隐窝狭窄和走行神经根受压（图 11.5）。因此，通过 MRI 确定后减压是否成功需要评估是否存在中央和关节下、外侧隐窝狭窄。

通常患者前期是否有显微椎间盘摘除术较难识别，但最可靠的线索（除阅读手术说明外）是观察黄韧带部分或完全不存在（图 11.6），邻近脊柱旁肌肉的水肿也是另一个线索，通常在外科手术后至少持续 6 个月，有时甚至更长[16]。

急性和亚急性并发症

在急性(<4 周)到亚急性(4~12 周)的环境中，MRI 可能有助于确定几种术后并发

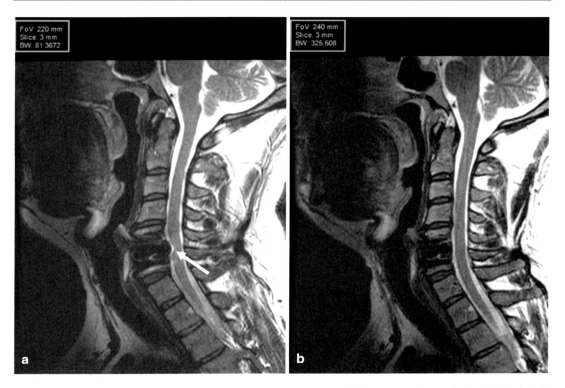

图 11.1 一例 36 岁男性患者,C5~C6 颈椎前路椎间盘切除术和融合术(ACDF)术后 4 个月,颈部疼痛放射到左臂。使用 81kHz 带宽(蓝色框所示)的矢状 T2 加权图像(a)表现出伪影,局部遮挡脊髓腹缘(箭头所示)。当重复使用 325kHz 带宽(蓝色框所示)(b)时,显示边缘明显。

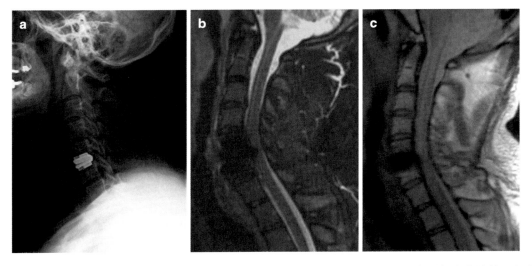

图 11.2 从侧位 X 线片上可以看出,C5~C6 人工椎间盘置换后,一例 36 岁男性患者颈部疼痛放射至左臂状态(a)。矢状 T2 加权常规 MR 图像(b)证明了椎间盘置换术金属伪影易使脊髓腹侧边缘模糊,与矢状 MAVRIC 序列比较(c)。

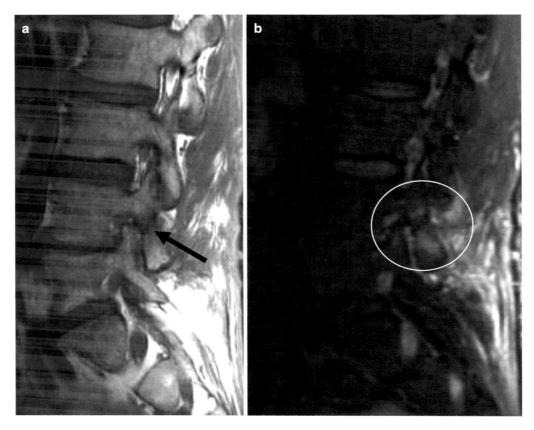

图 11.3　一例 49 岁的男子在进行显微椎间盘切除术后出现右侧下腰痛。矢状 T1 加权 MR 图像(a)显示右下关节突(箭头所示)的应力性骨折，导致伴随的 STIR 序列发生严重的应力反应(圆圈所示)(b)。

症。一个常见的问题是确定术后积液的病因，包括渗出、血肿、假性脊膜膨出或脓肿，尽管后者通常需要几天到几周的时间才能形成。

渗出是术后环境中最常见的液体聚集，在 MRI 上表现为定义明确的 T1 低信号/T2 高强度液体聚集[5,17]。渗出通常没有临床意义，除非它们对硬脊膜囊产生较大的作用或通过筋膜开裂与皮肤连通，致伤口引流。

脓肿可能与渗出相同。其他次要发现，例如手术后液体收集物边缘内外的气体持久性灶(图 11.7)以及手术区域外组织中液体聚集的发展，特别是在腰大肌组织或椎体前间隙内，腰椎和颈椎手术后，此时可怀疑

是否引起感染(图 11.7)[18]。弥散加权成像可提供更好的鉴别能力，脓肿与渗出或假性脊膜膨出相比，表观弥散系数(ADC)低[19]。与感染的临床体征和血清炎症标志物的趋势(C 反应蛋白和红细胞沉降率) 相关也可能会有所帮助。终板的侵袭性变化或硬件周围的吸收性变化可能会导致感染[5]。椎板炎可提示受影响的椎间盘 T2 信号增高。

假性脊膜膨出是硬膜外脑脊液的集合，继发于硬脑膜占位，可能使多达 6% 的椎间盘切除术复杂化[5]。它们通常是无症状的，但可能导致头痛、腰痛和偶发神经根痛的症状。假性脊膜膨大的信号强度类似于脑脊液——低 T1 信号和高 T2 信号强度——但

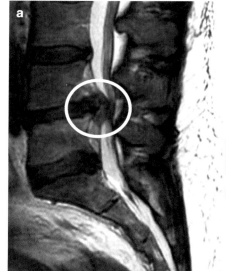

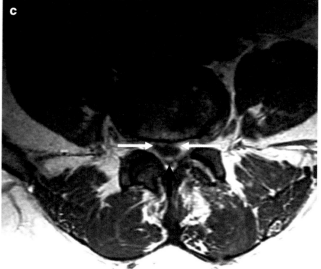

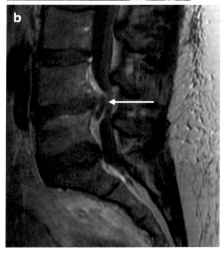

图 11.4 一例 37 岁女性患者在微盘切除术后 7 个月,腰背疼痛辐射到左腿。矢状 T2 加权 MR 图像(a)显示中线肿块在 L4~L5(圆圈所示)处压迫硬脊膜囊。对比后矢状位(b)和轴位(c)的 T1 加权像显示较大无强化肿块,游离的椎间盘(白色箭头所示,图 b 和图 c),压迫硬脊膜囊(黑色箭头所示,图 c)。

也可能表现出一些周围强化征象[20]。MRI 上通常很难识别硬膜缺损,尤其是小硬膜缺损。硬膜外液与硬脊膜囊之间的连通性可以得到确认。但是,如果血流足够快,可在移相后产生"喷射血流"现象(图 11.8)[20]。如果没有观察到硬脑膜占位和(或)喷射现象,但临床高度怀疑,则上述情况推荐 CT 脊髓造影或对液体进行 β-转铁蛋白采样。

血肿可能在术后数小时至数天内出现,并以 T1 高信号和潜在的体液或血细胞比容水平为标志。尽管由于铁血黄素的"放大"效应,梯度序列通常可用于识别其他位置的血肿,但是当存在金属敏感性时,由于过度的敏感性伪像,梯度序列的诊断价值可能有限。类似其他占位,血肿可能导致膀胱囊受压;在 Sokolowski 等的一项研究中,这一发现是在 58% 的硬膜外血肿中发现的,尽管没有患者表现出神经系统受压征象[21]。

有时很难区分血肿的硬膜外和硬膜下的位置,但某些迹象会有所帮助(图 11.9)。轴位成像中,硬膜下出血继发的中央丛神经根(中心)和侧向离开的神经根(辐)的组合

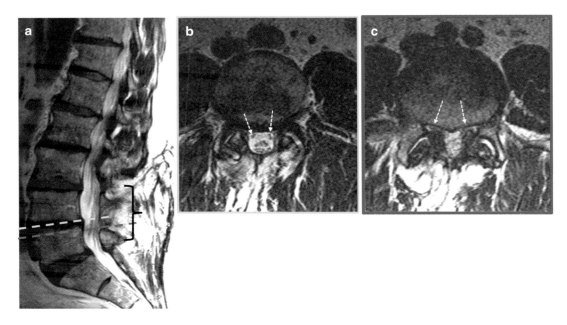

图 11.5   L4~L5 中线椎板切除术后一例 69 岁男性患者的状况(方括号所示,图 a)。L4~L5 椎间盘空间的轴向 T2 加权 MR 图像(b)(黄色虚线所示,矢状 T2 加权 MR 图像,图 a)表明硬脊膜囊内 L4 神经根没有受到压迫(箭头所示)。轴向 T2 加权 MR 图像(c)紧接在椎间盘间隙(蓝色虚线所示,图 a),表明外侧隐窝内 L5 神经根(箭头所示)受到严重压迫。

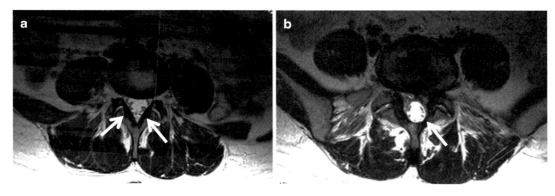

图 11.6   一例 45 岁女性患者的左后 L5~S1 椎弓根切开术。轴向 T2 加权 MR 图像(a)在 L4~L5 处显示了完整的正常外观。L5~S1 处的轴向 T2 加权图像(b)显示左黄韧带缺如(箭头所示),表明进行过手术。

可能表现为"梅赛德斯·奔驰"或"倒置梅赛德斯·奔驰"标志(图 11.10)[22,23]。当在仰卧位获取 MRI 时,由于硬膜下硬膜血肿沿硬脑膜向背侧沉积和沉降,由于硬膜外脂肪层的存在,也可能观察到"帽"征[23]。

内固定位置不正确是术后背部疼痛的另一种可能原因[12]。通常将螺钉穿过椎弓根平行于椎骨终板并穿过椎体,而不会刺穿前皮质。但是,它们可能会错误地进入神经孔或椎管。超出椎弓根的腰椎螺钉可能会撞击神经根,引起神经炎。除非它们穿透髂静脉壁,否则,超出椎骨前皮质的螺钉通常

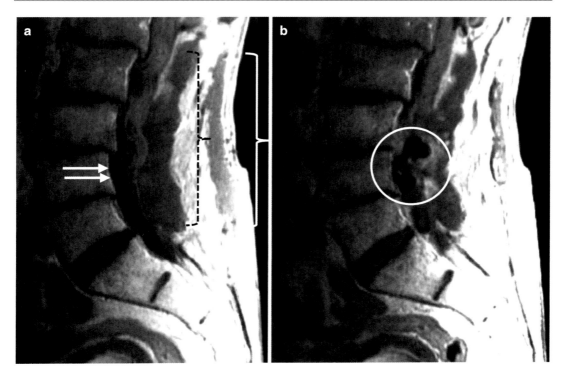

图 11.7　一例 82 岁的男性患者,有前列腺癌病史,导管插入术后出现伤口引流,1 个月前行多级椎板切除术。矢状中线 T1 加权造影后 MR 图像(a)显示了两个彼此不连通的液体信号聚集,一个浅表层(白色括号所示)和一个深层(黑色括号所示),以及硬膜外气体的小灶(箭头所示)。矢状位 T1 造影后图像(b)显示在 L3~L4 处有大量不定形气体影(圆圈所示),这些征象提示感染。随后的抽吸物培养出金黄色葡萄球菌。

不会产生任何影响。最好在 CT 上评估螺钉的松动程度,从而可以在螺钉周围看到圆周方向的情况[24]。内固定破裂是另一个潜在的并发症。Lonstein 在分析的案例中发现骨折占 2.2%[25]。据信,金属断裂是继金属劳损后发生,金属劳损伴随着脊柱运动力的增加[12]。

延迟并发症

　　脊柱手术的延迟并发症通常在手术后 12 周出现,包括假性关节炎、蛛网膜炎、对骨形态发生蛋白(BMP)的反应和结节衰竭。

　　在 5%~35% 的病例中可能会发生骨融合失败或假性关节病[26],其中跨越至少 3 个运动节段的融合发生率更高。尽管来自

Kornblum 等的数据显示假性关节炎患者不一定有症状。提示与假性关节炎的患者(56%)相比,具有固定性关节病的患者报告更高的满意度和改善的临床结果(86% 的临床表现良好或优异)[27]。尽管 CT 是评估关节固定完整性的主要方法[26],但 MRI 可能提示 Modic 1 型改变时出现假性关节炎,表现为在脂肪抑制序列下软骨下和松质骨的骨髓水肿模式[28],坚持超过一年[29]。

　　蛛网膜炎,即马尾神经根炎症,可能是由于手术、感染、出血或鞘内注射化合物(不透明,类固醇或麻醉药)引起的。轻度蛛网膜炎可能在矢状位成像中显示神经根增厚和神经根呈异常"扇形"。继发于神经根附着于硬脊膜囊和蛛网膜周围(周围结块)的"空硬

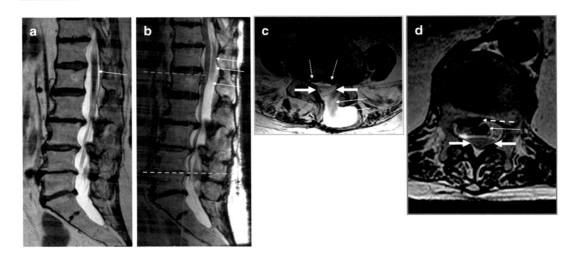

图 11.8　一例 79 岁的女性患者 4 个月前下腰椎减压后仍持续头痛。术前矢状 T2 加权 MR 图像(a)显示脊髓的正常位置(箭头所示)。术后 MR 图像(b)显示液体聚集继发的脊髓受压前移(箭头所示)。在 L4~L5(c)处的轴向 T2 加权 MR 图像显示"喷射流现象"(细箭头所示)，提示假性脑膜膨出形成与硬膜外积液与硬脊膜囊的连通。注意硬脑膜下聚集(粗箭头所示)继发的马尾神经根的腹侧移位(虚线箭头所示)。T12~L1 椎间盘间隙尾部的轴向 T2 加权图像(d)显示硬膜下积液腹侧移位，这也受到椎间盘突出的影响(虚线箭头所示)。轴向 T2 加权图像(c)提示神经根向前移位。L4~L5 水平的轴向序列(d)显示流体相位流动(红色箭头所示)，与假性脊膜膨出伴神经根的压迫(橙色箭头所示)一致。

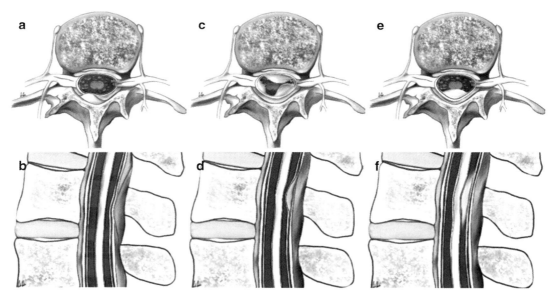

图 11.9　横断面和矢状断面图描绘了腰椎硬膜外(a,b)、硬膜下(c,d)和蛛网膜下(e,f)空间内的液体集合。

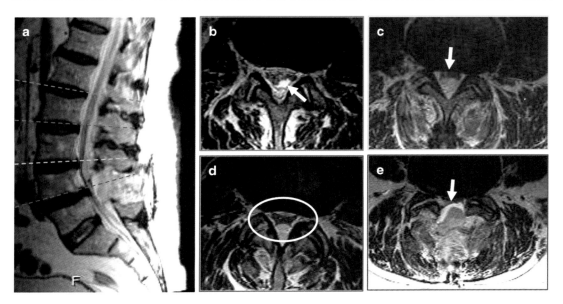

图 11.10　一例中线椎板切除术在 L4~L5 时出现右下肢无力的 76 岁男性患者。矢状 T2 加权 MR 图像(a)显示,在椎板切除术部位出现了异质性肿物样积液压迫马尾神经。L1~L2 处的轴向 T2 加权图像(b)显示可疑部位(箭头所示)(可能是硬膜下)的积液,导致神经根集中。在 L2~L3(c)处的轴向图像显示神经根的中央移位,强烈提示此水平下血肿位于硬膜下。L3~L4(d)处的轴向图像显示马尾神经的腹侧移位(箭头所示),提示血肿位于硬膜外。L4~L5 级的轴向图像(e)显示使用 DuraGen/DuraSeal 修复了硬膜占位;注意双层外观(箭头所示)。

脊膜囊征"(图 11.11)表示严重程度中等。神经根也可能彼此黏附并集中成簇(图 11.12)。严重的蛛网膜炎可能表现为硬膜内软组织"肿块"(即成团的纤维化神经根)或骨化蛛网膜炎。在骨性蛛网膜炎中,蛛网膜细胞的增殖和胶原蛋白的沉积会导致神经根与脑膜的黏附(图 11.13)。随后,蛛网膜细胞的成骨细胞化生导致骨质进一步沉积。Domenicucci 等提出了骨蛛网膜炎的放射学特征分类系统[30]。1型中存在周边半圆形骨化;2 型中涉及硬脊膜囊的整个圆周;3 型中涉及囊的内部内容物带有可见的"蜂窝"图案。

　　BMP(骨形态发生蛋白)是一种源自血小板的重组生长因子,可以由外科医生给药以增强骨融合[31]。2011 年,大约 28% 的融合中使用了 BMP,修订手术的使用率更高[32]。由于有报道(包括 2007 年 FDA 公共卫生警

告)术后颈部肿胀导致吞咽困难和呼吸困难,其在颈椎手术中的应用受到限制[33]。尽管与其他融合术相比,它的使用率较低(9%),但在某些宫颈癌病例中仍可继续使用[32]。BMP 的这种反应可能见于多达 27%的患者。在紧接手术后的几周内,使用该因子可在 80% 以上的腰椎融合病例中看到椎体终板吸收[34]。手术后 6~9 个月,BMP 继发的改变可模仿盘状炎–骨髓炎,但可能因无发热、白细胞计数升高而有所区别。BMP 扩展到最初的给药部位之外可能会导致异位骨形成,从而导致椎间孔狭窄或沿椎旁肌骨化[35]。

　　近端交界区失败(PJF)是近端交界区后凸畸形(PJK)的更严重表现,可能在融合矫正脊柱畸形或不稳定后出现。胸腰椎或腰椎融合术后,用于稳定脊柱节段的结构

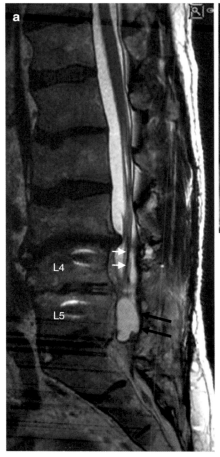

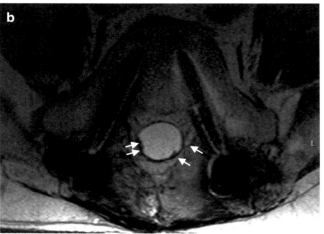

图 11.11　一例 70 岁的男性患者在下腰椎中线椎板切除术和后外侧关节置换术后 1 年出现慢性背痛。矢状 T2 加权 MR 图像(a)显示 L4 处神经根明显团块(白色箭头所示)和 L5 处的"空硬脊膜囊征"(黑色箭头所示),在相应的轴向 T2 加权 MR 图像上得到证实(b)蛛网膜炎继发于蛛网膜周围的神经根(箭头所示)。

的刚度可能导致近端椎体连接处机械不稳定性增加[36]。这可能会导致椎体骨折、植入物松动、骨折或破坏后韧带复合体,因此必须进行翻修手术。

结论

　　本章试图解释常规 MRI 如何评价并发症以及选择更适合进行其他影像学检查时机(例如,对骨融合的 CT 扫描评估)。术后脊柱成像的未来发展领域可能包括脉冲序列的创建和完善,以更有效地在金属周围成像。例如,已显示能够产生 CT 图像的零回波时间(ZET)MR 序列可用于评估颈椎骨的椎间孔狭窄[37],但是在金属周围成像时其使用受限。弥散加权成像可能有助于评估脊髓病理,但由于严重变形,通常在金属存在的情况下禁忌使用。硬件改进,包括表面线圈设计,也可能在推进脊柱 MR 成像中起主要作用。

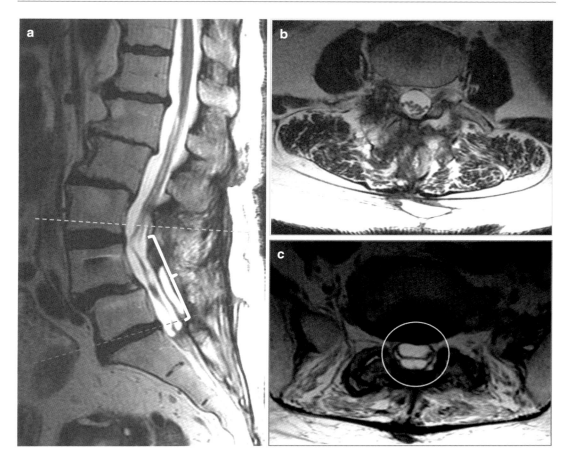

图 11.12　一例 58 岁男性患者在接受椎板切除术和关节固定术后 7 个月的状况中，抱怨疼痛从腰部延伸到足。矢状 T2 加权 MR 图像（a）显示神经根（支架）的中央丛集。轴向 T2 加权 MR 图像（b），刚好位于 L3~L4 椎间盘间隙的头部（黄色虚线所示，图 a）表明在椎管中正常出现"自由漂浮"的神经根。轴影像（c），在 L5~S1 处（蓝色虚线所示，图 a）显示了蛛网膜炎继发的神经根中央丛集，单个神经根显影消失（圆圈所示）。

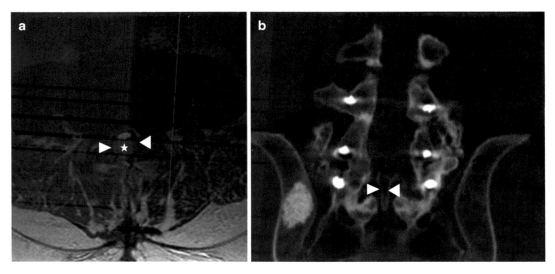

图 11.13　椎板切除术和关节固定术后的骨化性蛛网膜炎。轴向 T2 加权 MR 图像(a)显示硬脊膜囊周围增厚,外部呈低信号强度(箭头所示),提示骨化,背侧神经根呈团块状(星号所示)。冠状位非增强 CT 图像(b)证实了这种骨化(三角箭头所示)。

(杨坤　黄茜　张燕　译)

参考文献

1. Martin BI, Mirza SK, Spina N, Spiker WR, Lawrence B, Brodke DS. Trends in lumbar fusion procedure rates and associated hospital costs for degenerative spinal diseases in the United States, 2004 to 2015. Spine. 2019;44:369–76.
2. Weiss AJ, Elixhauser A. Trends in operating room procedures in U.S. Hospitals, 2001—2011. In: Trends in operating room procedures in U.S. Hospitals, 2001–2011 – statistical brief #171. https://www.hcup-us.ahrq.gov/reports/statbriefs/sb171-Operating-Room-Procedure-Trends.jsp. Accessed 15 May 2019.
3. Li G, Patil CG, Lad SP, Ho C, Tian W, Boakye M. Effects of age and comorbidities on complication rates and adverse outcomes after lumbar laminectomy in elderly patients. Spine. 2008;33:1250–5.
4. Kalanithi PS, Patil CG, Boakye M. National complication rates and disposition after posterior lumbar fusion for acquired Spondylolisthesis. Spine. 2009;34:1963–9.
5. Malhotra A, Kalra VB, Wu X, Grant R, Bronen RA, Abbed KM. Imaging of lumbar spinal surgery complications. Insights Imaging. 2015;6(6):579–90. https://doi.org/10.1007/s13244-015-0435-8.
6. Phalke VV, Gujar S, Quint DJ. Comparison of 3.0 T versus 1.5 T MR: imaging of the spine. Neuroimaging Clin N Am. 2006;16:241–8.
7. Hargreaves BA, Worters PW, Pauly KB, Pauly JM, Koch KM, Gold GE. Metal-induced artifacts in MRI. Am J Roentgenol. 2011;197:547–55.
8. Hancock CR, Quencer R, Falcone S. Challenges and pitfalls in postoperative spine imaging. Appl Radiol. 2008;37:23–34.
9. Choi S-J, Koch KM, Hargreaves BA, Stevens KJ, Gold GE. Metal artifact reduction with MAVRIC SL at 3-T MRI in patients with hip arthroplasty. Am J Roentgenol. 2015;204:140–7.
10. Del Grande F, Santini F, Herzka DA, Aro MR, Dean CW, Gold GE, et al. Fat-suppression techniques for 3-T MR imaging of the musculoskeletal system. Radiographics. 2014;34(1):217–33.
11. Talbot BS, Weinberg EP. MR imaging with metal-suppression sequences for evaluation of total joint arthroplasty. Radiographics. 2016;36:209–25.
12. Hayashi D, Roemer FW, Mian A, Gharaibeh M, Müller B, Guermazi A. Imaging features of postoperative complications after spinal surgery and instrumentation. Am J Roentgenol. 2012;199(1):W123. https://doi.org/10.2214/ajr.11.6497.
13. Ross JS, Masaryk TJ, Schrader M, Gentili A, Bohlman H, Modic MT. MR imaging of the postoperative lumbar spine: assessment with gadopentetate dimeglumine. Am J Roentgenol. 1990;155:867–72.
14. Sen K, Singh A. Magnetic resonance imaging in failed Back surgery syndrome. Med J Armed Forces India. 1999;55:133–8.
15. Lee Y, Choi E, Song C. Symptomatic nerve root changes on contrast-enhanced MR imaging after surgery for lumbar disk herniation. Am J Neuroradiol.

2009;30:1062–7.

16. Hyun SJ, Kim YB, Kim YS, Park SW, Nam TK, Hong HJ, Kwon JT. Postoperative changes in Paraspinal muscle volume: comparison between paramedian interfascial and midline approaches for lumbar fusion. J Korean Med Sci. 2007;22:646.

17. Davies A, Hall A, Strouhal P, Evans N, Grimer R. The MR imaging appearances and natural history of seromas following excision of soft tissue tumours. Eur Radiol. 2004;14:1196. https://doi.org/10.1007/s00330-004-2255-y.

18. Acharya J, Gibbs WN. Imaging spinal infection. Radiol Infect Dis. 2016;3:84–91.

19. Moritani T, Kim J, Capizzano AA, Kirby P, Kademian J, Sato Y. Pyogenic and non-pyogenic spinal infections: emphasis on diffusion-weighted imaging for the detection of abscesses and pus collections. Br J Radiol. 2014;87:20140011.

20. Radcliff K, Morrison WB, Kepler C, Moore J, Sidhu GS, Gendelberg D, Miller L, Sonagli MA, Vaccaro AR. Distinguishing pseudomeningocele, epidural hematoma, and postoperative infection on postoperative MRI. Clin Spine Surg. 2016;29:E471. https://doi.org/10.1097/bsd.0b013e31828f9203.

21. Sokolowski MJ, Garvey TA, Perl J, Sokolowski MS, Cho W, Mehbod AA, Dykes DC, Transfeldt EE. Prospective study of postoperative lumbar epidural hematoma. Spine. 2008;33:108–13.

22. Pierce JL, Donahue JH, Nacey NC, Quirk CR, Perry MT, Faulconer N, Falkowski GA, Maldonado MD, Shaeffer CA, Shen FH. Spinal hematomas: what a radiologist needs to know. Radiographics. 2018;38:1516–35.

23. Krishnan P, Banerjee TK. Classical imaging findings in spinal subdural hematoma – "Mercedes-Benz" and "cap" signs. Br J Neurosurg. 2015;30:99–100.

24. Geannette CS, Salomon N. "Pearls and Pitfalls of the Postoperative Lumbar Spine: Anatomy, Lumbar Fusion Techniques, and Postoperative Complications." American Roentgen Ray Society, 2019.

25. Lonstein JE, Denis F, Perra JH, Pinto MR, Smith MD, Winter RB. Complications associated with pedicle screws*. J Bone Joint Surg. 1999;81:1519–28.

26. Chun DS, Baker KC, Hsu WK. Lumbar pseudarthrosis: a review of current diagnosis and treatment. Neurosurg Focus. 2015;39:E10. https://doi.org/10.3171/2015.7.focus15292.

27. Kornblum MB, Fischgrund JS, Herkowitz HN, Abraham DA, Berkower DL, Ditkoff JS. Degenerative

28. Rahme R, Moussa R. The modic vertebral endplate and marrow changes: pathologic significance and relation to low back pain and segmental instability of the lumbar spine. Am J Neuroradiol. 2008;29:838–42.

29. Lang P, Chafetz N, Genant HK, Morris JM. Lumbar spinal fusion assessment of functional stability with magnetic resonance imaging. Spine. 1990;15:581–8.

30. Domenicucci M, Ramieri A, Passacantilli E, Russo N, Trasimeni G, Delfini R. Spinal arachnoiditis ossificans: report of three cases. Neurosurgery. 2004;55:E1011. https://doi.org/10.1227/01.neu.0000137281.65551.54.

31. Dimar JR, Glassman SD, Burkus JK, Pryor PW, Hardacker JW, Carreon LY. Clinical and radiographic analysis of an optimized rhBMP-2 formulation as an autograft replacement in Posterolateral lumbar spine arthrodesis. J Bone Joint Surg Am. 2009;91:1377–86.

32. Mckie J, Qureshi S, Iatridis J, Egorova N, Cho S, Hecht A. Trends in bone morphogenetic protein usage since the U.S. Food and Drug Administration advisory in 2008: what happens to physician practices when the food and drug administration issues an advisory? Global Spine J. 2013;4:071–6.

33. Lebl DR. Bone morphogenetic protein in complex cervical spine surgery: a safe biologic adjunct? World J Orthop. 2013;4:53.

34. Sethi A, Craig J, Bartol S, Chen W, Jacobson M, Coe C, Vaidya R. Radiographic and CT evaluation of recombinant human bone morphogenetic protein-2–assisted spinal interbody fusion. Am J Roentgenol. 2011;197:W128. https://doi.org/10.2214/ajr.10.5484.

35. Shah RK, Moncayo VM, Smitson RD, Pierre-Jerome C, Terk MR. Recombinant human bone morphogenetic protein 2-induced heterotopic ossification of the retroperitoneum, psoas muscle, pelvis and abdominal wall following lumbar spinal fusion. Skelet Radiol. 2010;39:501–4.

36. Nguyen N-LM, Kong CY, Hart RA. Proximal junctional kyphosis and failure—diagnosis, prevention, and treatment. Curr Rev Musculoskelet Med. 2016;9:299–308.

37. Argentieri EC, Koff MF, Breighner RE, Endo Y, Shah PH, Sneag DB. Diagnostic accuracy of zero-echo time MRI for the evaluation of cervical neural foraminal stenosis. Spine. 2018;43:928–33.

第 12 章

术后脊柱 MRI 对并发症的鉴别

Prabath Kumar Mondel

引言

美国脊柱外科手术的比例是世界上最高的。然而,关于适应证存在广泛的地域差异和共识不足[1]。患者行脊柱手术最常见的指征是腰背痛、存在神经根压迫的影像学证据且保守治疗无效[2]。腰背痛影响多达 80% 的人群,而且在美国有 1%~2% 的人因腰背痛而丧失劳动能力[1]。当前指南建议对药物或介入治疗无反应、伴有轻度退行性腰椎滑脱、有症状的椎管狭窄症患者考虑行直接手术减压。此外,与单纯减压相比,减压并融合可改善临床疗效,并提供令人满意的长期随访结果(4 年或以上)[3]。

影像学在这些患者的术后管理中起着至关重要的作用。其有助于判断内固定物的位置和完整性、排除手术继发性并发症、观察融合和减压情况、识别手术并发症并评估手术的成功率[4]。术后即刻发生严重神经功能损害的总体发生率较低,低于 1%,且与腰椎手术相比,在胸椎和颈椎手术中较为常见[1]。

据估计,10%~20% 的患者会发生脊柱外科手术相关并发症。严重脊髓损伤的潜在机制与直接或间接脊髓或神经根损伤、椎体压缩或牵张、血管损伤、血肿、感染以及黄韧带、椎间盘和邻近骨等椎体结构的机械压迫等因素有关[1]。

影像学在脊柱术后的作用

脊柱术后影像的解读是复杂的,受脊柱及其毗邻结构术后改变、金属内固定物以及各种手术技术的影响。影像学表现取决于多种因素,例如手术入路为微创或传统手术、手术类型为减压或减压加融合、内固定物为钛或钢植入物、初始影像学表现为椎间盘退行性变性疾病或先天性椎管狭窄、手术后时间为近期或远期、治疗目标为暂时稳定或长期矫正等。尽管手术技术和其他变量众多,但术后影像学的基本原则保持不变。在本章中,我们讨论这些原则及其在日常脊柱术后

P. K. Mondel (✉)
Philadelphia, PA, USA

影像中的应用。

在无症状的患者中可以进行定期的术后影像学检查随访,以评估脊柱内固定物的位置和外观,以及评估骨质融合的进展。在术后症状不缓解或恶化的患者中也要进行影像学检查,以评估手术并发症情况。影像学还被用于评估脊柱术后症状几乎无缓解的患者,这种情况有时被称为"腰椎手术失败综合征"(FBSS)[1]。

脊柱术后一般成像原则

X 线片价格低廉且容易获得,并且可以以较低的 X 线照射提供内固定物位置信息。常规的 X 线片可用于评估术后患者的内固定物位置。连续的 X 线片可用于评估内固定物断裂(内固定失败)、骨折、椎体序列以及内固定物与骨界面的变化,也可用于长期随访。特定体位成像(屈曲和伸展)的 X 线片可用于评估脊柱影像学上的不稳定性。计算机断层扫描能够进行多平面重建,并能精确地描绘出骨性脊柱解剖结构和内固定物的细节。它是检查骨骼和内固定物异常的首选方法,还可用于评估骨性融合、椎体序列、内固定物失败、检测感染和假关节形成。CT 也可用于检查和分级脊柱中央椎管和神经根孔的狭窄程度。对比增强 CT 有助于鉴别术后纤维化与椎间盘突出的残余或复发,并有助于识别积液,尤其是有 MRI 禁忌证的患者。在评估融合程度和变化方面,CT 也比 X 线片更好。CT 脊髓显像有助于量化 MRI 禁忌证患者的椎管和椎间孔狭窄程度。脊髓造影后 CT 可以用来描述小关节和椎间孔狭窄程度。然而,手术内植物的伪影是主要局限性。此外,CT 对椎管内内容物的评估不是最佳选择。CT 相关的高辐射剂量

和高成本是一个重大的缺陷,限制了其在连续监测中的使用,需要更具针对性的方法[5,6]。

MRI 在脊柱术后的作用

MRI 由于其高对比度和空间分辨率,是患者术后影像学的首选方式。它对于评估软组织、骨髓、椎管和神经根管的狭窄、出血、感染和椎管内占位尤其有价值[5-7]。尽管内植物的伪影是个棘手的问题,但是使用钛来替代不锈钢内植物已大大减少了伪影现象[5,6]。此外,也可以使用一些技术来减少 MRI 中内固定物的伪影,如下所述:

1.快速自旋回波序列优于传统的脊柱回波,后者优于梯度回波序列。短的回波时间减少了金属伪影。

2.由于化学位移伪影的抑制作用,具有脂肪抑制度的对比后成像可以更早、更可靠地检测到最小的强化。但是,在存在金属内固定物的情况下,由于选择性脂肪抑制脉冲均质性差,STIR 序列更适合抑制脂肪。

3.增加带宽。

4.减少体素大小。

5.调整频率编码使其平行于椎弓根螺钉方向,以使伪影呈线形,并平行于金属。

此外,伪影的产生可能是由图像平面中的金属(平面内伪影)或相邻平面中的金属(平面外伪影)造成的。多种技术已被用来减少 MRI 中的这些伪影。金属伪影减少序列(MARS)减小了因磁场失真而引起的磁化伪影的大小和强度。多采集可变分辨率图像组合(MAVRIC)是一种特殊的序列,它依赖于三维快速自旋回波(FSE)序列。

金属伪影校正的切片编码(SEMAC)在标准的快速旋转回波序列外使用了额外的切片编码梯度[8-10]。

脊柱术后成像包括轴位和矢状位 T2、STIR、对比前和对比后 T1 像。T2 像用于评估硬脊膜囊轮廓、神经根和脊髓。对比前的 T1 像用于评估硬膜外脂肪、出血和骨骼的改变。STIR 像对骨髓改变比较敏感。对比后的 T1 像对于评估诸如椎间盘炎的感染过程、鉴别椎间盘突出残余或复发和术后瘢痕以及判定积液尤其有用[6,7]。值得注意的是，必须在 3~5 分钟内获取造影后成像，才可以鉴别术后瘢痕与椎间盘突出复发[11]。

正常的术后改变

在术后早期，术后并发症的影像学表现与正常表现难以鉴别[6]。正常的术后改变包括骨骼、椎间盘、神经根和硬膜外软组织的改变。由于成像表现相似，术后 6 周内很难将正常的变化与并发症区别开来。术后影像中会出现骨骼缺失，并以移植骨替代，并且存在内固定物伪影。在 T1 像上可以很好地评估骨骼的解剖结构。硬膜和脑脊液轻度膨至椎板切除的缺损处是正常的，不应与假性硬脊膜膨出混淆。除术前 Modic 1 型骨髓改变的患者外，骨髓的强化被认为是病理性的。硬脊膜囊会逐渐缩小，到 3 周后恢复正常。手术部位的马尾神经有时会粘连于硬膜上，但粘连会逐渐消失[2,6,12]。

T2 像上椎间盘表现为高信号，并延伸到纤维环破损部位。直到术后 2 个月，仍能看到髓核在 T2 像的高信号。6 个月后，纤维环破裂的 T2 像高信号逐渐被低信号的纤维组织信号所取代，这标志着缺损部位

的愈合。纤维环强化、髓核强化和椎间盘高度降低是正常的表现。但是，6 个月后仍有86% 的患者可以看到椎间盘强化。由肉芽组织和进行性纤维化形成的硬膜外反应可有均匀的强化。硬膜外软组织在术后即刻可出现肿块，很难与椎间盘突出复发区分开。该表现被认为是术后水肿，因为在 T1 像上为等信号，而在 T2 像上则轻度高信号。神经根可能会在手术部位表现为强化长达6 个月。神经根在 6~8 个月后的晚期强化则是异常的，并表明可能存在持续的无菌性神经根炎。关节突关节在术后 6 个月内强化也很常见，通常是反应性的。术后 6 个月内破裂、水肿、积液和椎旁肌束所致的强化也较为常见。单独在 MRI 上无法区分各种术后积液。这些软组织变化大部分在 3 个月内消失[2,6,11,12]（表 12.1）。

术后并发症

术后并发症大致分为早期和远期并发症，如表 12.2 所示。早期并发症包括术后积液和手术损伤。远期并发症包括椎间盘突出复发、硬膜外纤维化、椎间盘炎、蛛网膜炎、邻近节段退行性变加速、内固定失败和

表 12.1　正常的术后改变[12]

骨髓	除非对椎体间植入物进行了操作，否则与术前无变化。除 Modic 1 型改变外，没有其他增强
神经根	通常在最初的 6~8 个月内增强
椎间盘	后环造影增强和 T2 信号增强有时长达数年
硬膜外组织	前 6 个月内可出现软组织肿块增强。此后占位效应降低。持续的占位效应可能引起神经根病的症状。对比增强可能会持续数年

表 12.2　脊柱术后并发症[1,4]

早期

术后积液	血肿、皮下积液、假性硬脊膜膨出、脓肿
手术损伤	颅内出血、小脑出血、食道损伤等远端损伤
	脊柱损伤包括神经、血管、骨骼等

远期

炎症	蛛网膜炎、神经根炎
感染	椎间盘炎
退行性变加速	相邻节段病变
内固定和融合失败	骨折、假性关节炎

融合失败[4]。

　　术后积液包括血肿、皮下积液、脓肿和假性硬脊膜膨出。手术后的时间是推测可能原因的重要线索，血肿和皮下积液在数小时至数天内发生，而脓肿在数天至数周内发生的。弥散加权成像可用于检测椎管内脓肿。但是，各个阶段的出血也可能表现为弥散受限。同样，DWI 成像也会因内固定而失真[4,6]。

积液

　　血肿是椎管内外的局部血液积聚。由于 T2 像对血液成分的敏感性较强，因此在评估出血方面，MRI 比 CT 更为敏感。但是，T2 像也更容易产生内固定物的伪影，并且在有内固定物的情况下几乎无法诊断。血肿的发

生率<1%，并且通常出现在术后数小时到数天不等。血肿的影像学表现随血红蛋白的阶段（氧化状态）和血肿的位置而异。较大的血肿可引起明显的占位效应并压迫脊髓和神经根。硬膜下血肿很少见，呈团块状或分叶状，硬膜外脂肪保留。硬膜外血肿是由椎体内 Batson 静脉丛破裂引起的，并具有双凸状外观，硬膜外脂肪闭塞。还可观察到由于硬膜充血、硬膜外隔或血管引起的边缘或线状强化。表 12.3 显示了不同阶段和时间的硬膜外血肿的影像学表现。影像学随访也用于评估血肿的二重感染[1,4]。

　　血清肿认为是一种由于局部淋巴管受损所致的淋巴液积聚，很少见，常存在于皮下或椎旁区域，并可能被纤维化囊膜所包裹。它在 T2 和 DWI 像上呈高信号，在 T1 像上呈低信号，并具有轻微的边缘强化和液平。血清肿经常通过加压包扎和引流治疗[1,4]。

　　在 MRI 上无法区分硬脊膜膨出和假性脊膜膨出。假性脊膜膨出是从椎管延伸到椎旁软组织的 CSF 积聚。该并发症较罕见，据报道，在腰椎行椎板切除术患者中的发生率为 2%。术中硬膜损伤或硬膜缝合不严密是假性脊膜膨出的潜在原因。尽管由于包含血液产物，假性脊膜膨出急性期具有复杂的信号特征，但随访影像中显示在所有序列上均为 CSF 信号。假性脊膜膨出是通过骨缺损与 CSF 相连的囊性病变，并可能表现出 CSF 波动伪影，通过 T2 加权像和高分辨率平衡稳

表 12.3　不同阶段和时间硬膜外血肿的影像学表现[1]

阶段	时间	血红蛋白	T1	T2
超急性期	<12 小时	氧合血红蛋白	等信号	高信号
急性期	1~3 天	脱氧血红蛋白	低信号	低信号
亚急性早期	3~7 天	细胞内高铁血红蛋白	高信号	低信号
亚急性晚期	7~14 天	细胞外高铁血红蛋白	高信号	高信号
慢性期	>2 周	含铁血黄素	低信号	低信号

态梯度回波序列（如 CISS 或 FIESTA）可以很好地显示该伪影。在没有明显的与椎管内 CSF 直接连通的复杂情况下，可能需要进行 CT 脊髓显像检查[4,6,7,12]。

脓肿是局限性的感染性液体积聚，可在原有积液的基础上发生二重感染或是原发感染。围术期抗生素的使用降低了脓肿的发生率，其在脊柱术后患者中为 0.2%~20%。内固定物中最常见的病原体是金黄色葡萄球菌、表皮葡萄球菌和痤疮丙酸杆菌。在 MRI 上，脓肿表现为 T2 高信号和 T1 低信号，边缘强化不规则和弥散受限。通常在引流和抗生素治疗前行影像学引导下穿刺抽液术[4,6]。

手术损伤

手术损伤可能发生在椎管附近或远隔区域。远处损伤包括膈下血肿、颅内出血和远端小脑出血。椎管内和周围的硬膜、血管、骨骼和神经的损伤并不少见。虽然存在区域差异，但通常来说，前路更容易发生血管和软组织损伤，例如颈动脉和食管等损伤，而后路更容易发生神经损伤，例如脊髓、神经根、硬膜损伤等。腰椎手术硬膜撕裂的发生率为 12.5%~16%。但是，大多数硬膜损伤在术中得到了修复。但是，如果未发现或未修复，则患者可能会发展为假性脊膜膨出、脑脊液漏、低颅压等。在 CT 扫描中可以更好地评估骨折和内固定物断裂[4,6,13]。

椎间盘突出复发或残留

椎间盘突出复发是椎间盘切除术后最常见的并发症。椎间盘突出复发的定义为同一节段的椎间盘突出，与手术部位同侧或对侧，无痛间隔至少为 6 个月。腰椎间盘切除

术的回顾性研究中其发生率为 3%~18%，而在前瞻性研究中则高达 23%，其中至少 50% 的前瞻性成像患者无临床症状。对比增强 MRI 鉴别椎间盘突出症与硬膜外纤维化的准确性高达 96%~100%。突出的椎间盘表现为硬膜外腹侧软组织肿块，在 T1 像上呈等信号，在 T2 像上与椎间盘相比呈等或高信号，相对于纤维环呈等或低信号，与硬膜外纤维化相比，在 T2 像上通常呈低信号。但是，较大的游离间盘中央在 T2 像为高信号。对比增强 MRI，由于肉芽组织或硬膜外神经丛扩张，早期没有明显或只有轻度的边缘强化[1,6]。

硬膜外纤维化

硬膜外纤维化据统计可导致多达 24% 的腰椎手术失败综合征患者出现持续性症状，但这种相关性存在争议。沿手术部位的硬膜外间隙，病变软组织肉芽组织或水肿消退后，会出现瘢痕形成或纤维化。在最初的 6 个月中，硬膜外水肿和肉芽组织可能表现出边缘强化，可能无法与椎间盘突出复发区分。然而，在 6 个月后，硬膜外纤维化或瘢痕形成，相对于早期增强的纤维化病变呈 T1 等或低信号及 T2 高信号。其他特征包括边缘不规则、椎间盘缺乏连续性以及硬脊膜囊回缩。但是，硬膜外纤维化可能会出现肿块，之后减小到如正常神经根大小或瘢痕形成继续变大。在大多数患者中，肿块样外观减小需要 6 个月[1,2,6,11,12]。

椎间盘炎

椎间盘炎是间盘椎体复合体的感染。据估计，它的发生率为 0.2%~2.75%，可由手术部位直接感染或血源性传播引起。分离出

的最常见微生物是金黄色葡萄球菌和表皮葡萄球菌。影像学特征包括椎间盘高度降低、椎体和椎间盘中 T1 像信号降低 T2 像信号升高以及终板界限不清。此外,边缘强化、硬膜外强化增加、骨质破坏和进行性骨髓改变提示存在潜在的感染。残余间盘边缘强化而无终板改变也提示存在感染。而中央的线性或曲线性增强可能是术后反应性改变。在受累节段上存在硬膜外、韧带下或椎旁软组织增生强化则强烈提示感染性椎间盘炎。如间盘周围缺乏骨髓改变以及椎间盘缺乏强化,则椎间盘炎的诊断可能性较小[7,14]。

蛛网膜炎

　　蛛网膜炎是马尾神经根的炎症。术后有持续症状的患者中有 6%~16% 归因于蛛网膜炎。在成像时,T2 加权像显示神经根形态异常。包括 3 种不同的类型:类型 1,神经根拧成一束或多束;类型 2,神经根位于周围(空硬脊膜囊征);类型 3,中等强度信号的肿物占据了圆锥下的蛛网膜下隙。蛛网膜炎是手术的禁忌证[1,6,11]。

相邻节段退行性变加速

　　在进行脊柱融合手术之后,由于承重的改变和融合节段活动性的降低,在融合节段头端和尾端的节段都会发生退行性变加速。这可能会发展为单节段或多节段椎管狭窄,且需要再次干预。这最常见于腰椎和初次融合未包括 L5~S1 节段的情况[4,6,13]。

结论

　　术后脊柱的成像很复杂,需要就多个因素对 MRI 特征进行解读,包括手术类型、

手术时使用的材料、手术后时间、MRI 的表现和解剖结构演变、正常术后表现,以及对术后并发症 MRI 中改变的正确理解。正确解读需要结合患者的临床情况、与主治医生的讨论、实验室检查指标、临床情况演变、受累节段的活检,甚至有时需进行再次手术探查,从而达到针对特定患者的最优和精准化治疗。

(弓伊宁　李彦　译)

参考文献

1. Willson MC, Ross JS. Postoperative spine complications. Neuroimaging Clin N Am. 2014;24(2):305–26. https://doi.org/10.1016/j.nic.2014.01.002.
2. Van Goethem JW, Parizel PM, Jinkins JR. Review article: MRI of the postoperative lumbar spine. Neuroradiology. 2002;44(9):723–39. https://doi.org/10.1007/s00234-002-0790-2.
3. Matz PG, Meagher RJ, Lamer T, Tontz WL Jr, Annaswamy TM, Cassidy RC, et al. Guideline summary review: an evidence-based clinical guideline for the diagnosis and treatment of degenerative lumbar spondylolisthesis. Spine J. 2016;16(3):439–48. https://doi.org/10.1016/j.spinee.2015.11.055.
4. Bittane RM, de Moura AB, Lien RJ. The postoperative spine: what the spine surgeon needs to know. Neuroimaging Clin N Am. 2014;24(2):295–303. https://doi.org/10.1016/j.nic.2014.01.006.
5. Thakkar RS, Malloy JP, Thakkar SC, Carrino JA, Khanna AJ. Imaging the postoperative spine. Radiol Clin N Am. 2012;50(4):731–47. https://doi.org/10.1016/j.rcl.2012.04.006.
6. Eisenmenger L, Clark AJ, Shah VN. Postoperative spine: what the surgeon wants to know. Radiol Clin N Am. 2019;57(2):415–38. https://doi.org/10.1016/j.rcl.2018.10.003.
7. Bellini M, Ferrara M, Grazzini I, Cerase A. Neuroimaging of the postoperative spine. Magn Reson Imaging Clin N Am. 2016;24(3):601–20. https://doi.org/10.1016/j.mric.2016.04.006.
8. Hargreaves BA, Worters PW, Pauly KB, Pauly JM, Koch KM, Gold GE. Metal-induced artifacts in MRI. AJR Am J Roentgenol. 2011;197(3):547–55. https://doi.org/10.2214/ajr.11.7364.
9. Hartley KG, Damon BM, Patterson GT, Long JH, Holt GE. MRI techniques: a review and update for the orthopaedic surgeon. J Am Acad Orthop Surg. 2012;20(12):775–87. https://doi.org/10.5435/jaaos-20-12-775.
10. Sutter R, Ulbrich EJ, Jellus V, Nittka M, Pfirrmann CW. Reduction of metal artifacts in patients with total hip arthroplasty with slice-encoding metal

artifact correction and view-angle tilting MR imaging. Radiology. 2012;265(1):204–14. https://doi.org/10.1148/radiol.12112408.

11. Babar S, Saifuddin A. MRI of the post-discectomy lumbar spine. Clin Radiol. 2002;57(11):969–81.

12. Helms CA, Major NA, Anderson MW, Kaplan P, Dussault R. Musculoskeletal MRI. 2nd ed. Philadelphia: Saunders/Elsevier; 2009.

13. Borg B, Federle MP, Hamilton BE, Jeffrey RB, LaBarge III DV, Moore KR, et al. Failed back surgery syndrome. In: Imaging in spine. Philadelphia: Elsevier; 2017. p. 348.

14. Van Goethem JW, Parizel PM, van den Hauwe L, Van de Kelft E, Verlooy J, De Schepper AM. The value of MRI in the diagnosis of postoperative spondylodiscitis. Neuroradiology. 2000;42(8):580–5.

索 引